JN428565

부상이 가져다준 선물

GIFT OF INJURY

허리 부상으로부터 회복하고
다시 승리하고 싶은
스트렝스 선수들을 위한 가이드

스튜어트 맥길 박사, 브라이언 캐롤 지음
김재걸 감수
이대길, 차민기 옮김

대성의학사

감수의 글:

부상이 가져다준 선물

차민기 원장님으로부터 『부상이 가져다준 선물gift of injury』이 번역 출간된다는 말을 듣고 마치 기다렸던 블럭버스터 영화가 개봉되길 기다리는 어린아이의 마음으로 기대하고 있었다.

감수를 위해 파일을 여는 순간 160페이지에 달하는 분량은 그냥 앉은 자리에서 시간이 가는 줄 모른 채 한번에 다 읽고 말았다.

이책은 한편의 잘 짜여진 시나리오로 만들어진 영화 같았다.

모두가 다시는 복귀할 수 없을 것이라고 말하던 선수가 유능한 조력자를 만나 다시 챔피언에 등극하는, 영화로 만들었다면 뻔한 클리셰로 범벅된 스포츠 영화 같은 이야기라고 하겠지만 이것은 실화이며 주연 배우는 흥행 보증 수표라고 부를 수 있는 맥길 박사와 브라이언 캐롤이다.

잘못된 행동과 좋지 못한 결과물로 인한 혹독한 대가는 훈련뿐만 아니라 우리가 살아가는 인생 전반에서도 비슷한 교훈을 준다.

이 책을 통해 부상뿐만 아니라 어떤 형태의 좌절이든 올바른 진단과 평가, 그리고 제대로 된 대책을 세우고 실행한다면 브라이언처럼 다시 챔피언으로, 다시 좋은 남편으로, 다시 좀 더 완성된 인간으로 돌아올 수 있음을 배웠다.

다시 한번 이 책을 출간해 주신 대성의학사와 감수인으로 추천해 주신 차민기 원장님에게 감사의 인사를 전한다.

김재걸
MADMAX S&C 대표
한국 체력훈련 실무자 협회 공동 대표
Westside barbell Special Strength coach
Westside barbell PT & Athletic coaching
NSCA CSCS. SFG2. SFL

역자 서문:

먼저 이 책을 출간해 주신 대성의학사와 공역을 제안해 주신 차민기 원장님, 그리고 감수를 맡아 주신 김재걸 선생님께 감사 인사를 드린다.

이 책은 위대한 파워리프터인 브라이언 캐롤이 크고 작은 부상을 당한 뒤 제대로 된 휴식과 적절한 치료를 받지 못하면서 필연적으로 맞이했던 절망적인 상황과 그것을 극복해 가는 과정을 담고 있다. 천골이 쪼개지고 척추가 망가지는 부상을 입은 캐롤이 세계적인 척추 전문가인 스튜어트 맥길 박사를 만나 고통을 없애고 다시 무대에 성공적으로 복귀하는 흔치 않은 이야기이다.

약한 부상 혹은 약간의 불편함이 발생하기 시작했을 때 바로 그것을 인정하고 쉬어 가거나 적절한 조치를 취하지 않는다면 부상이 누적되고 결국 회복이 불가한 상태가 되어 은퇴를 맞이하게 될지도 모른다.

요즘은 3대 500이라는 것(스쿼트, 벤치 프레스, 데드리프트 합산 무게 500kg을 드는 것)이 유행하면서 이런 부상이 선수에게만 발생하는 것이 아니라 일반 동호인에게도 일어나고 있다.

쉬어 가야 할 때라는 것을 인정하지 못하고 선수들은 당장 무게를 들어 시합 기록을 갱신하여 증명하는 것에만 급급하고, 동호인들은 SNS나 커뮤니티 등에 자랑하는 데에만 신경을 쓰다 보니 작은 부상이나 이상징후를 애써 무시한다. 그로 인해 결국 큰 부상을 당해 절망에 빠져 있을 그들 모두에게 큰 도움이 될 이 책을 강력 추천한다.

잠시 쉬어 가도 늦지 않는다. 제발 이 책을 꼼꼼히 읽고 삼대 운동을 하기를 간절히 바란다. 운동은 강한 자가 오래하는 것이 아니라 오래하는 자가 강한 것이라는 것을 명심하길!

마지막으로 바쁜 와중에도 내 할 일을 대신하여 이 작업을 완수할 수 있는 시간을 벌어 준 동반자 유빈에게 감사의 인사를 남기고 싶다.

이대길

IPF 아시아 파워리프팅 챔피언쉽 종합 은메달, 동메달
IPF (International Powerlifting Federation) 국제심판
KPF (IPF 한국지부, IPF KOREA) 교육이사
Westside Barbell Special Strength Coach
SFG, SFL

차민기

한의사
FMS 2, SFMA2
NASM CES/PES
TPI medical 2

CONTENTS

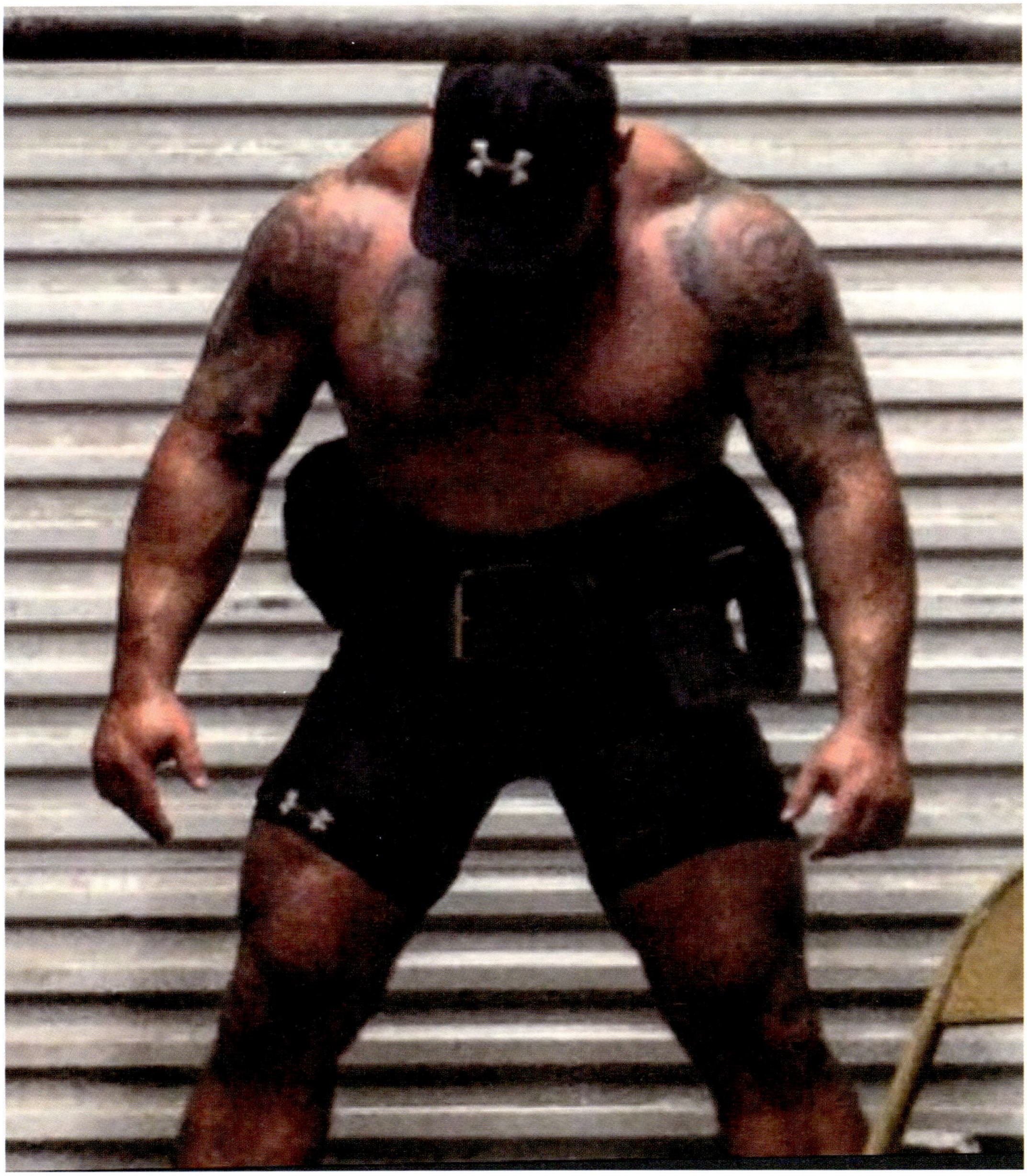

추천사:
세계에서 가장 강한 사나이 빌 카즈마이어

부상. 대부분의 선수들에게는 비극이며 커리어에 종지부를 찍게 하는 사건이다. 하지만 이와 같은 신체적 트라우마를 헤쳐 나가 부상을 가장 훌륭한 교사로 변모시킨 놀라운 이야기를 전해 주는 사람들이 있다. 역경이 영웅을 만든다. 부상으로 인한 일련의 사건, 병원의 진단, 그리고 재활의 과정으로 이루어진 좌절의 도가니는 부상을 입은 선수들에게 그들이 기대했던 것보다 더 많은 가르침을 전해 준다. 심지어 어떤 이들은 자신의 부상을 축복으로 여기기도 한다. 즉 부상은 진정으로 가치 있는 것이 무엇인지, 과거의 훈련에서 어떤 것들을 남겨야 하는지, 그리고 더 높은 수준의 퍼포먼스를 위한 자신의 방법론을 완성하는 길을 보여 준다.

부상으로부터의 배울 수 있는 지혜와 정신적 강인함은 그 명백한 이점에도 불구하고 대가가 따른다. 부상 직후의 기간은 선수에게 치명적일 수 있다. 자부심의 저하, 신체적 약화, 그리고 할 수 있다는 의욕의 불가피한 상실은 경쟁 욕구를 빼앗기도 한다.

이 고난의 언덕을 오르기 위해서는 규율, 의지력, 그리고 무엇보다 신뢰할 수 있는 정보에 대한 접근이 필요하다. 이 책은 고난에 처했던 한 선수가 허리 부상 전문가와의 관계를 통해 어떻게 다시 한 번 더 기록을 세울 수 있었는지에 대한 기록이다. 브라이언의 부상은 말할 것도 없이 엄청났다. 천골이 쪼개지고 척추뼈가 뭉개졌다. 이런 부상은 어떤 프로 파워리프터에게든 사형선고나 다름없을 것이다. 스쿼트 세계기록을 가졌던 이 남자는 이 부상 이후, 걷는 것만으로도 눈이 멀어버릴 것 같은 통증을 호소하는 사람으로 전락해 버렸다.

이 책은 고통을 없애고 선수의 잠재력을 완전히 회복시키기 위해 세심하게 고안된 단계별 접근법에 대한 이야기를 담고 있다. 자신의 부상은 치유될 수 없다는 생각을 받아들이지 않은 한 선수의 여정과 이를 극복한 과학적 방법론과, 역경을 이겨 내는 독특한 교수법이 이 책에 기록되어 있다.

이 두 사람 모두 성공을 거두었다는 점은 누구도 부인할 수 없을 것이다. 브라이언이 보이고 있는 놀라운 기록들은 그가 계속해서 리프팅 타이틀을 쌓고 있으며, 엘리트 수준에서 훈련하고 경쟁하며, 그리고 가장 중요한 점인 고통을 겪지 않는 상태를 유지한다는 점에서 진가를 증명하고 있다. 그리고 이 선수의 삶의 질은 맥길 박사의 전문성과 통찰력, 그리고 코칭 능력을 증명하는 것이다.

브라이언의 이야기는 재활의 힘을 보여 주기에 정말 고무적이다. 이러한 프로그램 설계는 올바르게 적용하면 신체적 장애는 물론이고, 정신적 장애mental block 역시 극복할 수 있다. 모든 선수들 개개인의 여정이 다르지만, 이 책은 재활에 대한 길과 지속적인 성공에 대한 확실하고도 맞춤한 길잡이를 제공한다.

부상을 당해 어찌할 바를 모르는 스트렝스 선수들, 혹은 건강하고 최선을 다해 부여받은 수명을 누리길 원하는 스트렝스 선수들 모두가 이 책을 읽기를 간절히 바란다. 나는 챔피언들에게 요구되는 태도를 함양하기 위해 "나는 할 수 있다. 나는 할 것이다"라는 표현을 설파해 왔다. 챔피언의 태도에 대한 이 표현은 이 책이 전하는 생각들을 완벽하게 요약한 것이다. 이 책이 전하는 지혜들은 나와 브라이언 캐롤을 도와줬고, 당신에게도 도움이 될 것이다. 브라이언이 실제 현실에서 그 타당성을 검증하는 동안 맥길 교수는 과학적 정보를 전면에 내세운다. 여기에는 속임수가 있을 수 없다. 이 이야기는 진짜이다.

빌 카즈마이어, World's Strongest Man 3관왕

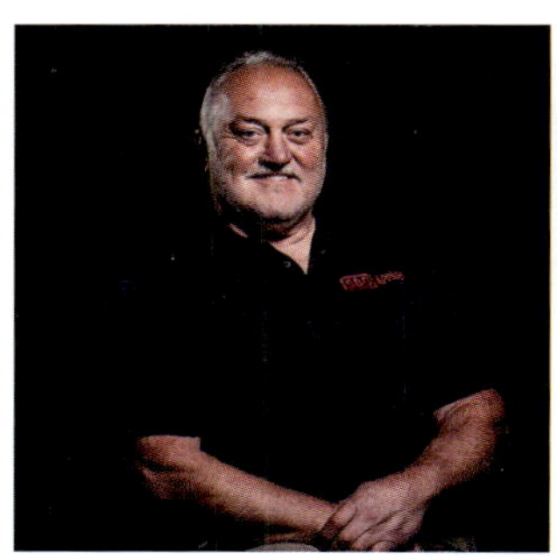

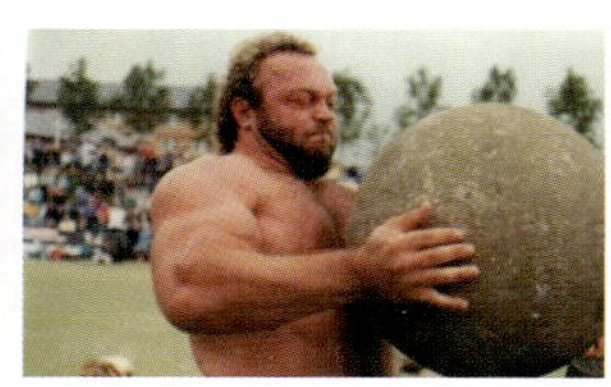

서문:
스튜어트 맥길

나는 2013년 자신의 허리를 회복시킬 방법을 간절히 찾고 있는 한 선수로부터 전화를 받았다. 삶에서 종종 일어나는 일이지만, 많은 선물들은 어려운 환경에서 오곤 한다. 이 선수의 경우 광범위하게 발생한 부상이 그러한 선물이었다. 이는 이야기 속의 선수들을 더 나은 사람으로 만들었고, 서로 좋은 친구가 되게 하였으며, 당신이 짐작하듯 이 책의 결실을 맺게 하였다. 브라이언에게 감사를 표하고 싶다. 당신은 나에게 가르침을 주었고, 우리의 협업을 통해 당신이 더 많은 가르침을 내게 줄 것이라고 의심치 않는다.

WSMWorld's Strongest Man 빌 카즈마이어가 추천사를 써 주었다. 독자 중 나이가 있는 사람들은 TV에서 방송된 WSM에서 그의 위대한 스트렝스 위업을 보고 감탄했을 것이다. 당신은 그가 경쟁자들을 보살피고 격려하는 것을 통해 그의 멋진 성품을 보았을 것이다. 그는 World's Strongest Man에서 초기 몇 년 동안 우승을 차지하였으며, 이 대회는 다른 경쟁자들에게도 기회를 주기 위해 규칙을 바꾸게 되었다. 젊은 독자들은 그를 현재의 'WSM' 해설자로 알 것이다. 그의 우아함과 친절한 성품은 언제나 두드러졌다. 카즈의 훈련 기술, 그리고 모든 스트렝스 요소들에 대한 두뇌-기반 접근은 지난 몇 년 동안 나에게 많은 것을 가르쳐 주었다.

나는 몇몇 친구들에게 이 책에 실린 기술에 대한 사진 촬영을 도와달라고 부탁했다. 파워리프터인 켄Ken과 셰리 웨텀Sheri Whetham, '바닐라 고릴라' 블레인 서머Blaine Sumner, 케빈 채프먼Kevin Chapman, 그리고 Mark Fitzgerald's Elite Fitness Systems의 친구들, 그리고 이 책을 읽고 있는 당신의 선한 은혜에 감사를 표한다.

임상 분야와 스포츠계의 훌륭한 많은 이들이 나의 작업에 영향을 미쳤다. 고 멜 시프Mel Siff와 찰리 프란시스Charlie Francis 코치, 아주 평범했던 선수와 많은 시간을 함께해 주었던 나의 첫 고등학교 코치 선생님, 그리고 나와 같은 시대를 살고 있는 동료들인 후안 카를로스 산타나Juan Carlos Santana, 알 버마일Al Vermeil, 예지 그레고렉Jerzy Gregorek, 파벨 차졸린Pavel Tsatsouline, 마크 맥코이Mark McCoy, 아트 맥더모트Art McDermott, 존 차임버그John Chaimberg, 크리스 더핀Chris Duffin, 마크 베르스테겐Mark Verstagen, 댄 존Dan John, 그리고 클레이튼 스카그Clayton Skaggs 박사에게 감사를 표한다.

많은 환자와 선수들이 나에게 컨설팅을 의뢰하였다. 이들 중 많은 사람들에게 도움을 줄 수 있었지만, 예방과 재활, 그리고 훈련에 대한 우리의 실험 작업에서 오히려 이들이 내게 엄청난 가르침을 주었다.

전문 용어 때문에 생기는 가독성 문제를 도와준 뉴욕에 사는 나의 아들인 존 맥길John McGill에게 다시 한 번 감사를 표한다(용어적 문제 외, 문장을 편집하지는 않았다). 표지 사진에 도움을 준 트레이 볼머Trey Volmer와 마이클 안드레아스Michael Andreas, 표지 디자인 팀 댈링거Tim Dallinger, 책 본문을 디자인한 워렌 메이슨Warren Mason에게 감사를 표한다.

그리고 마지막으로 지난 55년간 나의 곁을 지켜온 아내, 캐서린Kathryn! 그녀는 내가 하는 모든 일에서 나를 지원해 주었다. 하지만 그녀는 자신이 훨씬 더 잘할 수 있다는 것을 모르는 것 같다. (마지막 말은 그녀가 모르기를!)

스튜어트 맥길

서문:

브라이언

1999년 고등학교 3학년 때, 나는 나의 첫 벤치 프레스 대회에 출전하였다. 당시에는 어떤 방향성도, 길도 없었다. 중량을 드는 것을 좋아했지만, 그 나이 대에 운동을 좋아하는 모든 이들이 그랬을 것이다. 스트렝스 트레이닝에 대한 나의 열정이 커짐에 따라, 마침내 나의 길은 분명해졌다. 나는 스트렝스 트레이닝 산업에 관여하고, 영향을 미치고 싶었다. 훌륭한 교수와 운동선수가 함께 만든 이 책이 그러한 영향을 미치기를 희망한다.

글을 쓰는 과정은 쉽지 않았다. 부상에서 회복하는 과정 내내 겪은 어려움을 인정하고, 문서화하고, 회복에 힘쓰고, 난관을 극복해야 했다. 하지만 이 책이 완전해지고 진실해지기 위해서 나는 스스로가 '오픈 북'이 되어 아무것도 숨기지 않아야 했다. 나는 인생의 사건들이 우연하게, 혹은 자초한 일이든지 간에, 나 자신과 다른 사람들이 그로 인해 배우고, 극복하고, 가장 좋은 경우에 그러한 일들을 피할 수 있게 하는 스승의 역할을 할 수 있다고 믿는다.

나는 스튜어트 교수를 만난 이후 더 나은 리프터/코치일 뿐만 아니라 더 나은 사람, 친구, 그리고 남편이 될 수 있었다. 그와 연구실, 체육관에서 일하는 동안뿐만 아니라, 이 책을 함께 쓰는 동안 더욱더 많은 것을 배울 수 있었다. 그는 멘토로서 나의 인생에서 매우 중요한 자리를 차지하였다. 나를 친구로 받아주어 정말 고맙다. 나는 완전히 다른 사람이 되었다.

나는 위대한 '카즈'가 우리 책의 서문을 써 주어 매우 영광스럽다. 나는 이 World's Strongest Man의 파워, 스트렝스 그리고 스태미나에 대한 경외감과 파워리프팅계에서의 엄청난 위업에 경외심을 품으며 자라 왔다. 그는 내가 처음으로 본 800파운드 이상의 스쿼트, 600파운드 이상의 벤치 프레스, 800파운드 이상의 데드리프트를 한 사람이었다. 그를 봤을 때 "그는 너무나도 강해 보이고 믿을 수 없을 만큼 대단해 보이네요"라고 말했던 것을 기억한다. 카즈, 여러 방법으로 길을 인도해 줘서 고맙습니다. 당신은 우리 모두의 선구자입니다.

나는 그동안 행운을 누렸고, 내가 코칭을 하면서 함께 일할 수 있는 기쁨을 누리게 해 준 선수들로부터 많은 것을 배웠다. 그들의 피드백과 발전 모습, 그리고 승리와 패배의 경험으로부터 나는 훈련 계획, 코칭, 퍼포먼스 및 부상 회복에 대한 많은 가르침을 받을 수 있었다. 이 멋진 프로젝트를 진행하는 동안 사진 촬영 및 교정, 그리고 피드백에 대한 도움을 준 PowerRackStrength.com 팀에게 감사를 표한다. 책 편집에 도움을 준 존 맥길, 사진 및 책 표지 작업에 도움을 주신 켄 리처드슨Ken Richardson, 켄 힉스Ken Hicks, 팀 댈링거, 마이클 안드레아스, 트레이 볼머Trey Vollmer에게도 감사드린다. 그리고 이 책의 아름다운 레이아웃을 위해 고생한 워렌 메이슨에게도 감사를 표한다!

1999년부터, 나의 파워리프팅 경력 동안 많은 지원을 보내 준 Inzer Advance Designs사 덕분에 내가 이 자리에 있을 수 있었다. Inzernet.com에 고마움을 표한다!

나의 리프팅 경력 초기에 가르침을 주었던 스킵 실베스터Skip Sylvester, 아담 드러거스Adam Driggers, 제이크 블래턴Jake Blanton에게 특별한 감사를 표한다. 그리고 Team Samson에서 나의 트레이닝 파트너를 해 주었던 조나단 버드Jonathan Byrd, 폴 키Paul Key, 클린트 스미스Clint Smith, 셰인 포드Shane Ford, 채닝 도일Channing Doyle, 필리페 구스마오Filipe Gusmao, 제이슨 코왈레프스키Jason Kowalewski, 키스 프라이스Keith Price, 웨인 풀럼Wayne Pullum, 크랜포드Cranford에게 감사를 표한다.

마지막으로, 나의 아내 리아에게 특별한 감사를 표한다. 그녀를 아는 사람들은 그녀가 우리 모두에게 얼마나 중요한 사람인지, 언제나 내 곁을 지켜 주며 보내는 그녀의 지지가 내게 얼마나 중요한지 알고 있다. 이는 결코 잊을 수 없다.

브라이언 캐럴

이 책을 읽는 방법

『부상이 가져다준 선물』은 한 선수와 한 교수가 만들어 낸 합작품이다. 엄청난 부상을 입은 한 챔피언이 세계 최고의 전문가 중 한 명의 도움으로 회복을 해 나가는 과정을 기록한 것이다. 이는 스포츠와 관련된 신체적 트라우마에서 회복하고 자신들의 최적 능력을 되찾아 다시 경쟁의 세계로 돌아오길 원하는 스트렝스 선수들을 위한 자기 도움self-help 가이드이다.

이 책의 저자 두 사람은 이야기를 풀어내는 것과 지침을 제공하는 부분을 어떻게 배치하는 것이 좋을까에 대한 많은 논의를 했다. 우리는 지금의 내용 배치가 이 책이 알리고자 하는 내용을 가장 포괄적이고 이해하기 쉬운 방향에서 적절한 배치였으면 한다. 비록 책에서 부분적으로 훈련, 회복, 그리고 개인적 통찰에 대해 강조하고 있긴 하지만, 우리는 독자들이 '큰 그림'을 보고 우리가 전하는 메시지 전체를 이해하기 위해 첫 페이지부터 끝까지 읽어 나가기를 추천한다. 그런 다음, 자신의 훈련 및/또는 재활을 위한 지침들을 적용하기 시작할 때, 필요에 따른 관련 섹션들을 다시 읽고 참고하라. 이 책에서는 당신이 진행 상황을 쉽게 확인할 수 있도록 책 뒷면에 개인 진단과 훈련 기록을 할 수 있는 기록지를 제공한다.

이 책의 첫 섹션에서는 브라이언의 초기 경력을 살펴보면서 시골에 살던 깡마른 아이가 어떻게 파워리프팅과 스트렝스의 세계에서 존경받는 인물로 변모하였는지를 개략적으로 설명한다. 여러분은 그의 허리가 악화되면서 그의 퍼포먼스를 무력화시키고, 그의 삶의 다른 부분에도 고난을 일으키면서 그가 지녔던 우아함이 훼손되는 과정에 대해서도 알게 될 것이다. 그리고 그가 자신의 스포츠를 바라보는 방식과 그 자신을 바꾸게 된 맥길 박사와의 만남에 이르는 과정을 읽게 될 것이다.

다음으로, 맥길 박사가 수행한 진단 과정을 소개하고 당신의 움직임과 당신이 선택한 스트렝스 스포츠에 관련하여 당신이 가질 수 있는 잠재적인 부상들을 이해하는 방법을 알려줄 것이다. 당신이 스스로에게 가장 적합한 치료법을 조합하기 시작하면서, 브라이언이 어떻게 맥길 박사의 조언들을 따랐는지 그리고 이러한 조언들을 자신의 일상에 어떻게 녹여 내고 통증의 악순환에서 어떻게 벗어나는지 알게 될 것이다.

마지막으로, 당신이 스트렝스를 회복하고 파워가 다시 돌아옴을 느끼기 시작한다면, 두 저자는 당신의 운동 퍼포먼스를 최적화할 수 있는 조언과 단서들을 제공하여 당신을 이끌 것이다. 이들은 당신이 미래 목표를 위한 희생을 감수하지 않고, 성공적인 리프팅과 지속 가능한 경력을 달성할 수 있게 수년에 걸쳐 발견한 통찰력을 제공할 것이다.

이 책을 읽으면서 당신이 기억해야 할 가장 중요한 점은, 브라이언의 이야기가 통증, 부상을 이겨 내고 다시 궤도에 오르는 훌륭한 통찰력을 제공한다는 것이다. 하지만 각각의 선수들은 고유한 특징이 있기 때문에 그의 프로그램과 훈련 처방에 대한 세부 사항은 그에게 맞춤으로 적용된다는 점을 기억하라.

이 책을 읽어 나가면서, 당신은 자신만의 강점과 약점을 평가하는 방법을 배울 것이고, 상황에 가장 적합한 회복과 성공의 길을 설계할 것이다. 브라이언은 자신의 몸을 잘 알고 있으면서도 자신의 고유한 스포츠 열정(때로는 방해 요소가 되기도 하지만 대부분 훌륭한 자산이 되는)에 대해서도 깊은 관심을 가진 훌륭한 예이다. 그는 고통스러운 움직임을 제거하는 내부 균형을 맞추는 동시에 자신의 경력과 궁극적으로 그의 삶에 활력을 불어넣어 주는, 척추를 보호하는 새로운 움직임 패턴을 만들고 각인시키는 방법을 배웠다. 이는 당신도 가능하다! 이 책을 읽으면서 무엇이 통증을 진정시키고 악화시키는지에 대해 스스로 평가할 때, 몸의 소리를 들어야 한다. 다시 말하지만 모든 선수들은 제각기 다르다. 훈련 프로그램에서 추가하고 제거하는 운동 유형은 자신의 척추에 대해 배운 내용에 따라 다를 뿐만 아니라 회복 및 발달 속도도 제각기 다르다. 신체는 자신만의 속도에 따라 수리되고 도중에 약간의 좌절은 경험할 수도 있다는 사실을 인지하고 편안한 마음을 가져라. 당신만의 훈련 접근법을 잘 따르는 한, 지금보다 더 나은 날은 반드시 달성될 것이다!

우리는 교류를 통해 얻은 이와 같은 전문지식을 공유하게 되어 기쁘다. 당신이 노련한 챔피언이든, 또는 스트렝스와 리프팅에서 놀라운 업적을 달성하기 위해 신체를 단련하는 방법을 배우는 초기 단계에 있는 사람이든 상관없이 이 책이 모든 사람에게 의미가 있기를 기대한다. 모든 스트렝스 선수들의 목표는 부상에 대한 회복력을 유지하면서 힘을 높이는 것이다. 우리는 그 방법을 한국의 독자들에게 보여 주고자 한다. 이 책에서 제시하는 지침을 따르고, 마침내 손을 뻗어 신발 끈을 다시 묶을 수 있게 되든, 대회 수상 단상의 가장 높은 곳에 설 수 있게 되든 그 어떤 종류와 관계없이 개인적인 승리를 얻기 시작하라. 당신은 좌절과 자기 의심의 구덩이에서 벗어나 '부상으로부터의 선물'을 실현하는 세계적인 챔피언이 입증한 회복의 길 위에 함께 있다는 것을 알게 될 것이다.

두 저자에 대하여

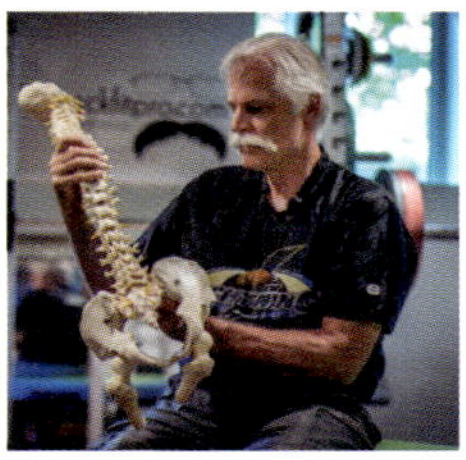

스튜어트 맥길 박사 Dr. Stuart McGill: 맥길은 1986년부터 워털루 대학의 척추 생체 역학 교수로 재직하고 있다. 그는 역학 교수였다. 그는 허리가 어떻게 움직이는지, 왜 다치는지, 그리고 허리 통증을 보이는 이유는 무엇인지에 대한 이해를 높이는 작업을 해 오는 것으로 명성이 높다. 그는 이와 같은 작업에 기반하여, 허리 재활에 대한 접근법과 퍼포먼스 향상 프로그램을 개발하였다. 그리고 이를 사용하여 다양한 스포츠에서 부상을 입은 많은 정상급 선수들을 성공적으로 회복시켜 냈다. 그는 어려운 허리 부상 케이스들에 대해 컨설팅을 제공하고 있으며, 전 세계 올림픽 국가대표 선수들을 비롯하여 NBA, NFL, PGA, NHL, 그리고 UFC의 운동선수들과 같은 개인 선수들, 스포츠 팀들과 함께 일하고 있다.

그는 허리를 치료하는 임상가들을 위한 『허리 장애 진단과 치료』(근거-기반 예방과 재활)와 코치, 운동선수, 트레이너 들을 위한 허리 기능 강화에 대한 『Ultimate Back Fitness and Performance』, 그리고 그의 최신작인 일반 대중이 요통의 고통으로부터 벗어나도록 지도하기 위한 『허리 치료와 역학』(맥길 박사의 단계별 허리 치료)을 저술하였다. www.backfitpro.com

그가 토론토의 대학에서 다른 학문 분야가 아닌 스포츠에 관한 탐구를 한다는 것에 많은 사람들이 놀라움을 금치 못했다. 그가 대학에 있는 동안 몇몇 핵심적인 교수들이 그와 함께 과학의 불꽃을 밝히고, 신체의 관절 연결과, 이러한 연결들이 스포츠의 요구를 충족시키기 위해 어떻게 협력하는지, 그리고 시스템이 때때로 실패하는 이유에 대한 이해를 개발하도록 그의 의지를 북돋았다. 그는 학문과 스포츠 분야 모두에서 많은 멘토들과 교류하고 있다. 그의 큰 기쁨 중 하나는 위대한 사람들과 훈련하고 약간의 스파링을 하는 것이다. 현재 온타리오주 그라 벤허스트에 살고 있는 그는 1980년대 국가 대표 조정 선수로도 활동을 하였으며, 현재 캐나다와 미국에서 마스터 레벨 챔피언으로 활동하고 있는 그의 아내 캐서린과 함께 훈련하고 시간을 즐긴다. 연구실, 클리닉, 그리고 강의실에서만 살았던 맥길 박사는 이제 캐서린의 보트 정비사 및 워터보이로 더 많은 시간을 보내고 있다.

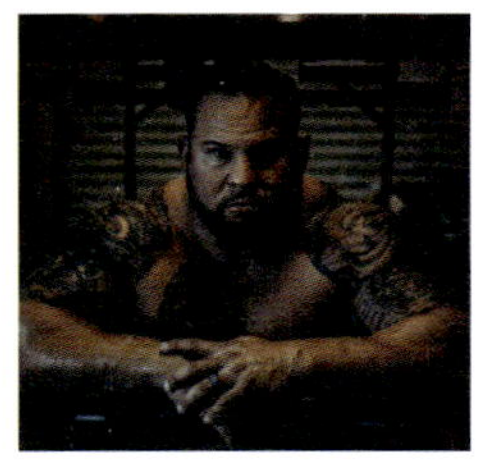

브라이언 캐롤 Brian Carroll: 캐롤은 10년이 넘는 기간 동안 정상의 위치에 있는 세계적인 파워리프터이다. 2009년, 그가 여러 뼈가 부서지고 수년간 몸에 대한 파괴적인 학대를 가한 결과 치명적인 허리 부상을 입은 뒤 돌아왔을 때 대부분의 전문가들은 그가 결코 회복되지 못할 것이라고 말했다. 그럼에도 불구하고 브라이언은 어떤 통증과 증상도 없이 성공적으로 복귀하여 세계적인 수준의 리프팅의 정점으로 돌아왔다. 현재 그는 개인 및 그룹 코칭을 하며 자신이 범했던 것과 같은 실수를 하는 사람들을 돕는 데 전념하고 있다.

1999년 이후 경쟁력 있는 파워리프팅 선수인 브라이언 캐럴은 이 스포츠 역사상 가장 뛰어난 리프트 선수 중 한 명이다. 브라이언은 최근 각각 242파운드 체급 2651파운드, 275파운드 체급 2730파운드로 '역대 최고의 파워리프터 20'에 두 차례 선정되었다. 2005년 이후 세계 최정예 수준에 오른 그는 3개 체급에서 체중의 총 10배 이상을 기록했고, 두 체급에서 800파운드 이상을 벤치 프레스와 데드 리프팅을 했다. 그의 경력에서, 그는 두 개의 다른 체급에서 20번 이상 총 2500파운드를 기록하였다. 2005년 이후, 그리고 부상을 당한 몇 년 동안에도 브라이언은 스쿼트와 합계 모두에서 미국의 상위 두 순위에서 떨어지지 않았고, 220파운드, 242파운드, 275파운드 체급으로 두 부문에서 모두 1위에 올랐다. 50개 이상의 공식 대회에서 스쿼트 기록은 1000파운드 이상이고, 세 개의 다른 체급에 걸쳐 펼쳐져 있는 그는 의심의 여지없이 최고의 리프터 중 하나이며, 특히, 역대 최고의 스쿼터 선수 중 한 명이다. 가장 최근에, 회복 후 그는 2017 아놀드 스포츠 축제에서 총 2615파운드(242파운드)를 달성했고, 세 번째로 전체 타이틀overall title을 거머쥐었다.

브라이언이 보인 부상으로부터의 인상적인 회복의 경험은 그가 물리치료사, 수기치료사, 의사, 전문 스트렝스 & 컨디셔닝 코치 및 모든 스포츠 분야의 전문가들에게 부상을 피하는 방법, 선수들에게 부서지지 않는 스트렝스와 회복력을 기르는 방법을 알리고 가르칠 기회를 주었다. 브라이언은 베스트셀러인 『10/20/Life - The Professional's Building Strength』를 집필한 작가이기도 하다. 그는 자신의 10/20/Life 방법을 사용하는 모든 선수들의 글과 훈련 일지를 공유하는 PowerRackStrength.com을 운영하고 있다. 그의 개인적인 기사들은 Men's Health, Power, Powerlifting USA, Ironman, Muscle & Fitness, 그리고 Flex뿐만 아니라, Journal of Body Work and Movement Therapies와 같은 의료계 저널에도 실렸다.

브라이언은 리아Ria와 행복한 결혼 생활을 하고 있으며 현재 Bruiser와 Steel이라는 두 핏불과 함께 플로리다 잭슨빌에 살고 있다.

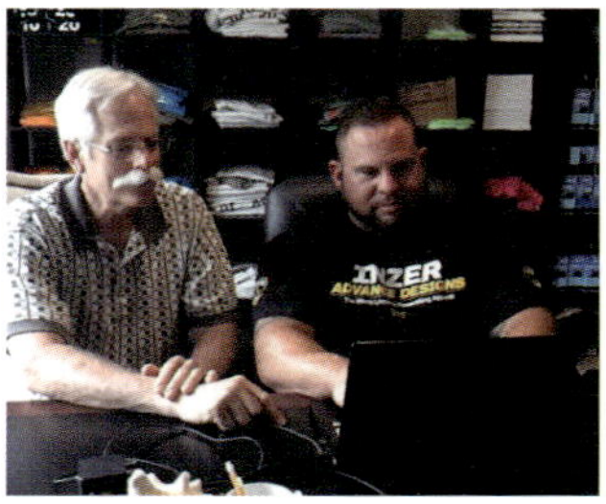

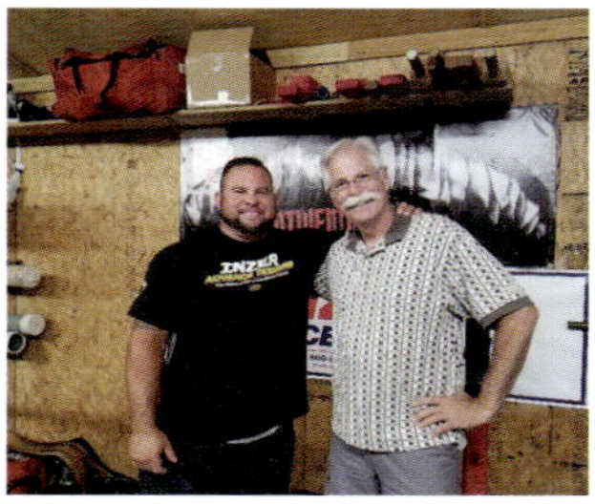

체육관과 컴퓨터 앞에서 함께하고 있는 두 저자의 모습

리프팅 커리어 하일라이트

220, 242 및 275파운드 체중 등급에서 여러 개의 전 세계, 국가 및 국가 기록을 보유하고 있거나 보유했었다.

—

동시에 세 개의 서로 다른 체급에서 프로 파워리프팅 합계 기록을 달성한 몇 안 되는 리프터 중 한 명이다.

—

동시에 그와 같이 세 개의 서로 다른 체급에서 역대 랭킹에서 상위 10위 이내에 드는 리프터는 훨씬 적다.

—

총 2,730파운드와 역사적인 1,185파운드 스쿼트로 275파운드 체급에서 세계 2위를 차지했다.

—

현재 세계 242파운드 체급에서 1,102파운드 스쿼트 합계 2,651파운드로 세계 1위를 차지했다.

—

800파운드 벤치 프레스는 3개의 체급에서 이루었다. 242파운드, 275파운드, 308파운드이다.

—

WPC 월드 챔피언

—

WPO 준결승 챔피언

—

3x Arnold Sports Festival 종합 우승자 - 2012, 2015, 2017(이 중 2승은 재활에서 복귀한 후이다)

—

2016년 US 오픈 종합 우승자

—

220 클래스:
1,030파운드 스쿼트(2006년 당시 220파운드 체중에서는 가장 무거운 무게였다), 633파운드 벤치, 755파운드 데드리프트
총 2,376파운드(역대 10번째로 우수한 기록)

—

242 클래스:
1,102파운드 스쿼트, 788파운드 벤치 프레스, 780파운드 데드리프트
2,651파운드 합계(역대 최고이며 현재 세계 랭킹 1위)

—

275파운드:
1,185파운드 스쿼트(2011년 경 당시 동급 최대 스쿼트), 825파운드 벤치 프레스, 800파운드 데드리프트
총 2,730파운드(역대 3번째)

SECTION ONE

한 스트렝스 선수의 이야기

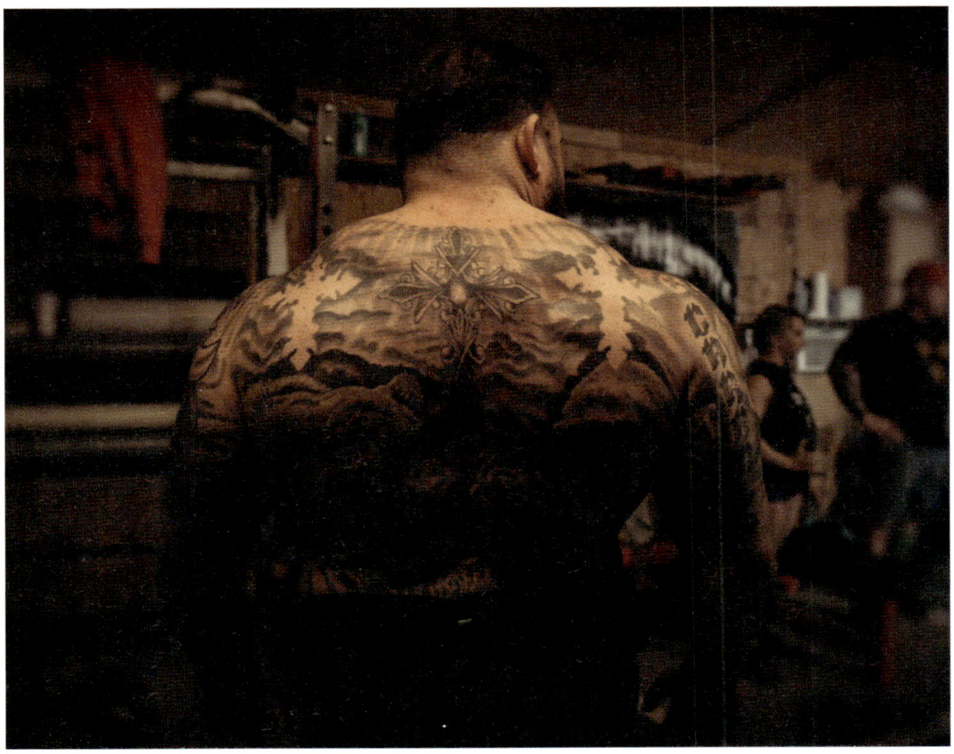

SECTION ONE

CHAPTER 1
한계점 – 갈림길에 서다

사람들은 삶에서 앞으로 나아가는 방향으로 살아가야 한다고 말하지만, 실제로는 뒤를 돌아보고 다른 방향으로 인도한 사건을 보는 것이야말로 삶을 진정으로 이해할 수 있는 방법일 것이다. 내게는 통증으로 인해 주차장에 차를 세워 놓고 버티면서 내 삶을 망치는 것이 무엇인지 명확히 고민했던 그 순간이 이러한 사례 중 하나였다. 그때의 기억은 여전히 내 마음 깊이 새겨져 있으며, 다시는 구렁텅이에 빠진 것 같은 그 기분을 느끼고 싶지 않지만, 그 후 몇 년 동안 배운 교훈이 나의 커리어(스트렝스 스포츠)에서 더 큰 발자취를 남길 수 있도록 나를 더 단련했다는 사실에 위안이 된다. 내 인생을 뒤돌아보면서 그때 차 안에서 경험했던 그 끔찍한 날을 생각해 보면, 나는 수년간 잘못된 정보와 실수로 나를 바닥에 내동댕이쳐왔었던 것이다. 내가 지금 알고 있는 것을 그때 알았다면 좋았을 텐데….

나는 더 이상 수술을 미룰 수가 없었다. 지금도 어제 일어난 일처럼 그 필사적이었던 기분이 생생하게 살아난다. 통증은 날이 갈수록 심해지고 있었고 특히 그날은 어느 때보다 심했다. 침대에서 일어나 절뚝거리며 커피포트로 갈 때에도 극심한 통증이 느껴졌다. 2013년 4월 3일, 운이 좋게도 4주나 기다린 끝에 마침내 신경외과 의사를 만나게 되었다. 그리고 나는 그 의사가 내 문제를 파악하고, 계획을 세우고, 수술 일정을 잡고 수술을 받으면 이 고통이 없어질 것이라는 희미한 희망을 가지고 있었다. 정말 단순한 과정 아닌가?

불행하게도, 많은 사람들이 이와 같은 함정에 빠지고 만다. 수술이 만성적이고 쇠약해지는 요통의 유일한 해결책이라는 생각 말이다. 나 역시도 다르지 않았다.

원통하게도(하지만 되돌아보면 나에게는 다행이었다.) 한 달 전에 찍은 MRI가 '통증의 정확한 원인을 규명'할 만큼 충분히 명확하지 않아서, 다시 MRI를 찍어야 한다는 처방을 받고 별다른 상담이나 논의, 그리고 진전을 보지 못하고 돌아가야 했다. 그저 다음 MRI 일정을 잡고 다른 날에 그 의사와의 진료 날짜를 예약할 뿐이었다. 전 세계의 요통 환자들이 흔히 겪는 일이다. 나는 해결책을 받기 위해 진료를 받았다. 그리고 증상과 통증 패턴에 대해 구두와 '설문지'를 통해 아주 자세히 설명하였다. 여기에는 내 스스로가 문제의 원인이라고 느낀 것도 포함하였다. 그러나 일단 MRI를 찍고 판독이 불가능하다는 결론이 나며 상담은 종료되었다. 나는 그 사이에 고통을 덜어주기 위한 어떤 제안도 받지 않았고, 심지어 친절한 조언도 받지 못했다.

그날 아침 그 의사의 병원을 박차고 나왔을 때, 한 달 동안의 침체된 상황과 악화되는 통증, 그리고 극단적인 생각과 많은 시간을 낭비했다는 복합적인 심정에 나는 완전히 내 자신을 잃어버렸다. 나는 분노로 가득차 병원 주차장을 쿵쾅쿵쾅 걸어 지나갔다. 소리를 지르고 욕설을 퍼붓고 엄청난 좌절감에 휩싸이며 '쓸데없는' MRI 디스크를 콘크리트 바닥에 내동댕이쳤다. 정신을 차리고 보니 나는 내 현대 소나타(이 차는 평생 살아온 잭슨빌에 100만 대나 있다)를 찾은 뒤 운전석에 앉아 어떻게 해야 할지 고민에 빠졌다. 너무 많은 생각과 질문이 머릿속을 맴돌았다. 어떻게 여기까지 왔지? 아프지 않은 느낌은 어떤 기분일까? 그랬던 느낌이 기억이나 나나? 다시 리프팅을 할 수 있을까? 다시 살아갈 수 있을까? 일주일 24시간 내 허리에 대해 생각하지 않고 살아갈 수 있을까? 그때에는 그와 같은 절망적인 상황에서 아침에 일어날 때마다, 무엇이 나를 기다리고 있는지 알고 있었다. 그저 매트리스에서 일어나려는 단순한 일을 할 때에도 거대한 통증의 단검이 내 엉덩이와 허리를 찔러 댔다. 나는 오전과 오후 내내 불개미가 달려 내려와 내 왼쪽 다리를 사정없이 물어뜯는 느낌을 받았다. 이는 정말 인생의 바닥에 처박힌 느낌이었고, 너무 답답하고, 무력하고, 자존감은 낮아지고, 쓸모없고, 너무 무력하고, 더 이상 가망이 없었다.

이게 진짜 내가 살아가야 하는 삶인가?

수년간 본인을 무력하게 만드는 허리 통증을 겪는 사람들은 기적과 같은 돌파구에 대한 높은 기대감을 가지고 있다. 그래서 어떤 의학적 상담이 해결책이 아니라 사기처럼 느껴질 때 철저하게 좌절한다. 나 역시 이날 치료법을 찾고 계획을 세울 수 있다는 희망에 너무 몰두했기 때문에 더 이상 기다릴 생각을 하는 것은 견딜 수 없었던 것이다.

이해할 수 없고, 충격적인 광란의 도가니에 빠진 채 현대 소나타에 앉아 있던 나는, 그간의 일을 반성하고 있었지만 오히려 더 분하고 씁쓸한 기분을 느끼고 있었다. 세계기록 보유, 수많은 챔피언 벨트, 나는 생각했다. 세계기록, 선수권 대회, 1 대 1 매치업에서의 승리, 매년 상위 1~2위권을 유지함, 그리고 10년 동안의 명성은 모두 무엇을 위한 것인가? 이 극적인 반대 상황, 공허함을 위한 것인가? 지금 무슨 일이 일어난 것인가, 절뚝거리지 않으면 걸을 수도 없고, 매일 집 주위만 어슬렁거리고, 아내와의 관계를 가지기도 조심스럽고, 심지어 앉거나 서 있기만 해도 극심한 통증에 시달리는 나는 어떻게 지금에 이른 것일까?

파워리프팅은 내 삶의 원동력이자, 생계 수단이었다. 더 이상 파워리프팅을 할 수 없고 가장 쉬운 신체 활동을 할 때에도 잔인한 통증이 수반될 것이라는 생각에 나는 살아갈 이유가 없다는 생각이 들었다. 나는 차의 글로브박스를 보면서 Glock 22 40구경 총이 거기에 있다는 것을 떠올렸다. 그냥 팔만 뻗으면 잡을 수 있었다. 그 순간 나는 고통에서 벗어나기 위해 그 총을 꺼내어 총알을 입속으로 쏘는 것에 대해 진지하게 그리고 신중하게 생각했다. 내가 가진 선택지들을 따져 보던 중 이 선택으로 인해 영원히 고통받게 될 나의 아내 리아를 생각했고 감사하게도 내가 했던 생각이 극단적이고 지나치다고 판단했다. 한 가지가 확실해졌다. 무언가가 바뀌어야 했고, 빠르게 바뀌어야 했다.

외과의사와의 약속을 앞두고, 허리에 대한 치료법을 찾는 것에 점점 더 집착하였고, 이를 보고 어떤 사람들은 미쳤다고 말했을지도 모른다. 하지만 다른 많은 허리 통증을 앓고 있는 사람들처럼, 나는 엉뚱한 곳을 두드리고 있었다. 통증을 이겨내기 위해 한 것들은 내 몸에 더 많은 손상을 입혔을 뿐이다. 나는 어색하게 허리를 굽히면서 척추를 굴곡 상태로 몰아넣으며 끊임없이 '시험'을 하고, '진행 상황을 추적'하고 "아, 여전히 그곳이 아프네"라고 말하면서 요통을 찾아다녔다. 내가 근본적인 좌절감을 느끼게 된 것은 한 달 전에 만난 두 명의 다른 유명한 정형외과 의사들과의 진료도 한몫을 했다. 첫 번째 의사는 나의 수술을 거부했고 내게 무슨 일이 있어도 척추유합술이 필요할 거라고 말했다. 두 번째 의사는 내가 어떤 종류의 리프팅도 영원히 그만두겠다고 약속하지 않는 한 나를 치료하지 않겠다고 선언하였다. 그 역시 당장이라도 척추유합술을 받아야 한다고 단언하였다. 처음에는 이러한 권유들을 받아들이지 않았지만, 솔직히 나는 이러한 종신형에 처해질 수도 있겠다는 사실에 굴복하기 시작했다.

이때만 해도 차에 앉아 나의 밑바닥 경험들을 되새겨 본 시간들이 나에게 중요한 전환점이 될 줄은 전혀 몰랐다. 일주일 후, 나의 의뢰인인 리차드 브라운의 제안 덕분에 스튜어트 맥길 박사에게 연락했고 나의 세상은 바뀌었다. 이때부터 나는 『부상이 가져다준 선물Gift of Injury』이 얼마나 강력하고 파워풀한 것인지 알게 되기 시작했다.

뒤늦게 깨달음을 얻게 된다는 말이 진부한 표현임에는 틀림없지만, 돌이켜 보면 분명하다. 나는 단지 그 수술을 받을 운명이 아니었다. 여러 명의 다른 외과의사들을 만나 봤다. 특히 한 의사는 미세 디스크 절제술을 하려고 했는데 디스크 손상은 나의 문제 중 가장 작은 걱정거리였기 때문에 회복하는 데 도움이 되지 않았을 것이다. 이러한 수술들은 통증의 원인이 아닌 증상의 사소한 부분만을 다룬다.

그 뒤 내가 직면했던 문제는 또 다른 MRI를 찍을 수 있는 시간을 정하고, 그것을 맥길 교수에게 보내고, 내 허리 통증에 대한 실제적인 정보들을 얻기 위해 직접 평가를 받아야 하는 것이었다. 여전히 2주 후에도 신경외과 의사와 상담을 했지만 (진료 과정상) 나는 이미 내가 가야 할 길을 알고 있었다. 맥길 박사와의 첫 상담에서 그가 "지금 당신의 MRI 영상을 보고 있습니다. 저는 수술을 피할 것을 100% 권장합니다. 당신의 허리에는 많은 문제들이 발생하고 있으며 수술은 통증을 제거하지 못할 것입니다"라고 말한 것을 기억한다. 나는 그를 믿었다. 그는 내 움직임과 자세를 제어함으로써 즉각적인 편안함을 얻을 수 있다는 것을 그 자리에서 보여 주었고 그와 함께 만든 계획이 내가 항상 찾고 있던 답이라고 확신했다. 첫 상담 당시 그는 내 일상에서 생기는 통증을 없앨 수 있고 통증 이전의 운동 능력 중 일부가 돌아올 것이라는 전망을 제시하였지만, 내가 기록을 세울 수 있는 것에 대해서는 의구심을 가졌다. 하지만 나는 고집 센 아이처럼 고통에서 벗어날 수 있다면 그 발전을 기반으로 다시 한 번 엘리트 운동선수로서의 지위로 돌아갈 수 있을 것이라 확신했다. 쉬운 길은 아니지만 내 삶과 경력을 되찾기 위해 필요한 모든 것을 기꺼이 할 것이다. 한 번에 한 단계씩 밟아 나갈 것이다. 나는 맥길 박사의 접근 방식에 전념할 준비가 되었다. 예정된 척수 조영제 골수검사를 취소했고 다시는 다른 의사를 찾아가지 않았다. 이제부터 역사가 시작되었다.

첫 회의를 마치고 맥길 박사의 병원을 떠날 때, 나는 맥길 박사와 악수를 하면서 다시 찾아오겠다고 말했고, 맥길 박사는 미소를 지으며 이렇게 말했다. "누가 알겠어요? 어쩌면 우리는 당신의 이야기를 공유하기 위해 책을 쓰게 될지도 모릅니다."

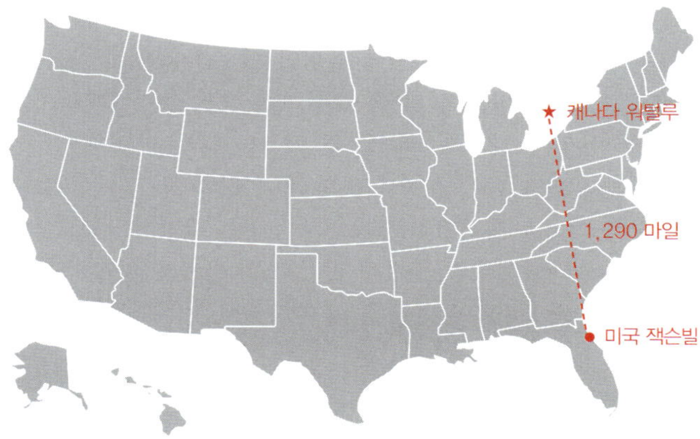

CHAPTER 2
어린 시절 이야기

나는 결코 얌전한 아이는 아니었다. 학교 운동장에서는 꽤 운동을 잘하는 아이로 알려져 있었다. 체격은 작은 편이지만, '다부진' 편이었다. 사실은 그때 근육이 많은 아이는 아니었다. 이러한 점은 7, 8학년 때 베이스, 내야, 홈런 펜스가 모두 덩치 큰 아이들로 채워지면서 명백해졌다. 나는 야구에서 뒤처지고 있다는 것을 알 수 있었고 점점 문제들이 드러났다. 다른 아이들의 수준에 맞설 만큼 폭발력 있고 힘이 세지 않았다. 난 뭔가 바꿔야 할 필요가 있다는 것을 알았다.

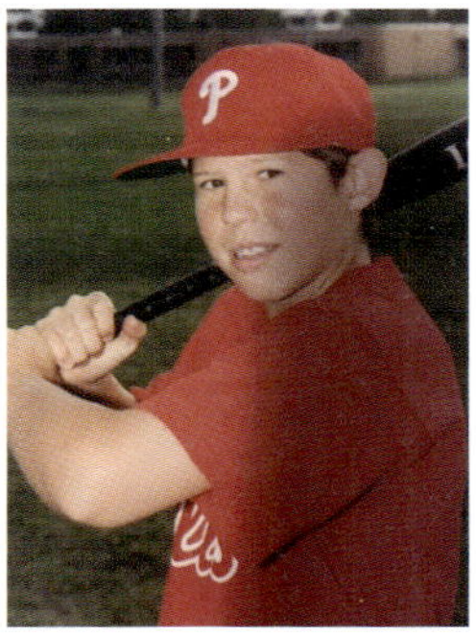

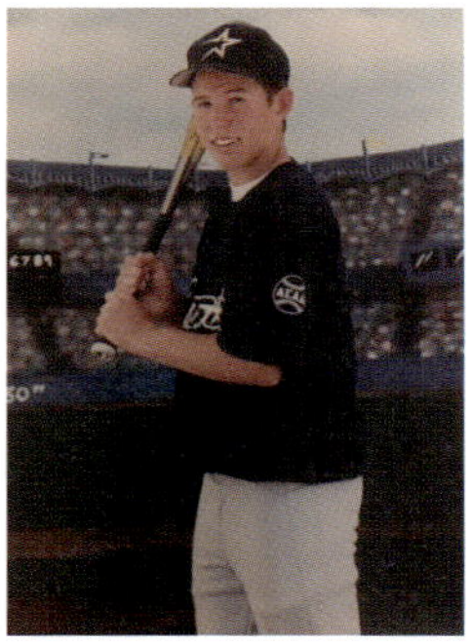

왼쪽: 7학년 때. 덩치가 조금 작았다.
오른쪽: 9학년 때. 웨이트리프팅을 막 시작하였고, 체격이 잡히기 시작했다.

그래서 다른 노력을 하기 시작했다. 1995년 9학년 때 처음 리프팅을 시작했다. 솔직히 말하자면 여기에는 몇 가지 이유가 있었다. 먼저 야구를 더 잘하고 싶었고, 다른 아이들이 사춘기를 맞이하면서 나보다 더 키가 크기 시작할 뿐만 아니라, 훨씬 몸을 '채우고' 있는 것 같기 때문이었다. 나는 키가 5피트가 조금 넘었고 체중은 100파운드였다. 리프팅을 시작하면서 비록, 몇 인치나 키가 크지는 않았지만, 내 체격이 나의 통제 안에 있다는 것을 느꼈다. 그래서 나는 중량을 들기 시작했고 그 뒤로 한 번도 놓지 않았다. 내게는 선택의 여지가 없었다. 나는 너무 작았고 약자로 여겨졌고 괴롭힘의 대상이 되기 시작했기 때문이다. 이것은 상상했던 고등학교의 생활이 아니었기 때문에 변화를 만들기 시작했다. 나의 작은 키는 오히려 동력이 되었고 더 성장하려는 동기가 되었다. 처음에는 많은 좌절을 겪었지만, 되돌아보면 매우 좋은 경험이었다.

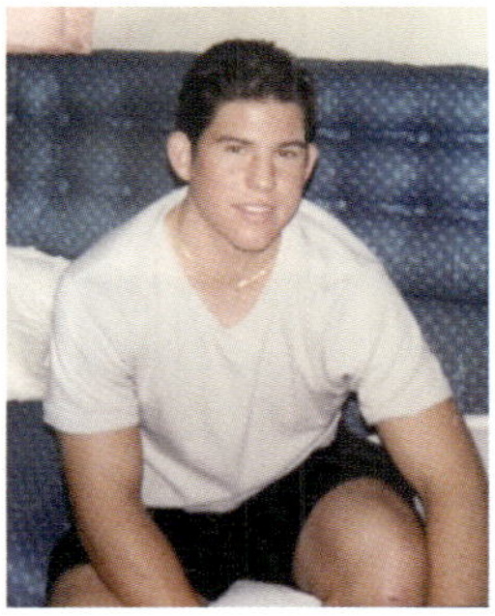

15살 때. 몸이 좋아지기 시작했다.

이때 급속하게 발전함을 느꼈다. 순식간에 증가된 파워와 스트렝스 그리고 스피드는 야구 실력으로 옮겨졌다. 내 몸이 변하기 시작하고 동시에 야구 실력이 향상되는 것을 보는 것은 짜릿했다! 당시는 1990년대였고 우리 학교에는 스트렝스 코치나 웨이트 트레이닝에 대해 적절한 정보를 제공하는 지도자도 없었다. 코치가 우리에게 더 많이 들어 올리고 세게 들어 올리라고 소리치는 동안 나는 체육관에서 스스로 할 일을 찾아 했다. 벽에는 피라미드 등이 있는 차트가 있었는데, 처음 웨이트 트레이닝을 시작했을 때에는 도움이 되었지만, 계속 성장하고 스트렝스를 쌓으면서 이러한 정보들이 그다지 도움이 되지 않는다는 것을 금방 알게 되었다. 나의 코치는 내가 일주일에 3~4번 벤치를 하기 원했고, 그 당시에도 이것이 너무 많다는 것을 알고 있었다. 그저 본능이었다고 말할 수 있을 것이다. 나는 이 순간을 내 10/20/Life 철학의 시작(역자 주: 브라이언 캐롤의 훈련 철학)이라고 할 수 있을 것 같다. 그 당시에는 이게 어떤 의미를 지니는지도 몰랐다. 내 몸에 귀를 기울이는 것은 어린 시기 배운 가장 큰 깨달음 중 하나이며 스트렝스 게임에서 오래 남길 원하는 사람에게는 중요한 핵심이다.

일주일에 네 번 벤치 프레스를 한다는 것은 내게는 맞지 않았고, 완전히 회복되지 않고 여전히 근육통에 시달리고 있는데 다시 밀고 훈련함으로써 무엇을 얻을 수 있을지 이해할 수 없었다. 나는 월요일, 수요일, 목요일, 금요일 벤치를 하고 싶지 않아해서 학교에서 코치들에게 혼났지만, 개의치 않았다. 운동선수로서 우리는 자신이 최고의 조언자이다. 이 사실을 빠른 시일 안에 깨닫는 것이 스스로에게 도움이 될 것이다.

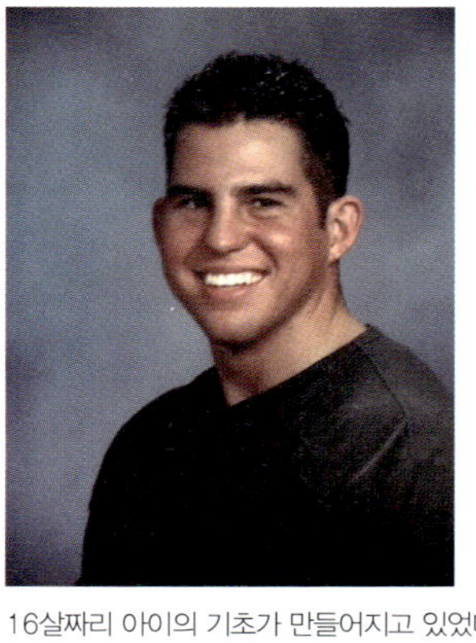

16살짜리 아이의 기초가 만들어지고 있었다.

고등학교에서도 계속해서 훈련을 하고 발전하면서, 웨이트룸에서 쌓고 있던 스트렝스는 학교 최고의 미식축구 선수들과도 겨룰 수 있었고 최고의 레슬링 선수들과 레슬링을 할 수 있을 정도로 성장하였다. 나는 경험이 별로 없던 스포츠에서도 발휘할 수 있는 나만의 능력이 있었다. 나의 친구 조나단 버드는 "스트렝스는 다른 사람과 동등하게 서게 만드는 위대한 힘이 있다"고 말했고, 나는 이 말에 100% 동의한다. 10학년과 11학년을 지나면서 처음 300파운드 벤치를 치고 12학년 때는 스쿼트를 본격적으로 하면서 벤치 프레스보다 더 많은 훈련을 하기 시작하자 나 자신이 훈련에 빠져드는 것을 느낄 수 있었다. 난 그저 더 강해지고, 멋져 보이는 게 좋았다.

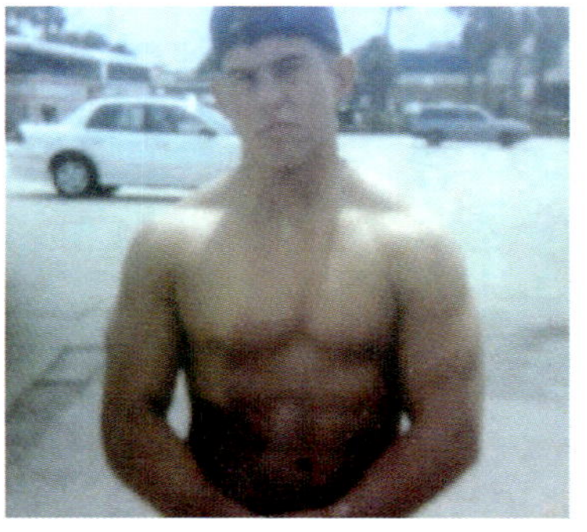

1999년 17살 때. 체중 190파운드로 350파운드 벤치 프레스를 했다.

나는 체육관에서 리더(진정한 헬스장 '죽돌이')가 되기 시작했고, 16살에는 지역에서 유명한 훈련장의 일원이 되면서 나를 위한 포괄적인 훈련을 설계하기 시작했다. 친구 몇 명과 함께 운동을 하기도 했지만 대부분 혼자 훈련하였다. 나는 사랑에 빠졌지만 무엇을 사랑하는지 정확히 알지 못했다. 내가 사랑하는 것이 훈련을 하는 과정인지, 웨이트룸인지, 아니면 여자애들이 경기장에서 나를 더 알아채는 것인지? 금요일과 토요일 밤 파티에 나가는 대신, 나는 체육관이 문을 닫기 직전에 가서 새벽 1시까지 머물곤 했다. 그게 내가 하고 싶은 것이었다.

고등학교가 끝나갈 무렵, 스트렝스 훈련에 점점 더 많은 시간을 소모하기 시작했는데, 더 이상 야구에는 관심을 주지 않기 시작했다. 그 당시엔 놀라운 일이었다. 1999년에 고등학교를 졸업한 후, 야구를 계속하겠다고 더 이상 생각하지 않았고, 1999년 7월 17일에 마지막 경기를 치렀고, 결코 뒤돌아보지 않았다. 나는 스포츠를 사랑했지만, 야구를 하지 않겠다는 결정을 내렸으며, 그 이후에는 오락으로라도 다시 베이스를 밟지 않았다.

그 이후의 길

나는 웨이트 리프팅에 몰두했고, 이는 내 삶이 되어 가고 있었다. 생각해 보면 이런 일이 일어난 것은 우연이 아니었다. 이것은 내 인생에서 일어날 수밖에 없던 과정이었다. 체육관에의 활동에 전념할수록, 체육관 '동료'들은 내 삶의 필수적인 부분이 되었다. 몇몇 훈련 파트너들은 리프팅 프로그램과 기술에 대한 도움을 요청했고 나는 다른 사람들을 지도하는 것에 대해 자연스럽게 호감을 가지기 시작했다. 이때는 주로 본능에 따라 가르치고 있었는데, 돌이켜 보면 때로는 문제도 있었지만, 이런 식의 지도 방식은 지도하는 기회 자체만큼이나 스스로에게도 학습 과정이 되었다.

완전하진 않았지만 좋은 의도를 가졌고 철저하게 계획된(그냥 숙달하고 조정해야 하는) 나의 훈련은 나의 경력과 많은 유사점이 있었다. 여기에는 좋을 때도 있고 나쁠 때도 많았지만 항상 성장과 발전에 집중하였다. 다른 모든 것과 마찬가지로, 그것은 확실히 당신이 이 책에서 읽을 것처럼 성공으로 가는 직접적인 길은 아니었다. 하지만 경험은 나에게 있어 최고의 선생님이다.

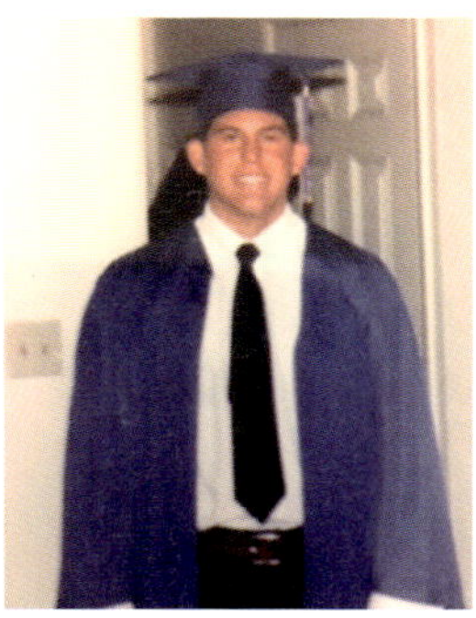

1999년 고등학교를 졸업한 후, 나는 인생을 어떻게 살고 싶은지 몰랐고 이제는 남자답게 살 시간이 되었다. 말했듯이, 야구가 나의 길이 아니라는 것을 본능적으로 알았기 때문에, 지속 가능한 커리어를 준비해야 할 때였다. 운이 따라서, 18살 때부터 코카콜라에서 판촉/판매 일자리를 얻었고, 그 후 7년 동안 일하였다. 지역대학에서도 아르바이트를 하면서 빠르게 자리를 잡아갔지만, 진지하게 관심을 가질 만한 것을 찾기 위해 노력하였다. 코칭은 어머니, 아버지, 할머니, 할아버지를 포함한 다양한 고객들을 위한 개인 트레이너로 일하면서 가장 즐거운 수입원이었다.

한편 나는 코카콜라를 계속 다니면서 몸을 쓰고, 운반대를 움직이고 선반을 채우고 디스플레이를 만들고 판매 및 상품화 작업을 하였다. 젊은 청년에게 있어 이런 일은 훌륭한 직장이었다. 나는 괜찮게 돈을 벌었고 많은 기회를 얻었다. 적어도 내 마음속에 있어서 나는 괜찮은 삶을 살고 있었다. 어떤 날에는 작업장을 한 바퀴 돌고 휴식을 취한 뒤 마을 반대편으로 가서 스쿼트와 데드리프트를 한 다음 일과를 마쳤다! 이런 유형의 업무의 단점은 신체적으로 매우 힘들다는 것이다. 식료품 시장에서 몇 년 동안 '최선을 다한' 후 결정을 내렸다. 학교에 가야 했다. 나는 정규 교육과정이 필요했지만, 내가 가질 미래의 직업에 직접적으로 도움이 될 교육은 실습 환경에 있어야 한다는 것을 알고 있었다. 그래서 직업 전문학교가 딱이었다. 2002년에 나는 어떤 큰 사립 마사지 치료 학교에 지원했다. 2004년 학위를 마칠 때까지 파트타임 학생으로 코카콜라에서 일을 계속할 수 있었다. 그리고 주 및 전국에서 사용 가능한 마사지 치료 면허를 받고 졸업했다. 이유가 무엇이든, 나는 이 면허가 나의 인생 여정에 도움이 될 것이라는 것을 알고 있었다.

이때는 아직 몰랐지만, 학교에서 배운 인체에 대한 전반적인 이해와 철저히 공부한 해부학과 생리학은 파워리프팅에 큰 도움이 되었을 뿐만 아니라, 그 뒤 몇 년 동안 견뎌야 했던 잔혹한 훈련으로부터 회복하는 것에 대해 많은 것을 알 수 있게 하였다.

2006년에 이르러 코카콜라에서의 일은 충분히 번거로워졌고 육체적으로도 고단하였다. 이때쯤부터 나는 결정을 내리고 남는 시간에 마사지 치료에 대한 경험을 하고 틈틈이 고객을 만드느라 바쁘게 보냈다(코카콜라를 떠날 준비를 하고 있었다). 2006년 5월, 이제 막 문을 열었던 수백만 달러 규모의 새로운 스파 회사에서 마사지 치료사로 일하기 시작했다.

코카콜라와, 그리고 그때까지 알던 것들과 결별하는 것은 힘든 일이었다. 영업하기, 코카콜라 케이스를 던지고 받고 정리하는 것들은 모두 익숙한 일이었지만, 이제는 나만의 기술을 사용하고 싶었고 나의 몸을 더 잘 사용하고 싶었다(또 다른 본능이 발동한 것이리라). 이는 분명한 일이었다. 특히 코카콜라에서 인생을 보낸 '20년 경력의 베테랑'들을 볼 때, 나는 그렇게 할 수 없다는 것을 알았다.

이직에 대해서는 더 할 이야기가 있다. 인정하겠다. 나는 더 많은 에너지와 더 예측 가능한 일정, 그리고 더 적은 육체적 스트레스를 가지고 싶다는 욕망을 가지고 있었다. 내 자신과 인생을 바칠 수 있는 파워리프팅에 대해 커져 가는 사랑에 헌신하고 싶었다!

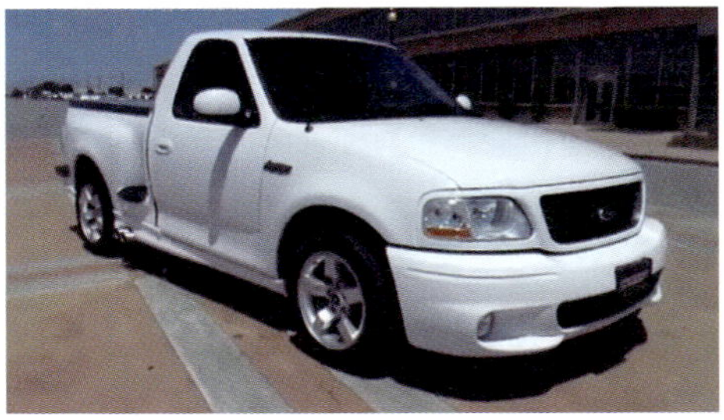

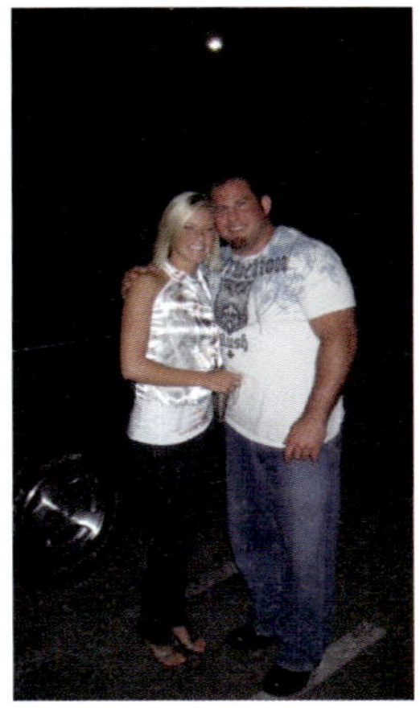

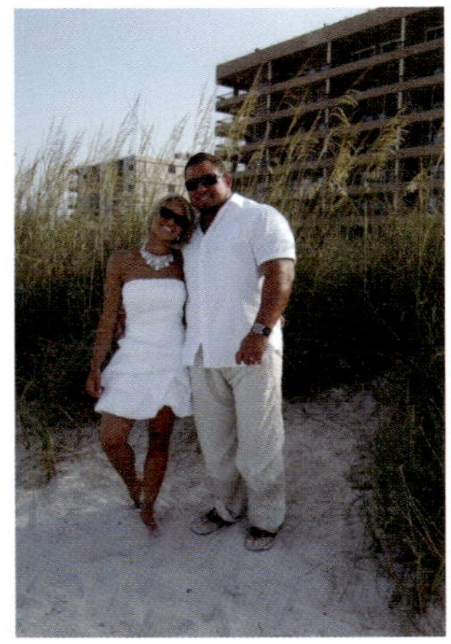

브라이언은 분명히 훌륭한 손을 가지고 있었다. 리아와 브라이언은 2008년 초에 만났고 2010년에 결혼하였다.

오해는 하지 말기 바란다. 코카콜라에서 일한 것이 아무런 도움이 안 된 것이 아니다. 나는 새 트럭을 현금으로 살 수 있었다. 2001년식 포드 라이트닝 말이다. 또한 20살 때 회계를 관리하는 법과 높은 지위의 사람들과 대화하는 법을 배웠다. 코카콜라에서 지역 관리자와 공장 관리자들과 이야기를 나누었다. 고객들과의 거래 방법을 배웠다. 이들은 작은 지역에서 큰 지역 및 전국에 이르는 식료품 체인의 관리자들이었다. 어떤 일은 매우 어려웠고 어떤 일은 처리하는 게 불가능하기도 했다. 계획을 아무리 잘 세우고 아이디어들을 정리하더라도 모든 것이 원활하게 작동하지는 않는다는 것을 이 업계에서 빠르게 배웠다. 고등학교를 졸업하고도 부모님과 함께 살고 있는 아이가 많은 돈을 벌 수 있다는 것은 그리 나쁘지 않은 일이다. 이를 통해 마사지 학교 수업료를 현금으로 지불하고 빚 없이 내 인생을 시작할 수 있었다.

마사지 치료사로서의 새로운 경력은 나의 파워리프팅 경력과 매우 닮아 있다. 그것은 금으로 포장된 길이 아니었다. 마사지 치료사로서 노력하고 어려운 시간을 겪었다. 돈은 그다지 벌지 못했고 자기 파괴의 악마와 수년간 싸웠다. 그러나 한 가지 확실한 사실은, 이 길을 선택하고 스파에서 일하게 된 것은 예정된 일이었다는 것이다.

10시간 이상 일하는 스트렝스 선수로서, 때로는 모든 체형과 체격 및 요구 사항을 가진 고객들(몇몇 주요 운동선수들)에게 매우 광범위하고 심도 있는 치료를 하면서 내 몸의 칼로리 요구량은 높아졌고 이를 충족시키기 위한 식욕도 커졌다. 이에 따라 적절한 연료를 찾는 것이 내 일상 중 중요한 부분이 되었다. 길 건너편에는 훈련에 필요한 에너지를 공급하기 위해 일하는 동안과 후에 자주 방문하는 바비큐 가게가 있었다. 몇 번의 방문을 하는 동안 아름다운 웨이트리스 한 명에게 관심이 생겼다. 그녀와 이야기를 나누고자 그녀가 일하는 섹션에 앉으려는 여러 번의 시도 끝에, 그녀는 마침내 내 담당이 되었고 그녀에게 나를 소개할 기회가 생겼다. 그녀의 이름은 리아였고, 이제 그녀가 내 아내라고 소개할 수 있어 기쁘다. 리아는 내 인생에서 가장 중요한 부분이며, 나의 개인적, 직업적 성장에 중요한 지지자이다. 그녀가 곁에 있다는 것은 그 가치를 매길 수 없는 큰 선물이다. 나는 이 운명적 관계가 아주 높은 곳에 있는 그분의 뜻이라는 것을 알고 있다.

2009년 7월, 스파에서의 일을 계속하던 중 경찰이 되겠다는 생각을 진진하게 하기 시작했다. 이 일은 어렸을 때 항상 관심을 끌었지만 어떤 행동을 취할 만큼 진지하게 생각하지는 않았었다. 마사지 치료는 유용한 기술을 제공했고 경제적 여유로움이 망설이게 했지만, 자신을 위해 더 큰 부름이 존재한다는 것을 알고 있었다. 나를 변화시킬 수 있는 부름이었다. 다음 장에서 보게 되겠지만, 경찰이 되겠다고 생각한 것은 특별히 의도한 것은 아니고, 여기 앉아서 이 책을 쓰고 있는 바로 이날을 향하여 제 삶의 GPS를 직접 설정하던 과정에 벌어진 일부분이었다.

지난 몇 년 동안 대중 앞에서 많은 이야기를 했는데 나는 결코 불편한 느낌을 받지 않았었다. 왜일까? 코카콜라에서 다양한 고객과 관리자들을 상대했던 경험 때문만은 아니었던 것 같다. 마사지 테이블에서 고객을 대하는 법을 배우는 것은 나에게 전문적으로 모든 계층의 고객들과 대화하는 방법에 대해 많은 것을 가르쳐 주었다. 거의 1년 만에 사람들을 대할 때 어색함이 없어졌다!

현실적으로 고객과 일상적으로 대화하고 즐겁게 해 주거

나, 조언을 해 주는 데에는 기술이 필요하다. 일상적인 상황 또는 심지어 사업에 대한 이야기들이 고객들의 발이나 머리를 문지르면서 이루어졌다. 만약 당신이 어색하지 않고 이렇게 할 수 있다면 어떤 사람과도 대화를 나눌 수 있을 것이다. 이런 경험에 대한 구체적인 이야기를 들려주고 싶지만 법률상 할 수 없으니 조금 아쉽다. 어쨌든 마사지 치료사로서의 경험은 나에게 세미나나 회의장에서 교육을 진행하고 연설을 할 때 유용한 에티켓에 대한 많은 것을 가르쳐 주었다. 그리고 직접 해 본 사람이 아니면 결코 알 수 없는 점들을 알려주었다. 이 책을 쓰는 과정을 거치면서 내가 말할 수 있는 또 다른 경험이 오늘날의 나를 만들었다.

돌이켜보면, 대학으로 곧장 진학하지 않고 대신 지금과 같이 살아온 것이 매우 다행이라고 생각한다. 나는 직업전선으로 뛰어든 것에 감사한다. 솔직히 말하자면, 때로는 교육의 중요성을 알기에 이 문제에 대해 씨름해 왔지만, 그 길이 나를 위한 것이라고 느끼지 못했다. 마사지 치료 학교에 가서 스파에 취직한 것은 다행인 일이다. 그 덕분에 아내를 만날 수 있었고, '대화 스킬'을 배울 수 있었다. 그 결과 많은 말을 하지 않고도 사람들이 마음을 열게 할 수 있었다. 이는 괜찮은 코치가 되는 데 큰 부분을 차지해 왔다.

코카콜라에서 일하면서 고위층 인사들과 소통하는 방법을 배울 수 있는 기회를 갖게 되어 감사함을 느낀다. 결국 나는 직업 경찰이 되지 않았고 지난날의 경험에 대해 감사한다. 그 당시에는 그것이 분명 '선물'처럼 보이지는 않았지만 말이다. 그러나 이 모든 것이 내가 인체에 대해 배우고, 실수하고, 성공하며, 실패를 겪고, 이기기도 하도 잃기도 하며, 상처 입고, 고군분투하며, 궁극적으로 자신과 다른 사람들을 전문적으로 훈련하는 데 집중해야 하는 나의 길로 인도하였다.

모든 사람은 멘토가 필요하다

1997년 지역 체육관에서 훈련하는 동안, 나는 스킵 실베스터라는 남자를 만났는데, 그는 나에게 리프팅에 대해 많은 것을 가르쳐 주었다. 체육관 주변에서 사람들이 그를 '스킵'이라고 부르던 그때가 기억난다. 스킵은 얼굴에 미소를 머금고 여러 고객들을 훈련시키고 쉴 새 없이 움직였다. 스킵을 아는 사람이라면 내가 말하는 바를 정확히 알 것이다. 내가 운동하던 곳은 작은 체육관이었기 때문에 서로에 대해 잘 알고 있었고 자신만의 루틴들이 있었다. 나는 스킵이 고객들에게 조언을 해 주고 미소를 지으며 그들을 따뜻하게 대하는 모습을 보아왔다. 그는 유쾌한 미소를 지었으며 이는 그가 고객과 친해지는 데 확실히 기여했다. 스킵은 1990년대 중반의 전형적인 보디빌더로, 큰 플레어 팬츠, 잘린 셔츠, 그리고 오토믹스 신발을 즐겨 신었다. 그는 기회가 있을 때마다 나에게 좋은 조언을 하거나 팁을 주었다.

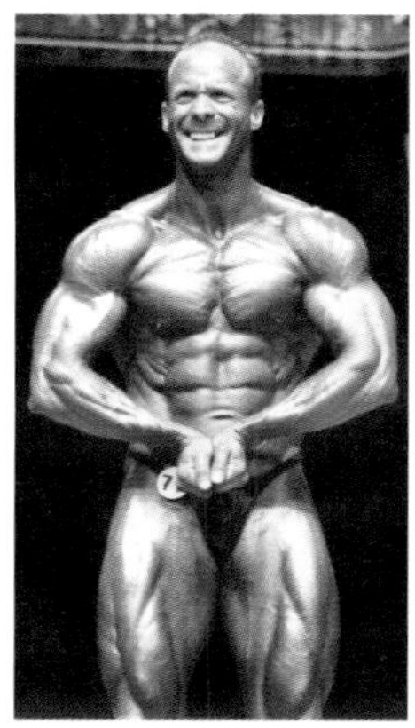

스킵은 모든 사람이 존경하는 사람이었다. 그는 잭슨빌 출신이었고, 파워리프팅 선수였으며, 일반적으로 모든 사람이 좋아하고 함께 있고 싶어 하는 사람이었다. 그가 있는 곳마다 파티와 같은 삶이 펼쳐져 있어, 나는 자연스럽게 나도 모르게 스킵 쪽으로 끌렸다. 당시, 나는 이런 상황이 나의 미래에 어떤 영향을 미칠지 전혀 몰랐다. 단지 방향성이 필요하다는 것을 알았을 뿐이다. 그리고 나는 내가 제공받은 모든 정보를 기꺼이 흡수할 수 있는 마른 스펀지와 같았다.

나는 또한 제이크 블랜턴Jake Blanton이라는 소방관을 만났다(소방관이셨던 나의 아버지가 소개한 덕분이었다). 그는 주로 벤치 프레스 부문에 참가했고 때때로 전 종목에 출전하기도 했었다. 제이크는 내가 그와 함께 훈련할 수 있도록 해 주고 그의 대회에도 올 수 있게 해 준 품위 있는 체육관 친구였다. 졸업을 앞둔 어느 날 탬파에서 열린 벤치 프레스 대회에서 제이크의 위밍업을 도와주고 있었는데 대회 명단을 살펴보다가 그 자리에서 갑자기 대회에 참가하고 싶은 충동이 일었다. 결국 나는 마지막 엔트리에 들어갔고, 전날 혹독하게 벤치 프레스 훈련을 했음에도 불구하고, 325파운드의 PR(개인 기록)을 세우게 되었다! 나는 그 대회에서 2위를 차지했고 그 모든 순간이 너무 행복했다. 그리고 1999년과 2000년에 벤치 프레스 대회를 몇 번 더 참가했다. 그러고 나서 흥미를 잃었다. 왜냐하면 이 벤치 프레스 대회에는 10대가 많이 없었기 때문이었다. 이때까지만 하더라도 진지하게 파워리프팅을 해야겠다는 생각을 하지는 않았다. 하지만 그 생각은 머지않아 완전히 바뀌게 되었다.

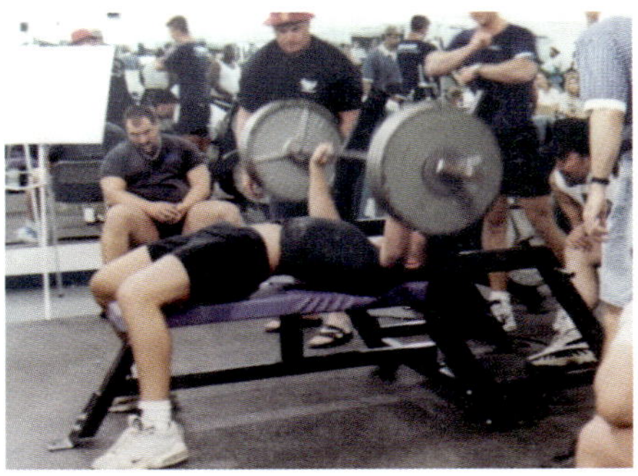

1999년에 열린 두 번째 벤치 프레스 대회에서, 훈련 파트너인 제이크 블랜턴이 코칭도 해 주고 스팟팅을 도와주었다. 이때 320파운드를 밀어 올렸다.

멘토십 – 또 다른 멈춤: 보디빌딩

벤치 프레스 대회에 대한 관심을 잃고, 스킵과 나는 2001년에 보디빌딩 쇼에 참가하기로 결정했다. 무대에 오르고, 근육질의 멋진 몸매를 뽐내며, 아름다운 여성이 내게 멋진 트로피를 안겨 주는 모습은 얼마나 멋지겠는가? 나는 열심히 훈련하고 있었는데(내 생각에) 돌이켜보면 상체에만 집중하였고 허리와 하체는 소홀히 하였다.

스킵은 올바른 자세를 취하는 것을 지향했고 그는 내게 필요한 확실한 교정법들을 처음 알려준 사람이었다. 비록 그것들을 자주 하지는 않았지만, 어느 날 나는 그가 스쿼트를 하는 것을 보고 그의 훈련에 동참하기로 결심하고 그를 놀라게 하였다! "스쿼트를 잘하네요!" 그때 그는 이렇게 말했다. "글리코겐 고갈을 위해 225파운드로 20회 반복을 하고 있나요? 당신이 이렇게 스쿼트할 수 있는지 몰랐어요. 누가 스쿼트를 가르쳐 주었나요?" "저는 그냥 자연스러운 느낌대로 해요"라고 솔직하게 대답했다. 나의 기술이 발전함에 따라 나는 본질적으로 특정 단서를 포착했고, 다른 단서들은 자연스럽게 느껴지게 될 때까지 훈련했어야 했다.

나는 그해에 두 번의 쇼를 더 나갔고 솔직히 말해 그다지 즐겁지 않았다. 매우 적은 양의 식사를 해야 하고, 혹독해야 하며, 시체 같은 상태로 무대를 돌아다니는 것은 별로 매력적이지 않았다. 보디빌딩에 대한 노력은 사실 스스로를 조금 더 고통스럽게 만들었다. 왜냐하면 좋은 결과를 얻지 못했기 때문이다. 나는 이 스포츠와 심판의 주관성이 마음에 들지 않았다. 그나마 경쟁을 해야 하는 세계에서 가져야 할 높은 수준의 준비 경험과 이벤트-특화된 훈련을 접하게 된 것은 좋은 경험이었다. 그 당시에는 내가 잘하지는 못했지만, 훗날 여정의 한 부분으로 포용하는 것을 배울 수 있었다.

파워리프팅으로의 길

나는 전에 없던 끈기를 가지고 체육관으로 돌아갔다. 나의 태도는 겸손함을 만들어 준 보디빌딩 경험으로 인한 약간의 당혹감과 맞물려, 약점들을 공략하고 더 열심히 파고들게 하여 나의 장점에 집중하려는 동기 부여로 바뀌었다. 파워리프팅에 출전할 계획은 없었지만, 올바른 로잉, 치닝, 그리고 스쿼트를 하는 법을 마스터할 계획이었다. 조금 더 힘들고 더 완벽한 훈련으로, 스킵에게 데드리프트 하는 법을 배웠고, 이는 내 훈련 레퍼토리에도 재빨리 추가했다. 스킵은 나에게 올바른 자세를 가르쳐 주었고 심지어 몇몇 덩치 큰 남자들이 나쁜 자세로 운동을 할 때에도 나에게 "그들은 곧 후회할 것이다, 나는 그들을 고치려고 노력했다"라고 말하곤 했다. 아니나 다를까, 그가 옳았다. 리프팅 부상으로 불구가 된 사람들을 여러 번 보게 되었다. 근래에는 스킵의 충고를 따르는 것이 나의 유일한 관심사가 되었다. 즉 많이 먹고 많이 훈련하는 것이다. 나는 나의 훈련 철학과 원칙을 시험하고 발전시키는 동시에, 다가올 미래를 위한 기초를 쌓고 있었다. 그때는 아직 몰랐을 뿐이다. 선배들에게서 기본을 지키고, 발전을 위해 필요한 일을 하라는 가르침을 받았다. 이것은 나에게는 큰 계기였다. 나는 스탠딩 오버헤드 프레스를 하는 대신 '덤벨 프런트 레이즈'를 하는 것에 꾸짖음을 받았다. "그런 운동들은 훈련 마지막에 하거나, 혹은 하지 말아라." 나는 몇몇 더 현명한 베테랑들이 내게 말했던 것을 기억한다. "벤치 프레스와 오버헤드 프레스를 하면서 당신은 그 부위에서 많은 훈련을 하고 있다. 그 대신 숄더 레이즈 같은 운동들을 하는 것은 지금 시간을 낭비하고 있는 것이다"라고 그들은 말할 것이다. 나는 그들이 옳다는 것을 깨달았다. 어떤 운동이 16살 아이에게 더 많은 혜택을 줄까? 분명히 복합적인 움직임인 오버 헤드 프레스이다!

약 1년간의 고중량 벤치 프레스, 오버헤드 프레스, 스쿼트, 그 후의 데드리프트 훈련을 한 후, 나는 조금 더 심각한 중량을 다루기 시작했다. 나는 425파운드 벤치 프레스를 멈춤 동작pause으로 할 수 있었고, 500파운드 중량으로 스쿼트를 몇 차례 정도, 싱글로는 600파운드 이상을 스쿼트할 수 있었다. 데드리프트의 경우에는 500파운드 이상을 몇 차례 뽑을 수 있었다. 비록 내가 주목할 만한 발전을 경험하고 있었지만, 파워리프팅에 필요한 최상의 스트렝스 수준에는 아직 도달하지 못했다.

2002년, 체육관에서 평범해 보이는 하루를 보내고 있었다. 스킵은 언제나 그랬듯이 얼굴에 미소를 지으며 고객들 사이를 지나다녔다. 그리고 내게 "내년 3월 우리 도시에서 파워리프팅 대회가 열린다고 하니 출전해 보는 게 어때요?" 하고 말하고 다시 걸어갔다. 나는 벌떡 일어나 "좋아요!"라고 외쳤다. 맹목적이었던 내 훈련에 목표를 더할 수 있는 또 다른 기회에 동의했다. 하지만 그가 나에게 무엇을 기대하는지 모른다고 말했다. 그는 이렇게 대답했다. "그냥 대회에 출전하겠다는 약속만 한다면 나머지는 내가 도와줄 거예요." 그래서 그렇게 했다. 스킵은 내가 훈련을 준비하는 데 도움을 주었고, 눈앞에 명확한 목표가 생겨 나는 프로그램에 집중할 수 있었다. 이때부터 리프팅 훈련에 대한 내용들이 자연스럽게 다가왔고 이해가 되기 시작하였다. 예를 들어, 힘을 과하게 주지 않고 고중량 스쿼트나 데드리프트를 하지 않는 가벼운 훈련 주간을 가지는 생각은 옳은 것처럼 보였다. 한 번도 해 본 적이 없지만 대회 당시 최고의 몸 상태임을 확신하기 위한 '정점을 찍어 보는peaking' 개념도 내게 많은 의미를 주었다. 경쟁력을 갖추려면 이 사고방식을 훈련에 통합해야 했고 첫 대회가 다가오면서 빨리 습득해야 했다.

어느덧 3개월이라는 시간이 흐른 2003년 3월 15일 나는 나의 첫 전 종목 대회에 출전할 준비가 되었다. 나는 풋내기 출전자였지만 강했다. 나는 이 대회에서 어떤 것을 기대해야 할지 몰랐으나, 현명한 훈련과 자연스러운 기술이 갖춰졌을 때 얻을 수 있는 '초심자의 행운'의 축복을 받았다. 나는 첫 출전 대회에서 경험 많은 베테랑들을 물리쳤고 스스로도 매우 놀랄 만한 경험을 하였다. 이 대회에서 나는 많은 선수들이 몇 년 동안 성취하기 위해 노력해 온 목표인 전체 종목 탑 3 안에 들었다.

나는 두 번의 리프팅만 실패하고 대회를 잘 치러 나갔다. 스쿼트 705파운드, 벤치 프레스 424파운드, 데드리프트 622파운드를 기록했다. 435파운드 벤치 한 번과 644파운드 데드 한 번만 실패했고 합계 1,752파운드를 기록했다. 이 기록은 당시 전국에서 상위 25위 안에 들기에 충분한 결과였다! 첫 대회를 치르는 동안 내 마음속에 어떤 스위치가 켜졌다. 지금까지 경험한 것들 중에서 가장 '부르심'에 가까운 것을 찾은 것 같은 느낌이 들었다. 나는 마침내 체육관에서 나의 시간을 투자할 수 있는 스포츠를 찾아냈고, 우연히도 그 스포츠는 즐거우면서도 잘할 수 있었다!

몬스터 만들기

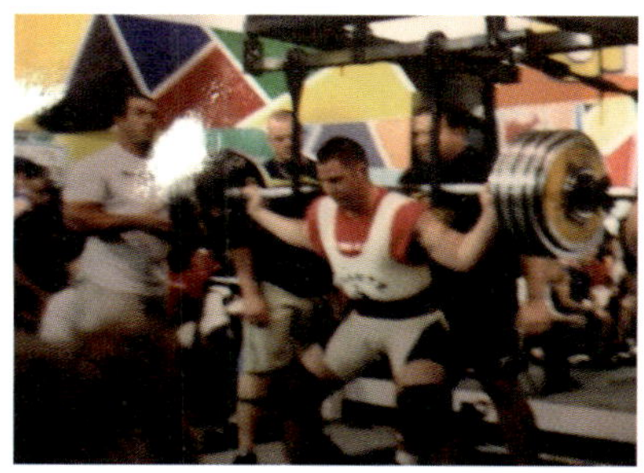

첫 성공을 맛보고 난 뒤 새로운 활력을 가지고 훈련에 복귀했다. 그리고 빠르게 깨달았다. 만약 열심히 노력하고 자연스러운 직관에 초점을 맞춘다면, 시간이 지나면서 초보 파워리프터에서 뛰어난 선수로 도약할 수도 있을 것이라는 것을. 얼마나 뛰어난 선수가 될지는 전혀 알지 못했다. 나는 파워리프팅만 생각했다. 다른 것은 없었다. 그저 들어 올리는 것만이 내 전부였다. 리프팅에 대한 나의 열정과 그에 대해 말하는 것은 주변 사람들을 지치게 할 정도였다. '집착'이라는 표현은 엄청나게 완화해서 한 말일 것이다. 그때의 내 여자친구와 친구들에게 물어보라. 그녀는 내가 다른 것을 사랑했기에 나를 차 버렸다. 리프팅에 대한 사랑은 내 손에 닿는 모든 것에 넘쳐흐를 정도였다. 내게 있어 가장 중독성이 강한 약물 중 하나였고, 다른 것에 집중하는 것은 정말로 힘들었다. 사람이 어떤 것에 빠지면 주변의 모든 것들에 그 사랑을 대입하기 시작한다. 나의 경우에는 파워리프팅에 대한 열정은 중독성이 가장 강한 약물과 같았고, 파워리프팅 외의 것들에는 집중하기 힘들었다. 나는 (크로스핏에 열광해서) 짜증나는 크로스핏터들이 활동하기 전에 존재했던 크로스핏터처럼 굴었다.

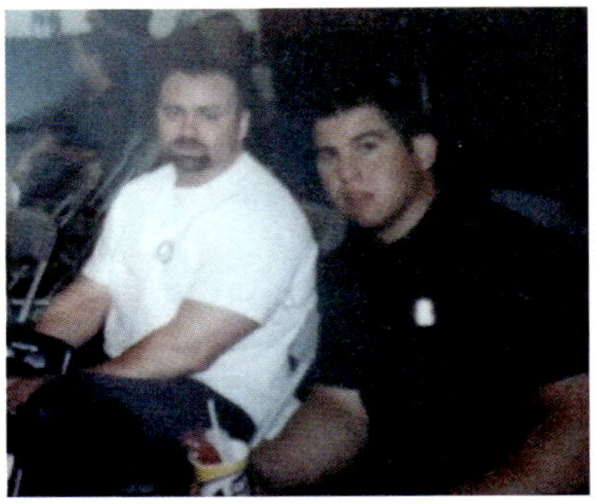

2003년 첫 번째 파워리프팅 대회에서 나의 파워리프팅 멘토 중의 한 명인 아담 드러거스를 만났다.

나는 위대한 몇몇 파워리프터들이 말했던, 스쿼트는 얼마나 들 것이고, 벤치 프레스는 얼마나 들 것이고, 데드리프트는 얼마나 들 것이며, 그리고 언젠가는 랭킹 몇 위가 되겠지 라고 자각하는 순간을 가져보지진 않았다. 달성 가능한 숫자에 대한 나의 탐구심이 천천히 증가했을 뿐이었다. 나는 스스로 강한 사람으로 보이는 것을 좋아한다는 것을 알았다. 나는 내가 '강해진다면' 800파운드를 스쿼트 하는 것이 언젠가는 큰 목표가 될 것이라고 생각했다. 그러나 나는 1,000파운드 스쿼트를 할 것이라고는 생각하지 않았다. (그리고 50회 이상 이 기록을 유지할 수 있을 지도 몰랐다. 내가 아는 한 이 대회 역사상 가장 뛰어난 기록일 것이다.) 이제는 스쿼트 1,200파운드, 벤치 825파운드, 그리고 데드는 850파운드를 든다. 처음에는 이와 같은 높은 숫자는 나의 레이더에도 없었다. 몇 번의 대회를 치르고 난 뒤 나는 내가 달성하고 싶었던 합계 '2,100파운드'에 대해 2,100이라는 숫자가 포함된 이메일 주소를 만들었다. 글쎄, 이 기록은 내 첫 대회(스쿼트/벤치/데드)를 치룬지 2년이 채 되지 않았을 때 달성할 수 있었다. 계속해서 초기 목표를 달성하고 초과 달성하면서 목표 수준을 높여야 한다는 것을 알게 되었다. 2005년 말에는 925파운드 스쿼트, 600파운드 벤치, 733파운드 데드를 기록하였는데, 이 모든 것이 첫 전 종목 파워리프팅 대회 후 2년 이내에 일어났다. 미국에서 상위 5위에 랭크되었고 올-타임 월드레코드에서 스쿼트와 합계 부문 상위 10위에 빠르게 올랐다. 올-타임 월드 레코드는 내가 기억하는 한 오랫동안 파워리프팅 기록을 문서화하는 데 관심을 가졌던 전 리프터였던 마이클 숭Michael Soong이라는 사람에 의해 작성되었다. 조심스럽지만 내가 알기로는 이것이 중요한 유일한 목록이다. 소규모 연맹 기록, 작은 디비전 또는 사람들이 임의로 설정한 기록이 아니라, 소속과 테스트 방법, 그리고 규칙에 관계없이 최고의 목록 중 하나이다. 내 이름이 그 유명한 리스트에 추가되는 것을 보는 것은 짜릿한 일이었다. 또 내 이름이 점점 더 높은 순위에 오르는 것을 보고 싶은 욕망이 타올랐다. 또한 연맹이나 디비전에 관계없는 연간 전체 순위도 있다. 하지만 세계기록 리스트는 누구나 들어가기 위해 노력하는 것이다. 내가 갔을 때마다 경쟁이 치열하고 매 대회마다 더 많은 합계 기록을 얻었고 항상 상위 3위에 올랐지만 국제무대에서 진정한 경쟁자가 되기까지는 아직 갈 길이 멀었다.

터널 비전

그 후 2005년부터 2011년까지는 삶, 훈련, 그리고 경쟁이 모두 흐릿했던 터널 비전tunnel vision(앞의 좁은 곳만 보이고 주변은 보이지 않는)에 완전히 휩싸인 시기였다. 다음 대회, 다음 훈련, 다음 식사에만 집중하였고, 그리고 더 강해지는 것만이 유일한 원동력이었다. 이 기간 동안, 나는 경쟁력을 한 단계 더 끌어올릴 수 있었지만, 거기에는 대가가 따랐다. 터널을 통과하는 데에는 통행료를 지불해야 한다.

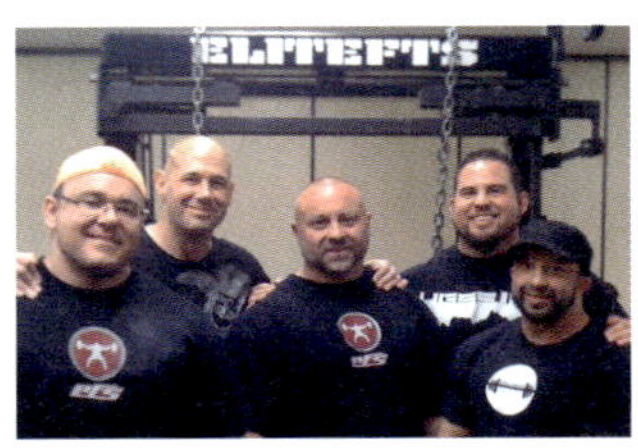

2011년 트레이닝 파트너, 친구들과 함께.

나는 여기저기 가벼운 부상을 입었다. 주로 연부조직들이었는데 가슴근육, 햄스트링, 관절와순labrum 등이었다. 하지만 대부분 잠깐만 쉬면 문제가 없었다. 내가 알아차리기 시작한 것은, 비록 내가 대회들에서 계속해서 성공을 거두면서도, 나의 '게임game(인생 전반의 관점)'에 몇 가지 심각한 구멍이 있다는 것이었다. 다시 말하자면, 나는 내 몸과 훈련에 몇 가지 빠진 것이 있다고 생각했고 그러한 점을 몸소 느끼기 시작했다는 것이다. 조금씩 느려지기 시작하고, 고중량 훈련을 하고 난 다음 회복하는 데 훨씬 더 많은 시간이 걸리는 게 느껴졌다. 가끔 허리가 아팠지만, 그냥 떨쳐 버리고 밀고 나갔다. '내 허리는 튼튼해! 나는 괜찮을 거야'라고 생각한 것이다.

문제는 통증을 다스리기 위해 사전적인 코어 안정화 작업, 재활하는 법, 그리고 장기간 휴식을 취하는 법에 대해서 몰랐다는 것이다. 나는 고집불통에 시야가 좁은 사람이었다. 강한 등/허리는 무적이고 허리라고 하는 이 중요한 부위를 미세하게 조정해야 하는 것은 단지 부수적인 문제라고 생각했다. 가능한 강해지는 것만이 나의 유일한 관심사였다. 솔직히 말하자면, 내 자신을 더 책망하지 않은 것이 놀라울 정도이다. 돌이켜 생각해 보면, 마사지 치료사였다는 내 배경에도 불구하고 나의 불균형한 자세와 형편없이 짜여진 훈련 프로그램이 내 몸을 어떻게 악화시키는지 생각지 못했다는 사실이 믿기 어렵다. 나는 공부하는 것을 멈추고 다른 것에 대해서 상당히 폐쇄적인 태도를 취했다. 단도직입적으로, 내가 내 몸을 다루는 방식은 완전히 학대였다. 비록 터무니없는 중량, 훈련 빈도를 사용하진 않았지만(나는 기본적으로 지금과 같은 프로그램으로 훈련했다), 내가 하지 않은 것이 훨씬 더 많은 피해를 주었다. 나는 24/7(24시간 7일)을 집중하는 선수가 아니었다. 가벼운 중량을 다루는 접근법에 대해서는 너무나 소홀했다. 24/7을 집중하는 선수는 어떤 의미인가? 훈련에서 '소홀'했다는 것은 무엇을 의미하는가? 나는 자신의 몸에 대해 끊임없이 주의를 기울여야 하며, 그러한 자세로 임해야 하는 필요성에 대해 말하는 것이다. 이는 체육관에서뿐만 아니라, 훈련을 쉬는 날에도 자세, 형태/방식, 그리고 움직임에 대해 인식하고 주의를 기울이는 것을 의미한다.

바벨을 낚아채듯 당기는 것, 거대한 하중 아래에서 긴장을 푸는 것, 데드리프트를 할 때 중량을 바꾸기 위해 몸을 구부리는 것, 다루는 중량이 낮을 때 척추와 코어에 브레이싱을 적용하지 않는 것 등 모든 사항들이 누적되어 문제를 만들었다. 전반적으로 보면 나는 그래도 괜찮다고 생각해서 모든 것을 너무 소홀히(일상적으로) 했다. 나는 스스로 아무도 막을 수 없고 오만해도 되는 슈퍼맨이라고 여겼다. 오랜 시간에 걸쳐 체육관 안팎에서 끊임없이 몸을 구부리고, 큰 부하 아래에서 허술한 자세를 사용했으며, 체육관에서는 스쿼트, 벤치 프레스, 데드리프트를 할 때 중요한 리프팅 요소들을 무시했고, 자세와 신체 역학들이 전반적으로 좋지 않아 나를 옭아매고 있었다.

리프팅을 할 때 좋지 못했던 자세와 허술한 접근법을 사용하는 것, 쓰레기를 나르거나 50파운드짜리 개 사료를 들어 올리고 붓는 것은 당시에는 별 의미가 없어 보였을지도 모르지만, 다음 날 1,200파운드 스쿼트를 해야 하는 대회에서는 그 대가를 치르고 있던 것이다. 결론은 몸이 보내는 신호를 어떻게 귀담아들어야 할지 감을 잃었고, 초심자들처럼 초기에는 내게 도움이 되었던 예전의 직감과 본능이 이끄는 대로만 달려왔다는 것이다. 나는 더 높은 수준의 훈련을 위한 능력을 갖추는 데 실패했다. 나는 한두 가지를 다시 배워야 할 것 같았다.

초기 성공

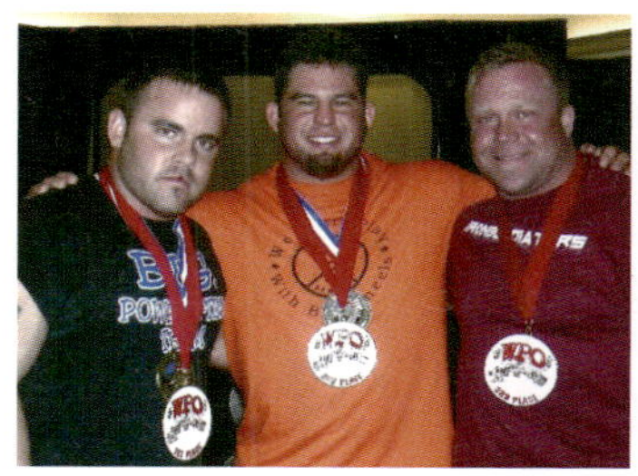

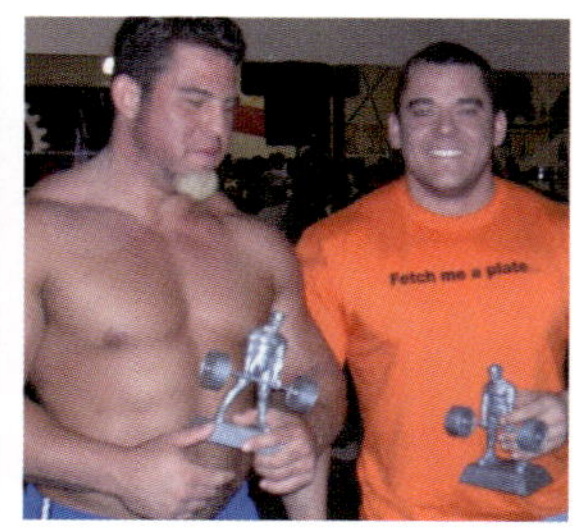

가끔 통증과 불편함을 겪었지만, 그냥 헤쳐 나갔다. 이러한 것도 스포츠 종사자의 삶의 일부라고 확신했다. 이 지경에 이르도록 나의 움직임에 문제가 있다고는 짐작조차 하지 못했고, 누군가 이 점을 지적했더라도 듣지 않았을 것이다. 나는 진정으로 바닥으로 내려와 자존심을 내려놓고 자신의 결점을 볼 준비를 했어야 했다. 나중에는 더 그래야 했다. 일단, 이때는 나의 스트렝스 성장과 초기의 성공을 즐기는 데 너무 집중하여 다른 '배경 소음'은 아무것도 듣지 못했다.

2006년 220파운드 체중으로 1,030파운드 스쿼트를 하여 파워리프팅을 시작한 지 3년 만에 역대 최대 스쿼트 기록(올-타임 월드 레코드)을 세웠다. 나는 25살이었고 그 누구의 말도 듣지 않았다. 이른 시기에 성공하는 것은 양날의 칼이다. 해당 체급에서 세계 그 누구보다도 강한 재능이 있던 젊은이의 머리와 테스테론이 가득한 몸에는 어떤 것도 전달해 주기 어렵다. 나의 어린 시절은 이러한 점의 전형이었다. 2005년부터 2011년까지 체급을 올리면서 매년 최대 출력으로 열심히 달려 나갔다. 여러 우승 트로피를 올리고, 세계기록도 갱신하고, 수많은 전투에서 승리했지만 정작 내 몸에 무슨 짓을 하고 있는지는 까맣게 모르고 있었다. 아, 다시 말하자면 신경 쓰지도 않았다. 나는 더 많은 것을 원했고 어떤 것도 나를 막지 못했다. 나는 미래를 생각하지 않고 100% 쏟아붓는 삶을 살았다.

내 성장의 역사

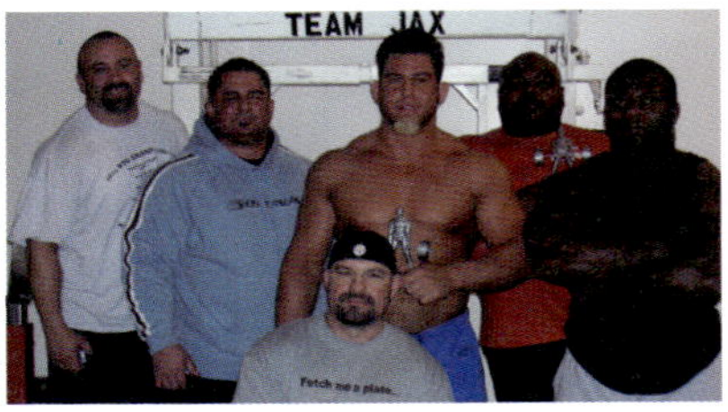

2005년. 220파운드 체급: 총 2,222파운드, 스쿼트 925파운드. 국내 5위. 합계: 국내 10위, 올-타임 월드 레코드에서 서서히 올라가고 있다.

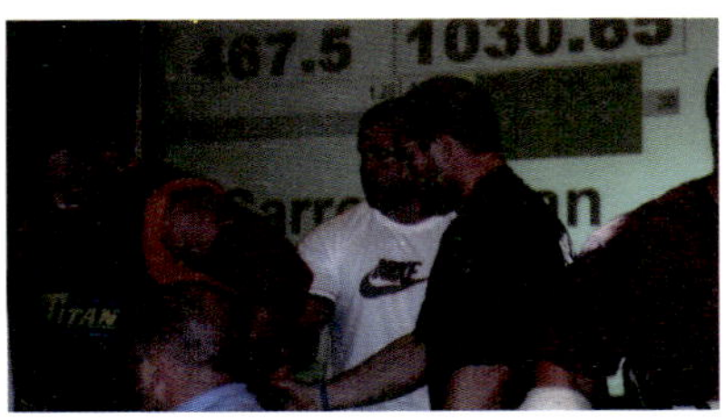

2006년. 220파운드 체급: 총 2,376파운드, 스쿼트 1,030파운드. 국내 1위, 올-타임 월드 레코드 1위. 합계: 전국 1위, 올-타임 월드 레코드 2위.

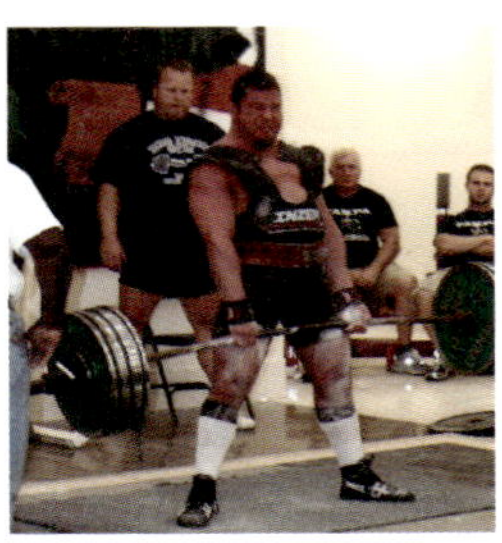

2007년. 242파운드 체급(체급 상승): 스쿼트 1,040파운드. 전국 2위. 합계: 2,442파운드, 전국 2위. 올-타임 월드 레코드 4위.

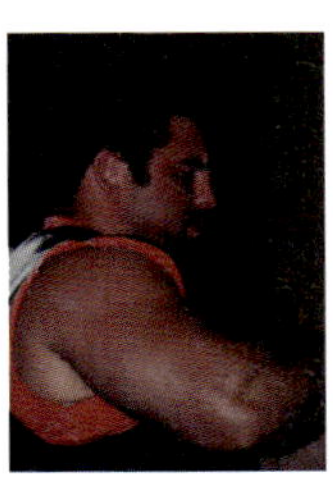

2008년. 242파운드 체급: 총 2,570파운드 국내 2위, 역대 올-타임 월드 레코드 2위, 스쿼트 1,052파운드 국내 1위. 올-타임 월드 레코드 2위.

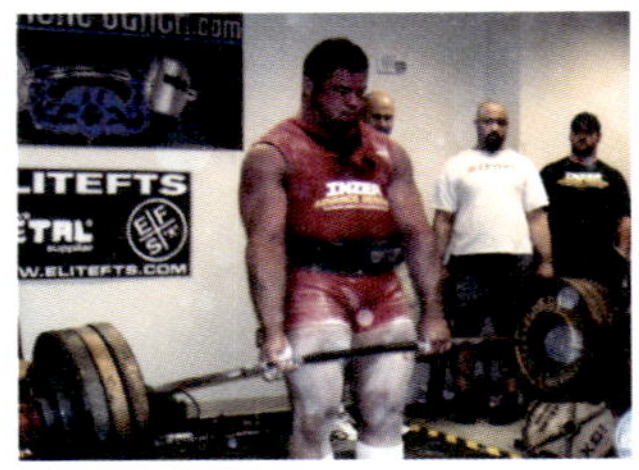

2009년. 275파운드 체급: 총 2,660파운드 국내 1위, 올-타임 월드 레코드 2위, 스쿼트 1,100파운드, 국내 1위, 세계기록 2위.

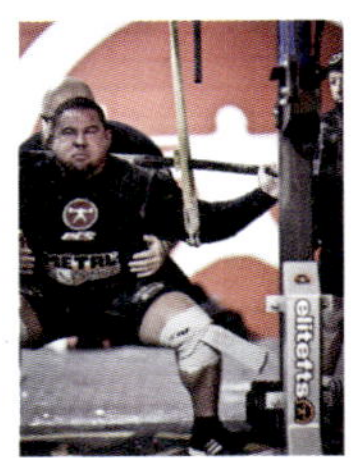

2010년. 275파운드 체급: 총 2,700파운드 국내 2위, 올-타임 월드 레코드 2위, 스쿼트 1,145파운드, 국내 1위.

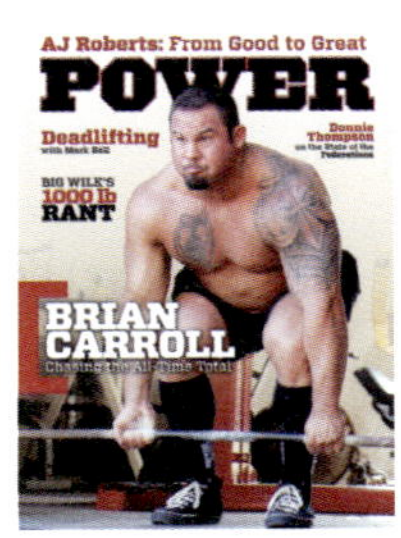

2011년. 242파운드 체급: 스쿼트 1,063파운드 국내 1위, 총 2,503파운드 국내 1위, 스쿼트 1,185파운드 국내 1위, 올-타임 월드 레코드 1위, 275파운드 체급에서 총 2,730파운드 올-타임 월드 레코드 2위.

위의 타임 라인에서 보다시피, 나는 2개의 체급을 올렸고, 3개의 다른 클래스에서 탑 2 안에 랭킹되었다. 이 시기에 나는 이미 현 세대에서 최고 중의 하나이자 가장 일관된 기록을 내는 리프터 중의 한 명으로 여겨졌다.

CHAPTER 3
나의 척추가 파멸에 이르기까지의 이야기

병원 주차장에 앉아 나를 나락으로 이끌었던 허리 문제의 역사를 완전히 이해하기 위해서는, 그 당시 침례병원 주차장에 앉아 그 어두운 날까지 나를 이끌었던 허리 트러블의 역사를 완전히 이해하기 위해서는, 내가 그 당시에 간과했거나 문제를 고치기 위한 어떤 포괄적인 조치들을 하지 않았을 수도 있는 더 사소한 사건들을 살펴보는 것이 중요하다. 타임라인을 살펴보면서 알아보기로 하자.

첫 허리 통증

1996년. 처음 허리 통증을 경험하였다. 진짜 통증. 나는 고등학교에서 야구를 하고 있었고, 몇 주 단위로 지속되는 플라이오메트릭과 도트 훈련dot drills, 달리기, 스프린트 훈련 그리고 쓸데없는 스트레칭 후, 허리에서 나를 무력화시키는 통증들이 발생하기 시작했다. 그 후로 몇 달 동안 심각한 부작용을 낳는 무릎을 가슴에 닿게 하는 스트레칭을 맹목적으로 시행하였다(안타깝게도 이 스트레칭은 20년이 지난 지금도 통증을 가진 수많은 선수들에게 추천되고 있다). 크리스마스 휴가 기간 덕분에 컨디셔닝 훈련을 중단하고 나서야 허리 통증은 저절로 가라앉았고 치유될 수 있었다.

두 번째 허리 통증

2003년. 온전히 파워리프팅만을 위한 한 해였다. 새로운 체육관에서 데드리프트를 하고 있었다. 나는 신중하지 못한 셋업을 했고 바벨이 내 손에서 빠져나갔다. 공격적인 성격의 젊은이였던 나는 곧바로 바벨을 잡고 다시 시도했다. "빡!" 하는 소리가 허리에서 났다. 나는 부하로 인해 피곤했고 허리의 후관절이 삐끗하여 통증이 발생했다고 여겼다. 내 자가진단은 틀린 것이었지만, 5주 정도를 쉬고 다시 훈련해 보니 저절로 나은 것 같았다.

세 번째 허리 통증. 이번엔 제대로 문제가 생겼다

2009년. 이 기간 동안은 경찰 아카데미 장학금을 받기 위해 노력하고 있었는데, 마침내 일이 일어났다. 정말 심각한 허리 통증이 생긴 것이다. 어느 무더운 7월 아침, 장애물 코스를 전속력으로 달리다가 아침 이슬에 젖은 벽에서 떨어진 것이다. 내 발이 머리 위로 넘어가면서 엉덩이/천골이 바닥에 바로 떨어져 부딪혔다. 다리가 제대로 움직이지 않았지만 어떻게든 코스를 마무리했다. 말 그래도 한 발 한 발 앞으로 나아가기 위해 몸을 내던지고 발버둥쳐야 했다. 나는 이게 단지 아드레날린 폭발과 피로 때문이라 생각했다. 하지만 뒤돌아 생각해 보면 이번에도 부상에 대해 제대로 대처하지 않은 것이다. 나는 어떻게든 트럭까지는 돌아갈 수 있었고, 그 후 통증 때문에 30분 동안 주차장에서 꼼짝도 하지 못했다. 가까스로 움직일 수 있는 상황이 되자 나는 엑셀을 최대한 밟았고, 똑바로 앉을 수 없었기에 좌석을 뒤로 기울인 채 집으로 최대한 빨리 돌아갔다. 이 사건이 바로 '시발점'이었고 미래에 닥쳐올 문제들의 근본 원인이 되었다고 확신한다.

그 후 몇 달간 내 허리는 좋았다 나빴다 하며 신경 쓰이게 하였다. 안정성이 부족하고 뻣뻣한 느낌이 들었다. 마치 허리가 갑자기 약해진 것 같았다. 그럼에도 계속 밀고 나갔고 3개월 후에 대회를 출전했다. 그리고 내 첫 800파운드 데드리프트와 1,100파운드 스쿼트를 성공하였다. 기적적으로 이번에도 짧은 휴식을 취하고 나니, 대회에 나갈 수 있을 만큼 충분히 회복되었고 다시 한 번 대회를 나갈 수 있었던 것이다.

장애물 달리기에서 입은 부상 뒤, 1년 정도 허리는 별문제가 없는 것 같았고, 별다른 통증이나 다른 문제들도 없었다. 마치 완전히 회복된 것 같아 다가올 대회 시즌을 위해 몸을 최상의 상태로 만들기 위해 노력하였다. 강도 높은 훈련을 지속했지만, 대회를 앞두었을 때 하는 대회 대비용 훈련 계획과는 달리 순수하게 스트렝스에만 집중하는 훈련을 몇 개월 동안 하였다. 생각해 보면 이 기간이 아마도 허리 통증 감각을 떨어뜨려 주고 어느 정도 회복시켰던 것 같다. 하지만 불행히도 나의 척추의 나쁜 건강 상태와 전반적인 움직임 패턴은 이 기간이 가져다준 모든 좋은 효과를 없앴던 것 같다.

운빨이 떨어지기 시작하다

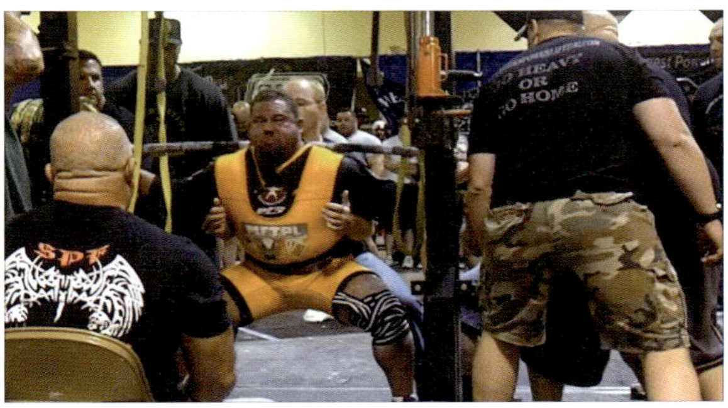

올-타임 월드 레코드 1,185파운드 스쿼트

2011년. 나의 두 번째 올-타임 월드 레코드 스쿼트인 1,185파운드를 기록하는 동안, '허리가 스티킹 포인트의 중간 지점을 넘어갔구나'라고 생각했다. 그 막대한 중량인 1,185파운드를 들었기 때문이다(파워리프팅 역사상 275파운드 이하의 체중에서 가장 무거운 중량을 든 것이다). 그다음에 온 것은 통증의 폭풍우였고, 왼쪽 다리를 타고 내려오는 약해진 감각은 리프팅을 하는 도중 완전히 작동을 멈추게 하였다. 나는 내가 할 수 있는 한 최대한의 노력을 기울여 간신히 리프팅을 마칠 수 있었다. 하지만 그 대가를 치러야 했고, 그중 일부는 즉각적으로 일어났다. 나는 왼쪽 다리를 질질 끌어 플랫폼에서 나올 수 있었다. 그리고 이 상황에 대해서 침묵을 지켰고, 대회를 마무리하고 우승 상금을 챙겼다. 이날을 기점으로 더 이상 회복할 수 없었다.

반성하자면, 내가 저지른 큰 실수는 대회와 대회 사이에 몸을 회복시키고 적응시키기 위한 충분한 휴식 시간을 가지지 않은 것이다. 누적된 허리 문제를 제대로 해결하지 못한 채 끊임없이 내달렸다. 내 통증 문제가 눈덩이처럼 불어나게 내버려 두었던 것이다. 지금 젊은 리프터들에게 추천하는 것은 대회는 일 년에 두 번 정도만 치르라는 것이다. 나는 이 점을 혹독한 대가를 치르고 배웠다.

허리가 더 나빠짐. 부서진 허리

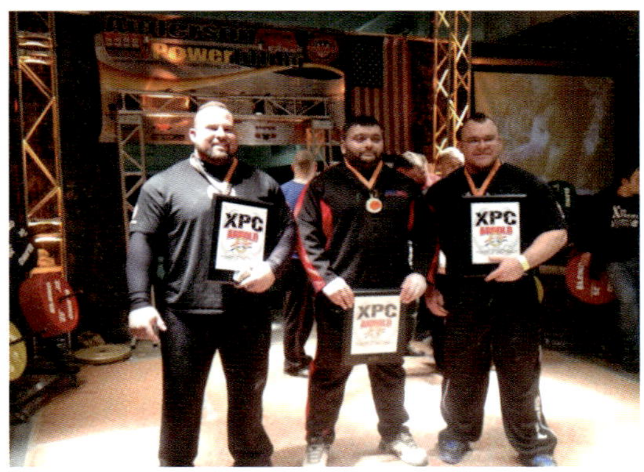

2013년. 약 18개월 전, 3월에 열린 XPC 아놀드 클래식을 마치고 나서, 이 대회에서 종합 2위를 하고 2012년부터의 타이틀을 유지하지 못했다. 아놀드 클래식에서 2년째 연속으로, 하루가 끝날 쯤에야 겨우겨우 바벨로 걸어가서 셋업을 하고 그립을 쥘 수 있었다. 뭔가 바뀌어야 했다.

대회를 치르는 날, 시작은 완벽했다. 내 몸은 탄탄했고 잘 움직였다. 동작이 딱딱 맞고 빠르게 움직일 수 있었다. 정신적으로 (고맙게도) 잘 준비되어 있었다. 하지만 대회가 시작되기 직전 연습실에서 마지막 준비운동을 할 때 허리 통증이 험악한 얼굴을 드러냈다. 975파운드를 들어 올렸을 때, 허리에서 '퍽' 하는 소리가 들리는 듯했고, 그 뒤 요추와 왼쪽 엉덩이까지 정신을 차리기 힘든 통증이 느껴지더니 그 통증은 왼쪽 다리와 발까지 뻗어 갔다.

나는 기초적인 척추 생체역학 지식을 망각한 채, 멍청이들이나 할 만한 일을 했다. 그 자리에 엎드려 주변의 모든 사람들을 등 위에 올려 '퍽 튀어나온 그것을 다시 집어넣으려고' 했다. 물론 이는 상황을 훨씬 더 악화시켰고, 그 부위를 심각하게 자극하고 민감하게 만들어 통증을 참을 수 없게 만들었다.

나는 터프함, 어리석음, 정신력, 그리고 승부욕만 가지고 그 대회를 절룩이며 치렀다. 사실 대회 내내 절뚝거렸다는 것은 순화된 표현이다. 데드리프트를 위해 세팅을 하고 바벨에 손을 뻗는 것이 내가 할 수 있는 전부였고, 바벨을 잡고 315파운드만을 들어 올릴 수 있었다(15살 때 들었던 무게). 어떻게 된 일인지 경쟁의 효과로 700파운드 대까지 들긴 했지만 우승할 수 있는 숫자인 804파운드는 실패하였다. 그리고 마지막 순간에 터져 나온 지나친 야망은 값진 대가를 치르게 될 것이었다.

내가 대회에 참석하는 것 자체가 힘들고 무모하며 거의 불가능한 일이었다. 파워리프팅 대회들은 엄청나게 힘든 고중량의 스쿼트, 벤치 프레스를 각 3회씩 한 뒤 데드리프트를 한다. 이 세 종류의 리프팅을 모두 합산해야 경기 결과가 나온다. "파워리프팅 대회는 바벨을 땅에서 뽑을 때 시작된다"라는 말은 모든 훌륭한 리프터들이 흔히 하는 말이다

이 기간 동안, 나는 이미 엄청난 양의 진통제와 소염제, 신경 차단술, 후관절 주사, 경막외 주사와 멍청함과 고집이 내 머리와 몸에 가득 차 있었다. 그때는 "이제 다른 방법은 없어. 나는 대회를 치를 거야!"라는 생각뿐이었다.

나는 그 대회에서 갈림길에 서 있었다. 나의 몸, 특히 허리 때문에 스스로 실망감에 빠져 있었다. 부상은 리프팅을 방해했을 뿐만 아니라 과거처럼 제대로 대회 준비를 하지 못하게 했다. 내 능력과 지식 기반 안에서 할 수 있는 모든 것을 다 했으나 여전히 아팠고 데드리프트 능력이 빠르게 퇴보하고 있는 것은 말할 필요도 없었다. 말 그대로 내가 할 수 있는 모든 것을 다 했다. 모든 것을. 하지만 그럼에도 불구하고 (그 중 약물과 카페인, 그리고 에너지 드링크 들의 조합은 결국 신장결석을 일으켜 병원 신세를 져야 했다) 그것만으로는 충분하지 않았고, 결국 절박함의 '위험 지대'에 접근하고 있었다.

10년 이상 275파운드 아래의 체중으로 1,000~1,200파운드 스쿼트를 해 왔고, 공식적으로 50회 이상의 1,000파운드 스쿼트, 800파운드 데드리프트를 해 온 내 몸, 특히 척추는 그 대가를 치르고 있었다. 수년간 가지고 있던 나쁜 움직임 패턴은 부하 아래에서 자세를 느슨하게 만들었고 적절한 강성stiffness 없이 에너지가 새어 나가게 하였으며, 부적절한 스트렝스 프로그레션과 '내려놓는' 시간의 부족은 결국 짐이 되었다. 그리고 내 몸이 처지고 제 기능을 못하면서 나의 정신도 그 차례가 되었다. 나는 육체적으로 피폐해졌을 뿐만 아니라 정신적으로나 감정 역시 우울감에 빠졌고 지쳐 버렸다. 바보가 된 기분이었다. 허리가 부러졌을 뿐만 아니라 마음도 상처투성이었다. 나는 스스로를 잃고 모든 것을 내팽개쳐 버렸다. 나를 앞으로 나아가게 하고 성공에 집중시켜 주었던 터널 비전은 삶의 많은 '주변적' 측면을 희생시켰다. 나의 부상은 내가 하루에 할 수 있는 훈련량을 급격히 감소시켰고, 무기력해질수록 통증은 더 깊어졌으며, 점점 무능해졌다. 나는 건강하지 않았고, 과체중이었으며(내가 아무리 '파워'를 위해서라고 변명해도) 매일의 통증에 진저리가 났다.

통증에 대한 해결책을 찾는 동안의 터널 비전은 가까운 이들과 아내에게는 끔찍한 남편, 친구가 되게 하였다. 나는 일주일에 3일, 편도 한 시간씩 운전을 하여 훈련을 하고 있었다. 여기에 훈련 2~4시간, 교통체증, 그리고 그 후의 식사 시간까지 포함하여 때로는 6시간 이상 집에서 자리를 비우곤 했다. 가정에서의 부재, 그리고 곁에 있을 때 나의 끔찍한 태도의 조합은 최악이었다.

물론, 지금은 내가 그때 어떤 일에도 아무 도움이 되지 않았다는 것을 정확히 알고 있다. 2012년 나는 서 있는 것만으로도 통증이 있어 사람들의 모임에도 가고 싶어 하지 않았다. 끊임없는 허리와 다리의 통증으로 부부관계를 갖기 싫어했고 뚱뚱하고 게으른 사람의 대명사가 되고 있다는 것을 느꼈다. 정신적으로나 육체적으로 은둔하며 지내는 삶이 걷잡을 수 없을 정도가 되어 갔고, 아내 리아는 그때의 상황을 다음과 같이 말했다. "당신은 행복해 보이지 않았고 고통스러워하는 당신 곁에 있기 힘든 시간이었어요."

안식을 찾아 나서다

나는 통증을 줄이기 위해 내가 아는 모든 종류의 방법들을 사용해 보았다. 휴식을 취해 보기도 하고 대퇴와 햄스트링을 풀기 위해 스트레칭과 폼롤링을 엄청나게도 해 보았다. 심지어 코어를 위해 중량을 적용한 싯업과 리버스 하이퍼도 해 보

았으나 통증이 더욱 커질 뿐이었다. 하루 종일 복대를 착용해 보기도 하고 (어이없게도) 몸무게도 감량해 보았지만, 매우 약간 좋아질 뿐이고 일시적인 효과뿐이었다. 사실, 나는 여전히 프레드니손 같은 소염제를 복용하고 있었는데 이런 약들은 일시적인 진통 효과만을 줄 뿐이었다. 이런 약이 얼마나 인체에 해로운 영향을 미치는지는 다들 잘 알고 있을 것이다. 게다가 이런 종류의 해결책들은 단지 단기적으로 통증을 가릴 뿐이다.

리버스 하이퍼 운동에 대한 맥길 박사의 한마디: 리버스 하이퍼Reverse Hyper는 많은 선수들의 프로그램 일부로 사용되고 있는데, 어떤 이들에게는 부상 메커니즘을 형성할 수 있는 운동이다. 그러므로 몇몇 사람들에게는 사랑받기도 하지만 다른 이들에게는 미움을 받는 운동이다. 이러한 운동이 리프팅에 도움이 되는지 해가 되는지에는 여러 변수들이 있다. 이러한 변수에는 리프팅 기술, 훈련량, 프로그래밍, 해부학적 문제, 이전 부상 경력 등이 포함된다.

나는 절박한 마음으로 통증 관리 전문의인 클라우디오 빈센트Claudio Vincenty를 찾아갔다. 그는 그 분야에서 유명하였고 여러 종류의 허리 문제들을 치료하고 있었다. 그는 나의 이야기를 듣고 허리 영상들을 훑어보고는 경막외 및 후관절 주사 치료를 하기로 결정하였다. 그는 그 어떤 진통제도 억지로 먹이려고 하지 않았고 심지어 아예 먹지 않기도 하였다. 많은 사람들이 이러한 주사 치료는 일시적인 효과를 낼 뿐이며 많이 할수록 그 효과가 떨어진다는 사실을 알고 있을 것이다. 내게도 정확히 이런 일이 벌어졌다. 일시적인 평화를 얻었지만 그 이상은 아무것도 얻지 못했다. 처음이자 가장 오래 효과가 지속되었던 코르티코스테로이드 주사는 약 3주간의 효과가 있었고, 그 후 사라졌다. 그다음 시술에서는 1주일 동안만 통증이 완화가 되었고 그 뒤에 이어진 주사 치료로는 아무 효과를 보지 못했다. 나는 한 대회를 준비 중이었는데, 시간을 내어 나와 대화를 나누고 내 상태를 살펴봐 주며 최선을 다해준 그의 정성에 감사할 따름이었다.

통증 원인 해결: 문제는 내가 구조적인 문제를 다루지 않았다는 사실과 내 움직임 패턴들이 통증을 악화시키게 내버려 두었다는 것이다. 나쁜 움직임은 약의 효과를 더 빨리 닳아 없앨 뿐만 아니라, 약의 진통 효과는 근본 원인을 가려, 내 척추의 '문제 부위'에 더 큰 스트레스를 가져다줄 뿐이다. 약효가 떨어졌을 때 더 나빠진 이유가 있었다. 결국 더 나빠질 뿐이었다.

빈센트 박사는 매우 전문적이었고 내 최고 관심사에 대해서도 염두에 두고 있었다. 연이은 주사 치료의 효과가 조금씩 줄어들기 시작하면서 2013년 나는 수술 의뢰서를 받기 위해 그를 찾아갔다. 이때만 해도 나는 수술이 마지막 남은 선택사항 중 하나라고 믿었다. 놀랍게도 그는 가능하다면 수술을 피하라고 제안하였다. 그는 척추, 근육층과 신경 들은 한 번 손대면 결코 이전과는 같지 않아지며 수술이 또한 약속된 결과를 보장하지 않을 것이라고 설명하였다. 다르게 말하자면, 수술은 본질적으로 도박과 같은 짓이라는 것이다. 그가 나에게 "하나님이 의도하신 것을 열어 놓지 말라"고 말했던 것이 똑똑히 기억난다. 그의 말을 듣고 잠시 생각하는 시간을 가졌지만 모든 증후들이 수술을 가리키고 있었다. 문제는 진행되고 있었고 다른 가능한 옵션을 찾을 수 없었기 때문에, 나는 수술만이 유일한 해결책이라고 생각했다. 그리고 결정했다. 수술을 받고 통증도 없애고 만사가 잘될 것이라고.

아무 방향도 제시해 주지 못한 여러 외과의사들과의 일련의 약속들로 육체적, 정신적으로 무너져 버린 그 주차장 사건 이후, 운명이 개입하였다. 당시 내가 훈련을 담당해 온 다양한 고객들에게 내 허리 문제에 대해서 털어놓았는데, 어느 날 리차드 브라운이라는 이름의 고객이 엘리트 선수들과 자주 함께 일했던 캐나다의 척추 전문가와 연락을 해 보자고 제안했다. 이 시점에서, 더 이상 나빠질 게 뭐가 있냐고 생각했고 잃을 것이 없는 상태에서, 나는 손을 내밀기로 결심했다.

앞서 이야기했듯, 이 시기는 평생에 가장 힘든 시기 중 하나였다. 내 삶은 뿌옇게 흐려져 있었다. 나는 리프팅에 완전히 사로잡혀 있었고 내 삶은 모든 면에서 이 스포츠를 중심으로 돌아가고 있었다. 처음 내 허리에 심각한 문제가 있다고 깨닫기 시작했을 때, 나는 이 문제가 간단한 방법으로 쉽게 해결할 수 있고, 치유되며, 훈련과 경쟁으로 돌아갈 수 있는 정도의 문제였으면 하는 바람이 있었다.

이때 나의 상태는 리프팅하는 동안만 가끔 허리가 아프던 것에서, 훈련 내내 피할 수 없는 통증이 있고 체육관 밖의 일상에서도 괴롭히는 수준으로 발전했다. 좋은 순간은 없고 전환점이 조만간 찾아오길 기도할 뿐이었다.

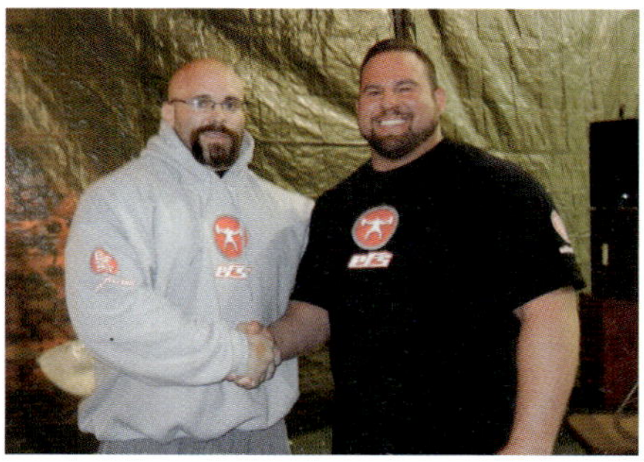

미소는 당신이 연단에 오르기 위해 거쳤던 이야기들에 대한 진실을 말해 주진 않는다. 2012년 이 사진은 종합 우승을 차지한 이후에 찍은 것이지만, 나는 이를 이루기 위해 많은 대가를 지불해야 했다. 당시 믿을 수 없을 정도로 고통스러웠지만 승리는 이를 가라앉히는 데 도움이 되었다. 그저 그 짧은 순간에만.

내게 맥길 박사에게 연락하라고 제안해 준 리처드 브라운에게 감사를 표한다. 인터넷으로 그에 대해 조사를 하고 의학 분야의 내 담당자들에게 의견을 구한 후, 나는 터널 끝에서 희미한 희망의 불빛을 보았고, 아마도 그가 내 구원자가 될지도 모른다고 생각했다. 나의 조사에 따르면 그는 운동의 세계에서 허리 전문가로 알려져 있었다. 다른 사람들은 그가 진짜 전문가라고 알려주었다. 캐나다의 파워리프팅 선수 셰인 처치 Shane Church가 "그가 너를 고쳐 줄 거야"라고 딱 잘라 내게 말해 준 것이 기억난다. 그래서 적어도 그가 나에게 약간의 통찰력을 줄 수 있기를 바라며 그의 대학 사무실에 전화를 걸었다. 이 첫 연락에서부터 시작되는 모든 것을 당시의 나는 짐작조차 못했다.

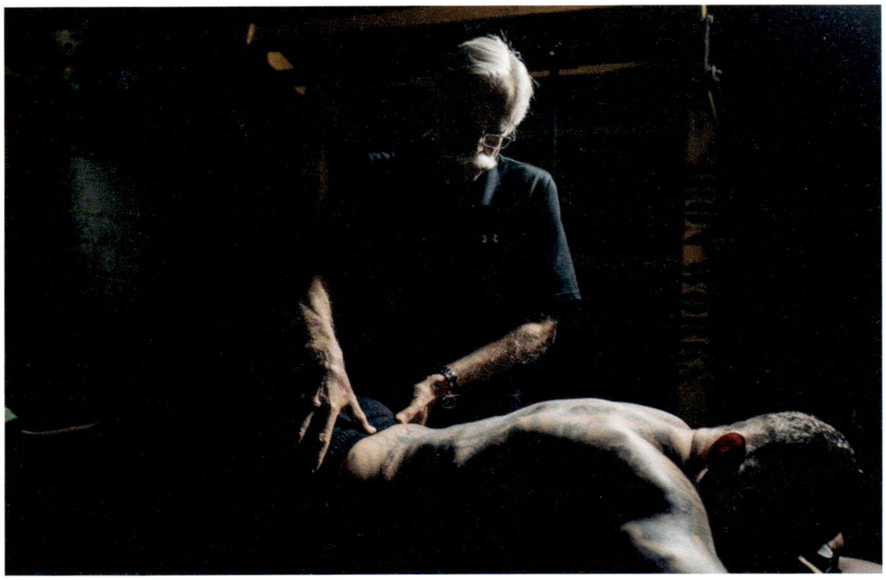

CHAPTER 4
회복: 한 선수와 한 교수의 만남

맥길 박사

워털루 대학 사무실에 전화벨이 울렸다. 플로리다에서 브라이언이 전화를 건 것이다. 나는 매일 내가 담당할 수 있는 것보다 훨씬 더 많은 허리 문제로 고통받는 사람들의 요청을 받지만, 브라이언은 존경스럽고 똑똑하고 진실한 사람이었기 때문에 그와 만나기로 했다. 나는 종종 '저명인사' 환자들과 만나기 전에 구글을 통해 내가 어떻게 변화를 만들 수 있을지 알기 위해 그들의 배경을 조사하고 틀을 잡는다. 나의 환자 진단은 그들을 보는 순간부터 시작된다. 그들이 어떻게 걷고, 앉고, 일어서고, 악수를 하고, 말하는지를 확인한다. 그 선수를 재빨리 '읽어' 보려고 노력한다. 그들의 정신 상태, 성격 유형, 학습 스타일, 그리고 움직임 패턴은 무엇인지 확인하려는 것이다. 그러고 나서, 우리는 그들이 가진 통증의 성격을 규정하기 위해 그들의 일상 루틴과 훈련 프로그램을 분석하기 위해 인터뷰를 시작한다. 나는 환자가 스스로 말하도록 간섭 없이 내버려둔다. 이를 통해 그들에 대해서 제대로 알게 되고, 왜 그들의 허리 문제를 다른 임상의들이 해결하지 못했는지에 대한 단서를 얻는다. 진료실에서의 과정을 마치면 실험실로 향한다. 이곳은 그들의 통증이 발생하는 정확한 유발 요인을 정의하기 위한 통증 유발 테스트를 철저히 수행하는 공간이다. 통증을 유발하는 움직임, 자세, 하중을 찾기 시작하고 통증 메커니즘을 식별하기 위해 특정 조직에 의도적으로 스트레스를 가한다. 이 방법을 이용하면 통증의 주범인 특정 척추체, 신경, 후관절, 천장관절, 인대, 근육 등을 분리하여 찾을 수 있다. 다음으로, 고통을 즉시 줄여 주는 자세를 찾기 위해 다양한 자세와 근육 활성화 패턴을 실험한다. 이를 통해 임상의로서 환자 개개인에게 있는 고유한 통증의 원인과 증상 모두를 정확하게 찾아낼 수 있다. 예를 들어 통증이 특정 부하에서의 유압 변수 때문에 변하는 디스크 돌출로 인한 것이라고 판단한 경우, 해당 압력을 반전시키고 통증을 약화시키기 위해 의도적으로 다른 유형의 부하를 만드는 것이다. 만약 증상이 즉시 해소되면 통증 메커니즘이 확인된다. 나는 환자 검사의 일환으로 수행되는 신체 평가, 스트레스 부하 테스트, 통증 유발 검사들을 강력하게 신뢰하고 있다. 일부 의사와 외과 전문의들은 요통의 원인을 밝히기 위해 오직 MRI, CT, X-Ray 영상에만 의존하는데, 이는 큰 실수이다. 우리의 진단 과정은 수많은 실험실 테스트를 하는 것과 같다. 이러한 유형의 과실은 자동차 정비공이 자동차 내부의 사진만을 검토하고 자동차가 작동하지 않는 원인을 일일이 검사하거나 시동조차 켜지 않고 찾아내는 것과 유사한 것이다. 물론, 우리 역시 의료 영상을 검토하는 데 많은 노력을 들이지만, 환자 평가 후에야 가능한 것이다. 예를 들어, MRI는 상처와 흉터조직들을 모두 보여 준다. 즉, 영상을 해석하려면 영상에서 보이는 특징이 통증에 기여하는 특징인지 아니면 단순히 긁히고 상처입은 오래된 부상에서 오는 것인지를 해석하기 위해 환자 평가의 맥락이 필요하다. 이러한 과정에 대한 전체에 대한 설명에 관심이 있는 독자들은 나의 임상 텍스트인 『허리 장애 진단과 치료』를 참고하길 바란다.

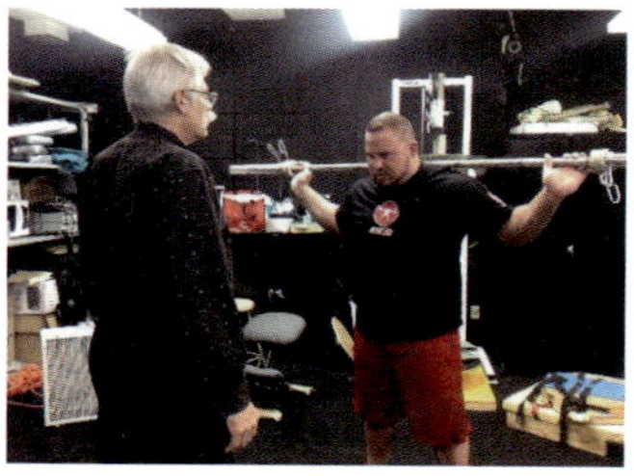

처음 브라이언에게 통증 유발 평가들을 해 보는 중, 브라이언은 좌절감에 빠져 자신의 일상적인 활동들이 부상을 더 자극하고 있다는 사실을 깨닫지 못하는 듯 보였다. 그가 설명하고 또 내 앞에서 보여 준 움직임 패턴들(또는 패턴 부족)은 분명 그의 척추에 부하를 가하여 끊임없는 통증을 만들고 있었다. 솔직히 말해, 그는 스스로에게 넌더리를 내며 거의 고의적으로 불편하고 지나친 부하를 가하면서 벌을 주고 있는 것 같았다. 유발 테스트와 의료 영상(MRI 스캔 등), 그리고 인터뷰 과정을 통해 그의 척추가 모든 종류의 구부러짐 부하$_{\text{bending}}$와 압박 부하에도 내성이 부족함을 알 수 있었다. 조직 손상은 꽤 심각했다. 지금껏 봐 온 케이스 중 가장 끔찍한 골절들 중 하나였다. 그가 어떻게 지금까지 경기에 출전하고 훈련해 왔는지 이해하기 힘들 정도였다.

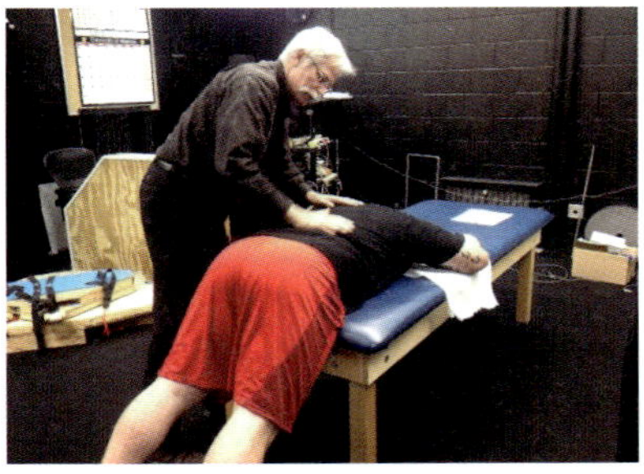

통증 메커니즘 평가에 따라, 운동 관련 패턴을 평가하는 쪽으로 넘어갔다. 빈 바벨을 사용하여 그의 리프팅 폼을 관찰해 보니 많은 결점들이 드러났다. 먼저, 그는 필수적인 '리프터의 웨지$_{\text{wedge}}$'를 만들지 못했다. 이는 신체가 중량을 당기기 위해 필요한 잠금$_{\text{locked in}}$과 강성을 높이는 세팅이다. 혹시나 바벨이 너무 가벼워서 브라이언이 제대로 된 폼을 사용하지 않았나 싶어 다시 해 보라고 요청했다. 그는 더욱 진지하게 웨지를 만들려고 하였다. 다시 확인해 보니 그저 웨지를 하지 못하는 것으로 판명되었다. 이 선수가 내가 미리 조사한 그 선수라고 생각하기 힘들 정도였다. 통증은 끔찍한 도둑이다. 여기에는 분명 뛰어난 재능을 가진 선수가 있는데, 그의 부상에 대한 보상 작용은 그의 리프팅 폼을 망가뜨렸다.

비록 그가 약해져 있고 그를 너무 강하게 밀어붙이고 싶지 않았지만, 나는 세션을 계속했고 나머지 시간은 그의 척추를 안정화시키기 위해 체간을 단단하게 잠그고, 바벨을 구부릴 듯이 강하게 잡으며, 바닥을 꽉 잡으라고 요청하는 등 코칭하는 데 집중하기로 했다.

임상 노트 요약(최대한 요약): 브라이언 캐롤 평가. 2013년 5월 1일

환자가 보고한 통증 유발 요인: 척추 움직임, 일상의 움직임에도 통증이 발생함.

증상: 허리 통증과 왼발의 풋 드롭$_{\text{foot drop}}$.

통증 유발 요인 검사: 전단 부하$_{\text{shear load}}$는 L3, L4, L5 수준에서 통증을 유발하며, 신전근에 강성을 만들면 통증이 줄어든다. 레그 레이즈$_{\text{leg raise}}$ 시 허리 통증 발생, 허리 커브의 중립은 동반되지 않음.

고관절, 천장관절에 의해 유발되는 통증은 없음.

디스크 돌출 진공화 자세$_{\text{disc bulge vacuum posture}}$(복와위 신전 견인)에서 통증 감소.

고관절 역학: 딥 스쿼트에서 고관절이 관골구와 부딪혀 골반을 밀어내어 척추를 굴곡시킴. 허리 통증과 방사통이 생김.

고관절과 경추에 플로싱 기법을 적용하면 통증이 줄어듦.

선 자세 신전+좌측 회전은 좌측 전면으로 연관통을 발생.

엉덩이 부위 통증은 선 자세 스트록 스탠스$_{\text{standing stork stance}}$에서 줄어듦.

T12-L1 및 L5-S1에서 육안으로 척추 경첩$_{\text{spinal hinge}}$들이 보임.

장골 수기 압박은 증상들을 줄여 준다.

좌골 신경 긴장은 양쪽 다 있으나, 오른쪽이 더 심함: 경추 굴곡 시 더 악화됨. 좌골 신경 플로싱 시에 증상이 줄어듦.

신경은 움직임이 보이지만, 끈적끈적하게 끌리는 것으로 보인다.

의료 영상 결과: 천골 상부 종판에서의 상당한 골절, L5 척추체는 찌그러져 있음. L4/L5 및 L5/S1 디스크는 납작해져 있고 후방으로 넓게 돌출이 보임. 척추체와 인접한 디스크들에서 부종이 보임. 척추의 나머지 부분들에서는 주목할 만한 것이 보이지 않음.

CHAPTER 4

브라이언

지금까지 많은 의사들과의 만남과 실망감들에 대해 진저리가 날 만큼 났지만, 맥길 박사와의 이번 만남에 대해서는 뭔가 다른 느낌이 들었다. 그와의 만남 전, 변화를 위해 참았던 분노와 닫힌 마음을 열어야겠다고 결심하였다. 나는 뚱뚱했고, 엉성해졌으며, 우울했고, 삶에 대한 열정을 잃어버린 상태였다. 자존심을 내세우지 않고 믿을 만한 조언을 받아들여야 할 때였고 내면의 통제력이 절실할 때였다. 나는 스스로 고치려 하지 않았고 그 사실도 알고 있었다. 변화를 위해서는 노력이 필요하다. 비록 불안감에 휩싸여 있었지만 이제 변화를 간절히 원하고 있었고, 프로그램에 100% 전념하고 내 삶을 되찾을 준비가 되어 있었다. 이 만남이 내가 기도했던 돌파구가 될 수 있을까? 우리는 잭슨빌에서 비행기를 타고 희망이 가득 찬 캐나다로 날아갔다.

캐나다의 아름다운 5월 약속한 날 아침, 맥길 박사가 워털루 대학의 응용 건강 과학 시설에 오길 기다리며 나는 리아에게 조심스럽게 낙관적인 이야기를 되풀이했다. 나는 이번 여행에서 좋은 느낌을 받았지만 여전히 내 미래에 대해서는 불확실했다. 지금까지 나는 여러 가지 조사를 했고, 맥길 박사의 일에 대해서도 매우 익숙하게 생각했지만, 그의 사무실에 발을 들여놓으면서 무엇을 기대해야 할지에 대해서는 여전히 확신이 서지 않았다.

운명적인 만남들이 그러하듯, 나는 맥길 박사를 만나자마자 그와 연결됨이 느껴졌고 서로를 이해하고 있다는 느낌이 들었다. 그는 내 말을 잘 들어줬고, 내 몸과 부상에 대해 말했던 모든 것들을 고려한 최적화된 회복 프로그램을 따르기로 결정했다. 이전에는 그 누구도 그와 같이 내 말을 들어준 사람이 없었다. 운동을 해 본 사람인 맥길 박사는 내가 가지고 있는 운동선수로서의 상황을 이해했다. 그와의 첫 만남에서 내가 느낀 유일한 좌절감은 나의 훈련과 생활 방식에서 완벽하게 피할 수 있었던 많은 결함들이 있었구나 하고 후회한 것이다! 나는 스스로 통증의 순환 고리에 빠져 있었고 내 스스로 선택한 행동에 그에 대한 책임이 있었다. 이는 분노가 기반된 깨달음이었지만, 그러한 생각은 재빨리 접어 두고 다시는 그러한 길을 걷지 않겠다고 다짐하였다. 이날부터, 나는 변할 것이라고 맹세했다!

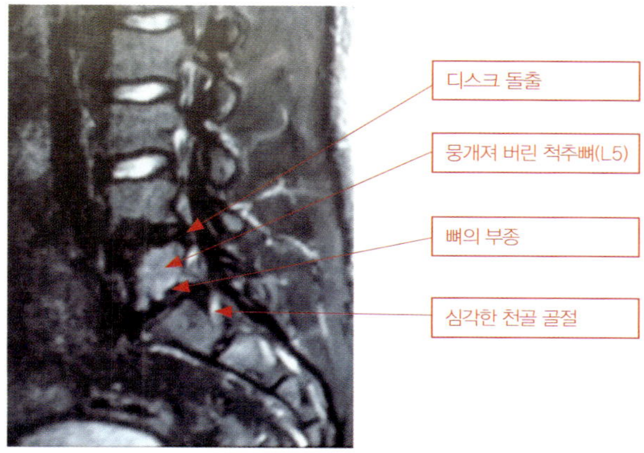

그와 내 허리 영상에 대해서 이야기를 나누고 있는데, 그는 두 척추 뼈 사이에 있는 어두운 그림자를 가리켰다. 나에게 이상하게 보이는 것이 있는지 물었다. "제 천골에 금이 가 있는 것 같습니다"라고 대답했다. 맥길 박사는 내 말이 정확하다고 말해 주었지만, 정확히 말하자면 천골이 앞뒤로 절반이 나뉘게 된 심각한 골절이라는 점을 지적하였다. 이상한 점은 두 명의 신경외과 의사, 정형외과 의사들, 그리고 여러 방사선 전문의들이 이러한 사실을 전혀 눈치 채지 못하거나 나에게 알려주지 않았다는 것이다. 유일하게 카이로 의사인 에이미 번스타인Amy Bernstein만이 뭔가 좋지 않아 보인다고 이야기해 주었다. (아마도 그녀의 사무실에는 맥길 박사의 사무실처럼 컴퓨터로 특정 영역을 확대, 명암을 조절할 수 있는 환경이 구축되지 않아서 그런 것 같다.)

내가 척추에 가한 손상은 생각했던 것보다 훨씬 심각했다. 내 부상에 대해 연구하기 위해 전에도 많은 심각한 MRI 사진들을 봤었는데, 정작 내 사진에 있는 그림자 속에 숨겨진 단서들은 간과했던 것이다. 남의 문제에 대해 결론짓고 방법을 제안하는 것은 쉽지만 본인에 대한 문제를 찾는 것은 어렵다. 내 허리에 문제가 있다는 것은 알고 있었지만, 맥길 박사가 허리 영상에서 문제되는 지점들을 알려주기 전까지는 구조적 손상이 어느 정도인지는 잘 알지 못했다.

깔끔하지 못한 구조들의 모습, 납작해진 디스크, 검은 음영들이 정상적인 구조의 영상이 아니라는 것은 알고 있었지만, 맥길 박사의 빠르고 탁월한 가르침을 받고 나서야 내 허리 문제의 심각성을 이해할 수 있었다. 그 사실을 깨닫는 순간 매우 암울한 기분이 들었다. 나는 여러 개의 뼈가 부러진 상황에서 억지로 이러한 구조들을 사용하려 했던 어리석은 과거를 지켜본 아내가 생각났다. 그때를 결코 잊지 못할 것이다. 나의 천골은 거의 반으로 조각나 있었다. 디스크에 문제가 있었다는 것은 알고 있었지만, 이는 완전 새로운 문제였다. 가장 먼저 떠오른 것은 2009년 가을, 어떻게 낙상을 당했고, 어디가 아팠고, 그 후로 통증이 어떻게 진행되었는지였다.

이야기를 계속 나누면서, 나는 낙상 사고와 선수활동만이 문제의 원인은 아니라는 것을 깨닫게 되었다. 물론 이것들이 주요한 원인들임은 분명하지만, 내가 매일 신체에 더 신경을 썼다면 허리가 이렇게 쇠약한 수준에 다다르지 않았을 것이다. 이 모든 것들에 대해 생각하고 있을 때, 맥길 박사는 내게 어깨너머에 있는 거울을 보라고 했다. 아니나 다를까, 거울 속에 비친 나는 끔찍하게 바르지 못한 자세로 의자에 앉아 있었다. 이는 분명 디스크에 더욱 손상을 일으키는 자세였다. 나는 당황하면서 재빨리 자세를 고쳐 앉아 우리가 논의했던 바른 척추 커브를 만들려고 노력했다. 문제를 자각하는 것은 습관을 고치는 첫 번째 단계이고, 나는 마침내 내 결점을 확인하고 고치게 하는 누군가를 만났다. 이 모든 훌륭한 깨달음들은 그저 그와 사무실에 앉아 대화를 나누는 것만으로 얻게 되었다!

이어진 코칭 세션 동안 솔직히 완전히 그만두었거나, 무시했거나, 해 본 적 없는 움직임들과 신체적인 단서들이 주어졌다. 나는 그 모든 것을 가능한 빨리 습득하고, 정신적으로나 육체적으로 일어난 일들을 기록하였다. 맥길 박사가 말하는 모든 것은 매우 계산적이고 정확했으며 통찰력이 느껴졌다. 이 분야에서 세계 최고라는 명성을 가진 사람이 나를 위해 기꺼이 시간을 내주었다는 사실에 매우 겸허해졌다. 솔직히 그 모든 시간에 매료되어 있었고 초현실적인 느낌이었다. 한 번도 만난 적 없었던 이 교수에게 너무나 많은 것을 배우고, 토론하고 공통적인 부분을 공유하는 것이 바로 내게 필요했던 것이었다. 나의 운동 능력과 부상을 학술적인 시각을 통해 보고, 과학적인 사실이 어떻게 나의 회복과 훈련에 득이 될 수 있는지 배우는 것은 흥미로울 뿐만 아니라, 나를 다시 정상 궤도로 되돌리는 데 필수적인 요소였다. 워털루 대학 클리닉 밖에서 맥길 박사를 기다렸을 때의 좋은 느낌의 정체는 우리가 낯선 두 사람에서 서로를 진심으로 아껴 주고 존중하는 두 사람으로 빠르게 바뀌면서 확인할 수 있었다. 비록 우리가 서로 다른 배경에서 이 문제에 대해 접근하였으나 재빨리 공통분모를 찾았고, 같은 언어를 사용하고 있다는 것을 알게 되었다. 우리의 작업은 물 흐르듯 계속되었다.

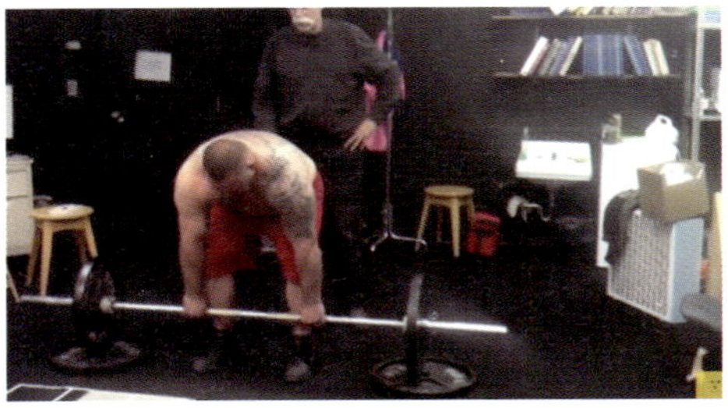

리프터의 웨지가 보이지 않았다.

맥길 박사가 내게 무중량 바벨로 데드리프트를 시켰을 때 가장 먼저 알아차린 것은 내가 리프터의 웨지lifter's wedge를 세팅하고 있지 않았다는 것이다. 나는 새끼손가락으로도 들 수 있는 45파운드짜리 바벨에서도 웨지를 잘 걸었었는데 지금은 너무 느슨하고 어설프게 바벨 세팅을 보이고 있었다. 이는 심각한 문제였다. 등을 모으지도 않고, 안티 슈러그anti-shrug 준비 자세를 취하지도 않았으며, 능형근들을 쥐어짜지도 않았고, 심지어 광배근들을 당겨 내리지도 않았다. 파워리프팅 선수로서 이러한 세팅은 모든 스쿼트, 데드리프트, 그리고 이러한 움직임과 관련된 다른 리프팅들에서 해야 할 일이다. 나는 인간에게 알려진 가장 기본적인 리프팅 신호 중 하나가 부족했다. 코어와 등/허리가 필요한 만큼 충분히 단단하지 못한 것이다. 머릿속으로는 이러한 종류의 브레이싱은 당연하다는 것을 알고 있었지만, 요통은 지난 몇 년에 걸쳐 이 중요한 요소를 제거해 버렸다. 나는 무의식적으로 좋지 않은 리프팅 폼을 스스로 익혀 왔고 통증과 싸우는 동안 스쿼트와 데드리프트는 척추를 더 손상시킬 뿐이었다. 나도 모르게 내 몸을 생존 투쟁 모드로 내몰았던 것이다. 이런 식으로 리프팅을 할 때마다 상황은 더 악화됐고, 제대로 된 자세를 취하는 게 힘들어질수록 내 몸을 속여 나쁜 자세가 옳게 느껴지는 습관을 만들었다.

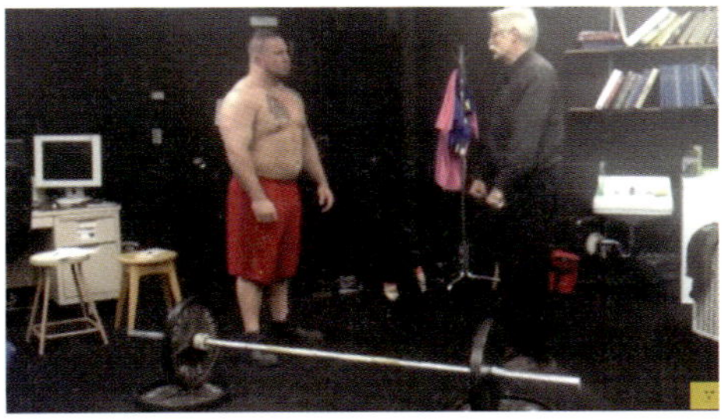

다시 천천히 초심자의 마음으로 돌아가기.

CHAPTER 4

맥길 박사의 진단과 코칭을 받고 거기에 집중을 하고 나니, 그의 단순 명쾌함에 자조 섞인 웃음이 나왔다. 왜 나는 지금까지 이렇게 명백한 해결법을 놓치고 있었을까? 높은 수준의 선수들이 몸에 배인 움직임들에 너무 익숙해져 자신들의 스포츠에 필요한 기본적인 폼을 잊는다고 때때로 생각한다. 오래된 격언에 경기를 위해 계획한 방식대로 연습해야 한다는 말이 있는데 정말로 그러하다. 만약 가벼운 부하에 대한 적절한 준비와 세팅을 갖출 수 없다면, 기록을 깨기 위해 경기장에 올라섰을 때 마법처럼 좋은 자세가 나올 리 없다. 나는 다시는 어떤 일에서든 소홀히 하거나, 긴장을 풀거나, 혹은 느슨하게 하지 않겠다고 맹세했다. 어떤 중량을 사용하든, 체육관에서든, 경기장에서든, 혹은 쓰레기를 버리든 간에 모든 리프팅에 의도와 의미를 가지고 접근할 것이다. 이는 육체적인 부분뿐만 아니라 정신적인 부분에서도 기존의 접근 방식에서 180도 전환되어야 하는 것이다. 맥길 박사는 나를 돌보기 시작했고 척추를 자극하지 않고 어떻게 움직이고, 앉고, 서야 하는지 다시 교육시키기 위해 심지어 트릭을 쓰기도 했다. (내가 어떻게 움직이는지 보기 위해 바닥에서 무언가를 들어 올릴 때 주의를 분산시켰다.) 돌이켜 보면, 올바른 움직임을 배우고 통증 유발을 피하는 법을 배우는 것은 진정한 전문가의 지도에 따르니 생각할 필요 없이 간단한 일이었다.

가장 충격적인 발견들 중 하나는 맥길 박사의 사무실을 나설 때 내 허리가 여기 도착했을 때보다 훨씬 나아졌다는 것이 느껴진 것이다. 단지 4시간 동안만 움직임을 재조정하고 신중하게 신체적인 상태를 조정함으로써, 나의 통증은 이미 눈에 띄게 줄었다! 나는 그의 컨설팅에서 받은 것을 한시라도 빨리 내 일상생활에 적용하고 싶었고, 여기서부터 상황이 계속 개선될 것이라고 확신했다. 맥길 박사의 도움으로, 나는 마침내 내가 그토록 간절히 찾던 회복의 길을 가게 되었다! 난 해방감을 느끼고 힘이 가득 차오르는 것을 느꼈다! 이제 과거로 돌아가지 않을 것이다.

SECTION ONE

CHAPTER 5
부상에 대한 설명

맥길: 티핑 포인트(급변점)

파워리프팅과 스트롱맨 경기는 다른 스포츠들과 달리 신체적인 능력을 벼랑까지 몰아붙인다. 경쟁에 필요한 노력을 최대한으로 발휘하기 위해선 인체의 자연적인 보호기전을 누그러뜨릴 수밖에 없다. 이러한 종류의 스포츠들에서 선수들은 (부상 위험에 대한) 더 나은 판단은 잠시 접어 두고 삶의 어느 순간에서 보다 더 많은 부하를 몸에 싣는 것을 요구받는다. 이와 같은 신체적 티핑 포인트tipping point에 접근하게 되면서 최고의 퍼포먼스를 발휘하게 된다. 티핑 포인트를 통과하면 지지하는 신체 조직이 압박받거나 과도한 긴장으로 인해 찢어질 수 있다.

이러한 짓눌림과 찢어짐은 광범위하게 약화되는 것에서부터 잘 눈에 띄지 않는 미세한 골절에 이르기까지 다양하다. 사실, 더 많은 하중을 견디기 위한 척추를 만드는 것은 무거운 무게로 훈련함으로 인한 약간의 미세골절들이 생기는 과정이 수반될 수밖에 없다. 나는 엘리트 파워리프터들 중에서 척추에 미세골절의 흔적이 없는 사람을 본 적이 없다. 이러한 과정은 필연적이고 적응 과정의 일부이다. 요통 때문에 나를 찾아온 대부분의 리프터들은 상당한 종판 골절들이 있었고 이로 인해 하중을 견디는 능력에 심각한 손상이 있었다. 훈련 중 생기는 과부하는 척추 스트렝스를 높이는 적응을 유발하거나, 혹은 티핑 포인트를 너무 벗어나 생긴 미세골절들이 누적되어 과도한 손상이나 통증을 유발하게 되는 것이 일반적이다. 중량을 더하는 것을 언제 멈춰야 하는지, 어느 정도가 지나치게 많은 중량인지를 인식하는 것은 직관적으로 알 수 있는 것이 아닌 훈련으로 얻을 수 있는 부분이다.

이어지는 내용에서는 척추의 하중 적응 과정과 메커니즘에 대해 설명하고 이것이 훈련 주기 동안 휴식과 어떻게 관련되는지에 대해 설명할 것이다.

일반적인 부상의 과정과 패턴들

스트렝스 선수에게 가장 우려되는 부상 유발 변수는 압박 스트레스compressive stress들과 척추 굽힘 부하spine bending load들이다. 허리에 가해지는 압박 하중의 대부분은 하중을 지탱하기 위해 등허리와 체간 근육들이 수축함에서 나온다. 이는 역학적 지렛대의 기능에서 발생한다. 바벨의 부하는 요추의 전방에 가해진다. 등허리의 근육들은 바벨에 의한 굽힘 모멘트bending moment에 대항하고 지탱하기 위해 수축해야 한다. 이로 인한 압박 스트레스는 바벨의 부하력 벡터보다 척추에 더 가깝기 때문에 바벨의 하중보다 더 높은 힘을 만들어야 한다. 이러한 근육의 힘과 바벨의 하중, 그리고 상체의 질량이 척추에 가해지며 심각한 손상을 일으킬 수 있다. 이러한 모든 추가적인 요인들로 인해 척추에 가해지는 하중은 바벨의 실제 하중의 10배가 되는 경우가 많다. 예를 들어, 우리 실험실에서는 200kg 바벨을 리프팅했을 때, 척추에 가해지는 압박 부하가 2,000kg 이상 발생하는 결과를 측정하기도 하였다!

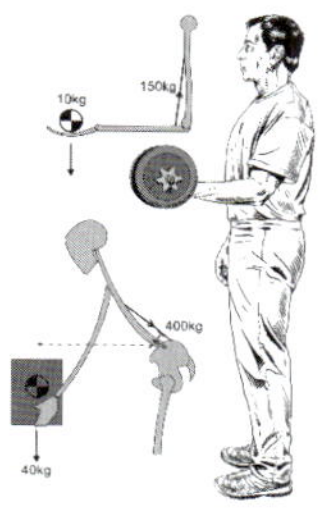

손에 10kg의 물건을 들고 있다고 생각해 보자. 여기서 발생하는 토크는 팔꿈치의 굴곡근에 의해 지지된다. 손에 가해지는 하중의 지렛대 거리는 팔꿈치 굴곡근의 지렛대 거리보다 15배 더 길다. 즉 이 근육은 들고 있는 물건 무게의 15배의 힘으로 수축한다는 의미이다. 팔꿈치 굴곡근 수축으로 인한 힘은 관절을 가로지르며 팔꿈치 관절에는 150kg의 하중이 가해진다(손의 15배). 등허리에도 이와 같은 지렛대의 원리를 적용하면, 40kg의 중량을 들 때, 등허리의 근육은 중량의 거리보다 10배 정도 뒤쪽에서 지탱하므로 400kg(중량의 10배)의 힘으로 수축을 해야 함을 의미한다. 이것은 척추에 가해지는 대부분의 척추 압박 부하가 바벨 하중을 지지하기 위해 수축되는 등허리와 몸통 근육에서 오는 이유이다. 이러한 이유에서 척추에 가해지는 압박 부하는 리프팅 자세의 영향이 큰 것이다. 이와 같은 하중 부하들은 척추의 내성 또는 하중을 지탱하는 스트렝스를 초과할 때 손상을 일으킨다.

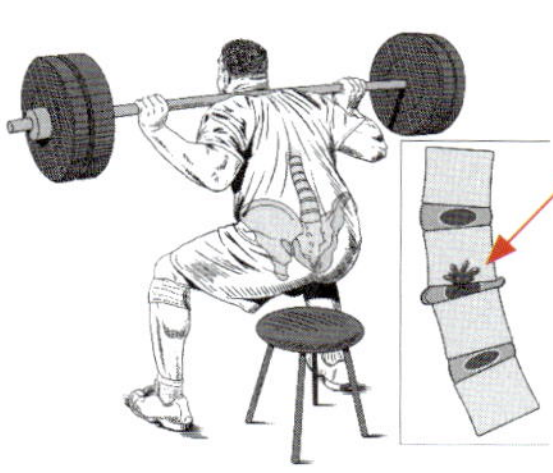

디스크의 수핵이 척추체로 뿜어져 들어가는 종판 골절.

과도한 압박부하는 디스크 종판과 그 아래 뼈의 미세골절을 일으키기 시작한다. 브라이언의 미세골절화는 시간이 지남에 따라 누적되어 큰 골절을 일으켰고 천골 상부의 종판에서부터 갈라졌다.

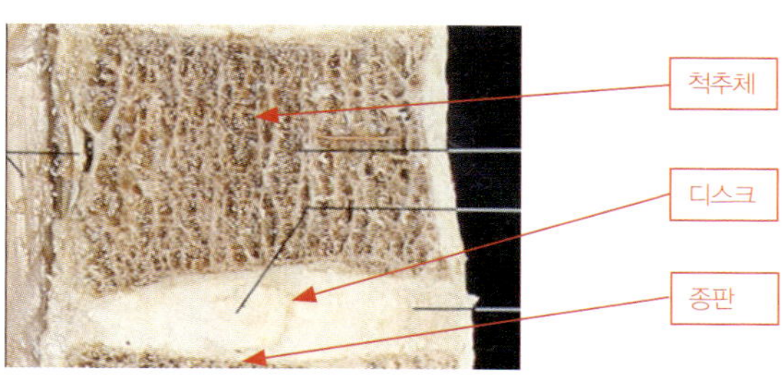

각 척추체들의 안에는 뼈로 된 많은 버팀대(strut)들이 있는데, 하중을 지지하고 중량이 구조물 전체로 전달되도록 한다. 척추뼈의 좌굴(buckling)과 붕괴를 막기 위해서는 이러한 버팀대들이 수평과 수직 방향 모두로 뻗어 있는 것이 필수적이다. 이러한 버팀대들은 척추가 무거운 하중들을 성공적으로 견딜 수 있는 능력을 결정한다. 점진적인 과부하를 유발하는 스트렝스 훈련은 이러한 버팀대를 두껍게 만들지만, 이러한 과정은 몇 년이 걸린다. 너무 공격적으로 하중 증가를 하면 선수는 티핑 포인트를 지나치게 된다. 인내심을 가지고, 충분한 휴식 기간을 포함하는 하중 주기를 적절하게 구조화해야 한다. 뼈의 성장을 촉진하고 스포츠 특성에 맞는 적응화를 장려해야 한다.

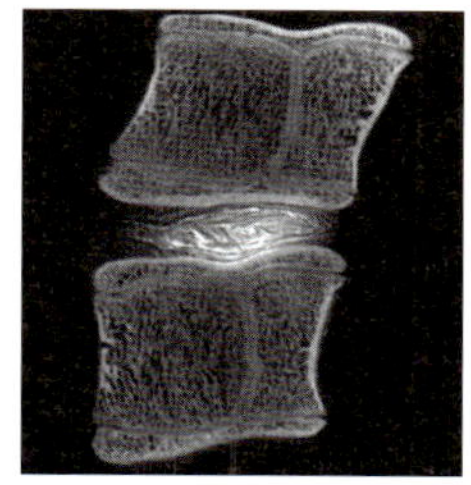

정상 척추의 모습(고해상 CT 스캔 이미지). 손상되거나 뼈가 더 두꺼워지거나 강하게 적응되지 않은 모습이다. 부상 패턴을 보여 주기 위해 어린 동물 표본을 사용하였다.

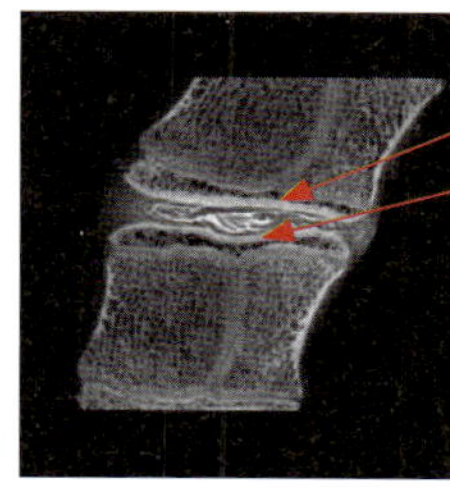

과도한 압박 부하가 가해진 후, 골절에 대한 보충작용이 동반된 종판의 손상. 이전 이미지와 비교.

이 사진은 아무런 척추 손상이 없는 사체(cadaver)에서 찍은 고해상 CT 스캔의 이미지이다(위쪽 이미지). 그리고 우리는 티핑 포인트, 또는 척추의 물리적 내성을 넘어서는 수준의 고중량 데드리프트를 모방한 하중을 가했다. 미세골절의 첫 징후는 연골성 종판(cartilage end-plate) 아래에서 뚜렷하게 나타났다. 이런 식으로 손상이 일어나면, 이 연골성 종판은 더 이상 지지대나 닻과 같은 버팀대의 기능을 제공하기 힘들게 된다. 충분한 휴식과 적절하게 설계된 주기성 훈련을 통해 연골 종판은 탄력과 단단함을 가지게 되며, 척추는 이전보다 더 많은 하중을 견딜 수 있는 능력을 가지게 된다. 그러나 적절한 휴식 시간을 취하지 않고 중량을 가하는 훈련을 너무 급격하게 적용하면 디스크 섬유륜에 가해지는 압박력의 증가로 인해 콜라겐 섬유가 찢어지고 박리 과정이 가속화되어 고통스러운 부상을 초래하게 된다. 이러한 경우, 일반적으로 추가적인 디스크 균열과 디스크 돌출이 뒤따른다. 브라이언은 성공적으로 강화 과정을 이루어 냈다!

이 이야기와 제공되는 이미지들은 어린 파워리프팅 선수들을 지도하기 위한 배경 지식을 제공한다. 두 가지 시나리오 중 하나가 발생할 수 있다. 하나는 더 강한 척추를 만들어 낸다는 긍정적인 결과이다. 다른 하나는 부상으로 끝난다는 점이다. 티핑 포인트는 개인마다 다르며, 해부학적 특성, 손상의 정도, 강화에 소요되는 휴식 시간, 유전적 특성, 그리고 행운의 정도에 영향을 받는다. 우리는 어떤 요소가 원하는 결과를 도출할 수 있는지 확인하기 위해 실험실에서 파워리프터들에게 bone callousing approach를 시도했다. 이 부분에 대해서는 나중에 더 자세히 알아보겠다.

큰 훈련 부하에서의 척추 굽힘spine bending: 나는 척추의 구부러짐, 또는 벗윙크buttwink가 일어나도 괜찮다는 주장을 하는 인터넷 포럼의 글들을 보았다. 이러한 정보는 생물학 교육을 받은 과학자들로부터 나온 것이 아니라는 것을 유념하는 것이 중요하다. 물론 신의 도움 아래 척추 구부러짐과 관련된 부상을 겪을 가능성이 적은 사람들도 있다는 점은 의심할 여지가 없다. 그러나 이러한 사람들은 예외적인 혜택을 받은 것이지 일반론에 속한 부류는 아니다. 허리의 부상 내성에 영향을 미치는 변수는 많다. 변수들에는 고관절의 해부학적 구조, 다리나 몸통 길이에 따른 지렛대, 척추의 두께, 척추의 모양, 유전적 요인, 회복 속도, 그리고 훈련 프로그레션에 대한 반응 등이 있다. 몇몇 코치들은 한두 명의 혜택받은 선수들과 함께 성공을 거둘 수도 있다. 이러한 경우는 보통 척추에 대한 학대에 가까운 훈련을 버텨 낼 수 있는 축복받은 능력을 가진 매우 운좋은 선수들이었기에 가능했을 것이다. 하지만 대부분의 경우, 그러한 방식의 훈련법은 체계적으로 높은 퍼포먼스와 내성이 높은 선수들을 배출하지 못할 것이다. 상당한 부하가 걸릴 때, 척추를 구부리는 것은 가끔은 운동 능력을 높일 수 있는 것으로 보이기도 하지만, 대개는 일시적이다. 이러한 훈련을 하는 사람들은 스트레스와 그에 수반되는 적응 과정에 대해 잘 알지 못한다. 비극적이게도, 많은 사람들이 결국 자신의 허리를 망가뜨린다. 이 불쌍한 영혼들은 마케팅에 훌륭한 재능을 가지고 우리가 제안하는 바를 무시하는 벗윙크 옹호자들의 훈련을 따르고 난 뒤, 우리에게 찾아와 왜 자신이 장애인이 되었는지 알고 싶다고 내게 찾아온다. 무지함, 조급함, 그리고 어리석은 신뢰가 그들을 비극으로 이끈 것이다.

척추의 디스크들은 고관절이 어깨 관절처럼 소켓 관절이 아니기 때문에, 어깨나 고관절과는 다른 방식으로 다뤄야 한다. 척추 디스크 형태를 만드는 바깥쪽 고리들(섬유륜)은 접착성 '기질' 물질'ground' substance들과 함께 고정되는 콜라겐 가닥들로 이루어져 있다. 동작에 적응한다는 것(즉, 척추를 구부리거나 가동성 가지는 것)은 이러한 콜라겐 기질 물질의 연화작용이 포함된다. 이러한 연화softening는 약화와 동일한 의미이기 때문에, 스트렝스 선수에게는 나쁜 영향을 미친다. 한편, 이와는 반대로 이러한 연화작용은 체조 선수들이 유연한 동작을 할 수 있게 만들어 준다. 파워리프터의 신체적 요구 사항이 체조 선수에게 요구되는 것과 상당히 다르다는 것은 그다지 놀라운 일은 아닐 것이다. 하지만 여기서 생각할 수 있는 것은 그들이 다르게 훈련해야 한다는 것이다.

압박 부하에서 디스크의 중간 코어에 있는 수핵 젤에 압력이 높아진다. 그러나 가동성 훈련(운동)에 적응된 가동성이 높은 척추가 늘어나고 휘어지게 되면, 콜라겐 섬유(섬유륜)는 결국 수핵(또는 내부 디스크)에 축적된 유압에 의해 분리되게 될 것이다. 이와는 대조적으로, 척추의 구부러짐이 수반되지 않은(즉, 좋은 자세의 파워리프팅) 높은 압박 하중을 받는 디스크는 더 단단해지고 섬유륜 분리에 대한 회복력(탄성)이 높아질 것이다. 이 사항이 스트렝스 선수에게 필요한 것이다. 대부분의 선수들은 가동성이 높은 척추와 높은 부하를 견딜 수 있는 척추 모두를 가질 수 없다. 스트렝스 선수들은 요가, 그리고 척추를 스트레칭 하는 것을 피해야 한다. 스쿼트를 할 때 벗윙크를 하는 것은 결국 대부분의 사람들에서 문제를 일으킬 것이다. 타이트함을 유지하고 '잠궈라.' 몸통을 단단하게 하고 고관절(엉덩이)로 힘을 만들어야 한다.

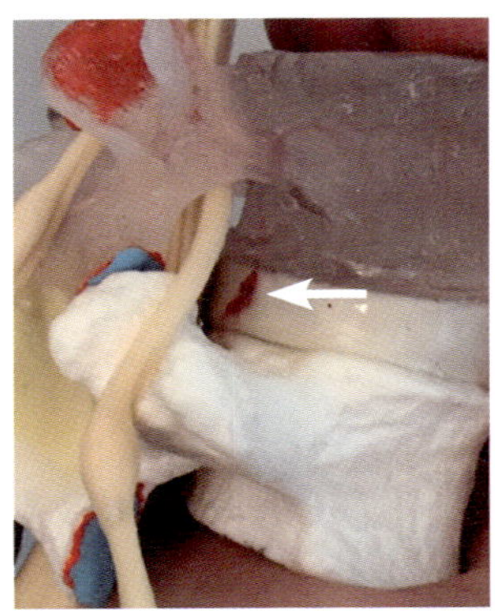

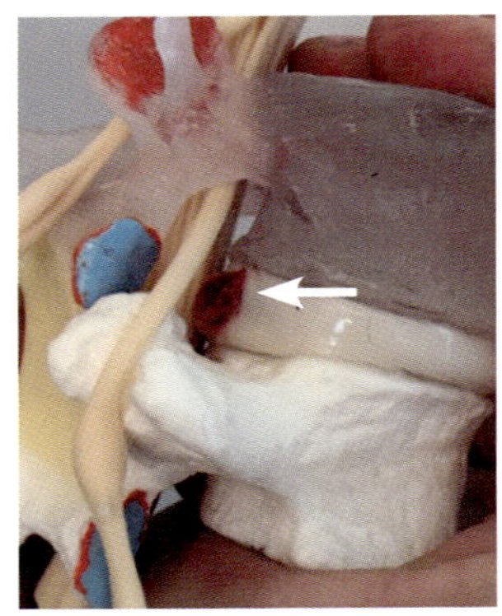

왼쪽 그림: 과도한 구부림과 압박으로 인해 디스크 후방의 섬유륜 손상이 누적되어 있다. 그러나 몸을 앞으로 구부리지만 않으면 문제가 생기진 않을 것이다.
오른쪽 그림: 척추가 압박 부하에서 굴곡될 때, 이로 인한 유압은 수핵을 뒤로 보내 눈에 띄는 돌출을 만든다.

스트렝스 선수가 이러한 상황을 피할 수 있는 방법은 있다. 척추를 중립으로 두고 리프팅 하는 것이다. 척추를 중립으로 둔다는 것은 척추를 굴곡이나 신전을 시키지 않는 것으로 유압이 디스크의 수핵 전체에 걸쳐 균일하게 발생하게 된다. 이렇게 하는 것이 부하-회복(탄력성)이 가장 높고 가장 강한 자세를 취하는 것이다. 척추를 구부리는 것 또는 라운딩 백(rounding back) 자세를 취하는 것은 수핵에 가해지는 유압이 디스크 후방으로 집중되게 한다. 오랜 시간 동안 반복적으로 이런 방식으로 리프팅 자세를 취하면, 이러한 움직임은 디스크 섬유륜의 콜라겐 섬유들을 연화시키며, 수핵 젤은 척추 굴곡과 부하로 인해 섬유륜의 균열 사이로 스며들어 디스크 돌출을 발생시킬 수 있다.

디스크 돌출 Disc bulge**:** 몇몇 임상의들은 환자들에게 디스크 돌출은 그저 노화 과정에서 일어나는 현상이라고 말한다. 이는 사실이 아니다. 일반적으로 콜라겐 층들 사이에 박리가 일어나고 결국 디스크 돌출로 이어지는 여러 가지 사건들의 조합이 있다. 예를 들어, 훈련되지 않은 척추에서 과도한 데드리프트를 하여 척추 종판에 발생한 손상(앞서 설명한)은 조만간 종판에서부터 섬유륜 층의 박리를 유발하는데, 구조들의 약화가 일어났기 때문이다. 그 뒤 압박 부하 아래에 더 많은 척추 구부림은 콜라겐 층 박리를 심화시킨다. 결국, 수핵 물질이 바깥으로 분출되어 염증이 일어나고 신경을 자극하거나 또는 직접적으로 신경근을 압박하여 찌르는 듯한 통증을 유발한다. 따라서 디스크 돌출은 잘못된 훈련으로 인해 발생하는 것이다! 이러한 연속 작용을 피하는 방법은 24시간 척추 구부림을 줄이고 척추 움직임을 최소화하면서 훈련하는 것으로 디스크들을 단단하게 유지하는 것이다.

브라이언은 두 명의 외과의사와의 진료와 그들이 내린 진단에 대해 회상했다.

외과의사 1: "브라이언의 허리에 대해 어떻게 할지 모르겠네요. 그의 허리에는 많은 일들이 일어나고 있고, 어쨌든 그는 리프팅을 그만둬야 할 필요가 있습니다. 가까운 시일에 척추 융합술을 받아야 할 확률은 100%입니다. 융합술 말고 어떤 것도 도움이 되지는 않을 것입니다. 그러므로 몇 년 안에 날짜를 잡고 수술을 해야 할 것입니다."

외과의사 2: "척추융합술을 하기는 해야 하지만, 먼저 리프팅을 그만두고 그렇게 하겠다는 다짐을 보여 주지 않는다면 수술을 하진 않을 겁니다. 수술을 할 수는 있지만 리프팅을 계속한다면 심각한 문제가 생길 것입니다. 그가 내 수술을 받고도 리프팅을 계속하거나, 아니면 다른 사람의 도움을 받고도 리프팅을 계속하면 문제는 변하지 않을 것입니다."

그들은 리프팅 경기를 나가는 것을 그만두라는 이야기를 하였다. 그것만이 유일한 해결책이라는 것이다. 그럼 그들의 제안은 재활이 아니지 않은가? 통증과 허리 문제에 대한 장기적인 해결책은 "그냥 리프팅을 그만두는 것인가?" 그것은 나의 삶도 그만두는 것과 마찬가지이다. 앞으로 논의를 계속하겠지만 나의 문제들은 단순히 무거운 중량을 리프팅하는 것 이상에 존재함이 분명했다. 그들과의 대화에서는 이와 같은 큰 그림은 결코 언급되지 않았다. 내가 잘못된 자세와 움직임 패턴들을 반복하고 있고, 회복에 필요한 치유의 시간을 부정하는 것으로 통증과 부상을 만들고 있는 것이다. 그렇다면, 맥길 박사의 조언에 따라 통증 없이 훈련할 수 있는 능력을 얻어야 하는 것이다.

재활 전

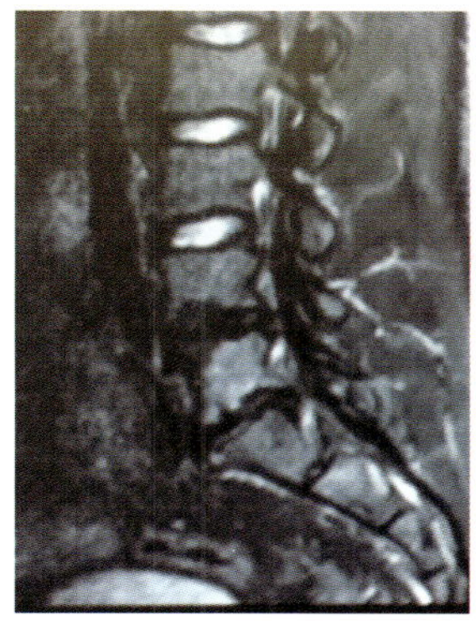

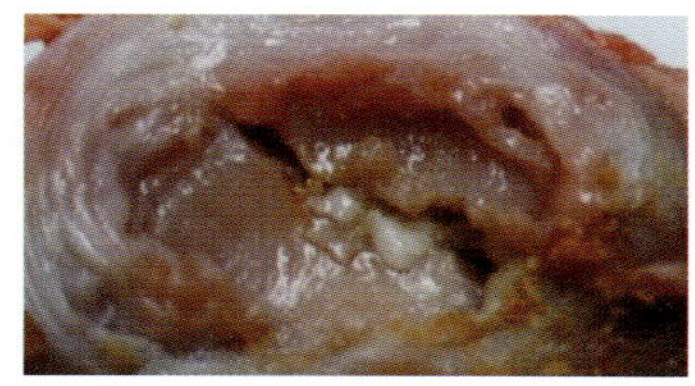

브라이언의 부상:
왼쪽 사진: MRI에서 종판과 천골에서 상당한 골절이 관찰된다. 전후방으로 갈라져 열려있다. 5번째 요추체는 짓눌려 있고, 위아래의 디스크의 상당한 손상이 보인다. 네 번째 요추도 비슷한 손상이 보인다.
오른쪽 사진: 우리는 이와 동일한 골절을 재현하기 위해 사체의 척추에 압박 하중을 가했다. 이러한 압박 하중은 종판뿐만 아니라 그 아래에 있는 척추뼈까지도 골절시켰다.

재활 후

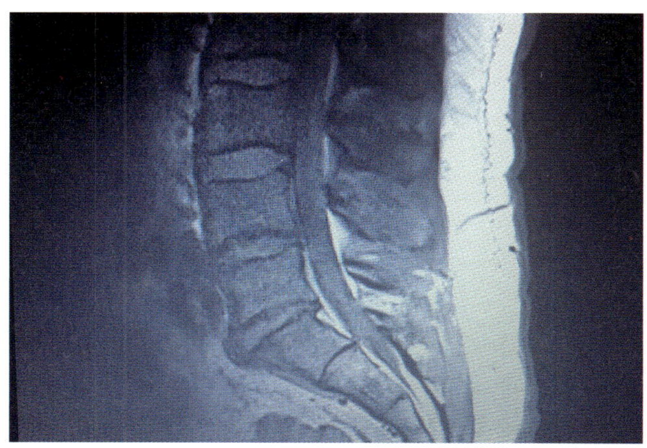

브라이언의 재활 성공:
척추를 갈라 놓은 골절은 단단한 뼈로 다시 채워졌다. L5 척추체는 두꺼운 종판을 가진 단단한 벽돌로 다시 재가동되었다. 디스크들 역시 매우 작은 정도의 돌출만 보인다.

CHAPTER 6
협상

맥길 박사

위대한 선수들은 비범함을 가지고 있다! 어떤 선수들은 대회 당일에 발휘할 수 있도록 킬러 본능을 훈련하고 발달시킨다. 다른 선수들은 특정 스포츠에서 그들의 위대함을 보여 줄 수 있는 유전적 돌연변이를 타고났다. 우리가 '위대하다'고 부르는 선수들은 이 두 가지를 모두 가지고 있다. 타고난 성향과 관계없이, 순수한 의지는 성공으로 가는 길에 있어 중요한 요소이다. 정신력은 최선을 다해 경쟁하고 상대방, 혹은 바벨을 지배할 것이라는 확신을 준다. 스트롱맨 빌 카즈마이어는 스트렝스 경기와 파워리프팅 경기에서 자신 앞에 놓인 물건을 리프팅하고 옮길 것이라는 것을 본능적으로 알았다. 그곳에 의심할 여지는 없었다. 위대한 러시아 올림픽 리프터인 바실리 알렉세예프는 자신이 최고라고 주장했다. 최고의 리프터, 최고의 요리사, 최고의 가수, 그리고 최고의 연인! 그의 사전에 실패란 없었다. 그는 자신이 집중한 모든 리프팅을 간단하게 수행했다. 그에게 다른 선택의 여지란 없다.

위대한 사람들과 이야기할 때, 나는 50년 전 아버지께서 해주신 충고를 따른다. "네가 누구와 이야기하든지, 그들을 너와 동등한 사람으로 대하도록 해라." 아버지의 충고는 나에게 항상 좋은 결과를 가져다주었다. 이러한 태도는 상대방과 나 스스로 모두에게 쉽게 대화를 진행할 수 있게 해 준다. 각각의 환자를 진정성 있게 대하는 것 또한 중요하다. 통증으로 힘들어하는 누군가가 찾아오면, 나는 정성을 다하지 않을 수 없다. 나는 환자를 그저 돈벌이 수단으로 취급하는 동료들을 보면 정말 화가 난다. 환자들의 성공적인 회복을 위해선, 내가 가진 모든 지식들을 동원하고 그들에게 가장 유익한 경험을 주는 것에 집중해야만 한다. 나는 현실적인 대안과 진실을 전달해 주기 위해 노력한다. 고객들의 수준을 가볍게 여기지는 않으나 최대한 설명이나 예후들을 지나칠 정도로 단순화시키려고 노력한다. 이를 위해선 완전무결해야 한다. 많은 사람들이 나의 권고 사항에 재빨리 수긍하고 동의하기도 하지만, 처음에는 망설이기도 하고 나의 접근 방식에 동의하지 않는 경우도 있고, 반대로 나의 접근 방식을 좋아하기도 한다.

평가를 하면서, 나는 브라이언을 위한 해결법에 대해 생각했다. 평가를 마친 뒤, 그와 어떻게 대화를 진행해야 좋을지 고민했다. 브라이언의 건강에 초점을 맞춘 조언을 해야 했지만, 운동선수라는 그의 입장에서 어느 정도 타협안을 제시해야 했다. 내 앞에는 신체의 모든 센서가 멈추라는 신호를 지시했음에도 불구하고 거대한 중량을 다뤄야 하는 정신적인 게임에서 승리한 훌륭한 선수가 앉아 있다. 그와 같은 수준의 선수들과 경쟁하기 위해선, 신체가 망가지지 않도록 인류가 오랜 기간 발달시켜 온 안전장치에 저항해야 한다. 어떻게 하면 1/2톤 이상의 중량을 다룰 수 있을 정도로 의지가 강한 정신력을 가진 사람에게 '터프 러브tough love'한 메시지를 전달할 수 있을까? 그의 인생에 성공을 가져다준 큰 요소인 그의 정신적인 요소에 내가 관여해야 하는 것은 의심할 여지가 없었다. 나는 내가 일종의 협상에 참여하고 있음을 인지했다.

만약 브라이언이 내 아들이라면, 그가 만났던 정형외과, 신경외과 의사들의 조언을 듣고, 파워리프팅을 계속하는 것에 대해 진지하게 다시 생각해야 한다고 말했을 것이라는 이야기를 먼저 하면서 대화를 시작했다. 그들이 브라이언에게 보내는 메시지는 만장일치로 동일했는데, 앞으로 절대로 리프팅을 다시 해서는 안 되고 통증에서 완전히 해방되기 어려울 수도 있다는 것이다. 그 의사들이 내린 통증에 대한 예후는 믿지 않았지만, 고중량 훈련으로 복귀함으로 인해, 평범한 삶을 살 수 있는 자신의 미래를 희생하는 비용에 대해 깊게 생각해 보라고 제안했다. 통증에서 벗어나는 정도에서 만족을 찾고 다른 곳에서 행복을 찾는 것도 괜찮다. 위험과 보상 사이에서 균형을 찾는 것은 전형적인 생각이다. 만약 큰 위험을 감수한다면, 잠재적인 보상은 그에 상응하게 클 것이다. 브라이언은 망설임 없이 다음 기록을 세우고 싶다고 답하였다. 나는 "일단 우리가 당신을 통증에서 벗어나게 할 수 있는지를 먼저 봅시다. 나는 당신이 통증에서 벗어난 기분과 건강함을 느낄 수 있는 것의 가치에 대해 감사하길 바랍니다"라고 말했다. 브라이언은 꿈쩍도 하지 않았다. 나는 그의 척추에 생긴 손상의 정도와 규모에 대해 다시 한 번 검토했다.

아마도 우리 두 사람은 서로 공유하고 있는 전통과 관련 있는 성격을 가졌는지도 모른다. 둘 다 고집스러운 아일랜드 혈통이다. 한 명은 앞서 나가길 고집했고, 다른 한 명은 물러서기를 바랐다. 둘 다 한 치의 양보도 원하지 않았다. 모든 통증 환자들에게 있어, 항상 2단계의 과정을 거치게 되어 있다. 첫째, 통증 민감도를 감소시키도록 원인을 제거하여 통증을 줄이는 데 초점을 맞추고, 둘째, 움직임 접근 방식을 전환하여 능력과 퍼포먼스를 향상시키는 것이다. 나는 우리가 통증을 줄이는 것에 집중을 해야만 한다고 제안했다. 만약 우리가 이를 달성하게 된다면 그와 리아에게 큰 결정을 내리기 위한 다음 미팅을 위해 캐나다로 돌아가야 한다고 설명하면서 그를 안심시키려 했다. 즉, 그 시점에 멈춰서 통증 없고 위험성이 낮은 삶을 즐길 것인가? 아니면, 모든 위험을 무릅쓰고 다시 훈련하고 경기에 임하고 싶은가?

다음 약속은 브라이언이 전화를 걸어 일상 활동을 하면서도 통증이 없다고 말한 후에 잡혔다. 다시 작업에 착수하면서, 브라이언과 나는 그가 엄청난 압박 부상을 입었음에도 불구하고 지금까지 회복이 꽤나 잘되었다는 것을 인정하게 되었다. 그동안 수많은 엘리트 파워리프터들과 함께 일하며 뼈를 어떻게 회복시킬 수 있을지 고민했고, 이러한 부상을 입은 일반인들도 '정상적인 활동'을 충분히 즐길 수 있을 만큼의 적당한 하중 지지 능력을 통증 없이도 발휘할 수 있게 만들었지만, 이렇게 큰 부상을 입었음에도 불구하고 챔피언에 도전할 수 있을 정도로 회복시켜 본 경험은 없었다. 그의 척추는 인간 능력의 한계까지 도달했고, 이는 집 근처 체육관에서 운동하는 정도의 능력이 아니다. 나는 그 위험성을 잘 알고 있었고 브라이언과 리아에게 내 의견을 전달했다. 앞선 의사들이 브라이언에게 조언했던 것과 같이, 뼈를 더 짓누르면 짓누를수록 영구적인 장애를 초래할 수 있고, 더 악화될 수도 있다. 그러나 브라이언은 굴복하지 않았다. 그의 결심은 분명했고, 언제나 그랬듯이 리아는 브라이언을 지지하려고 했다. 나는 그에게 만약 그가 훈련을 재개한다면, 그것은 전적으로 본인의 책임이며, 나는 그에게 어떤 보장도 할 수 없고 나의 조언에 불만족스러울 수도 있다고 이야기했다. 지금쯤이면 당신은 그가 내린 결정이 어떤 것인지 짐작할 수 있으리라.

브라이언 캐럴은 내가 잘되길 기도하는 선수들의 명단에 올랐다. 부디 잘되고 다치지 않기를. 다시 말해 "일이 그릇되지 않기를."

브라이언

나는 맥길 박사의 회복 지시들을 따르기로 약속했지만, 만약 내게 삶의 질에 대해 선택권이 있다면 리프팅을 포기하는 것은 선택 사항이 아니라고 주장했다. 솔직히 리프팅 세계 밖의 나를 어떻게 정의할지 몰랐고 단순히 포기하는 것은 상상할 수 없는 일이었다. 아버지와 같은 마음에서 해 준 맥길 박사의 충고를 듣고 곰곰이 생각해 보면서, 몇 가지 구체적이고 전략적인 조건들을 만들어 위험을 통제하겠다고 다짐했다. 나의 계획은 부상으로부터 회복하여 최고 수준의 경기로 복귀하는 것뿐만 아니라, 체급을 낮추는 동시에 더욱 강한 모습으로 복귀하는 것으로 발전하였다.

궁극적으로, 맥길 박사는 내가 그를 처음 만났을 때의 상황으로 완전히 퇴보하는 것을 막는 몇 가지 변수들을 설정하도록 설득했다. 나는 다음과 같은 경우 경기장으로 복귀하지 않겠다고 다짐했다.

1. 만약 어떠한 정도/형태로든 허리가 다시 아프면
2. 만약 나의 리프팅이 퇴보하고/또는 더 이상 세계 탑 1~2위 리프터로 있을 수 없다면
3. 만약 매일의 일상적인 활동에서도 진통제가 필요하게 된다면

SECTION TWO

당신을 위한 가이드: 장애에서 궁극적인 스트렝스와 부상 회복으로 가는 길

– 당신의 가이드

이 섹션에서는 브라이언에서 독자인 당신에게로 초점을 옮기기 시작할 것이다. 우리는 당신이 훈련을 설계할 수 있도록 돕는 도구들과 과학적인 맥락을 제공할 것이다.

스트렝스 선수를 통증에서 벗어나게 하기 위한 이슈들로 시작할 것이다. 이는 결국 훈련을 뒷받침하는 기반을 구축하는 데 필수적이다. 이어서 우리를 무력화하는 통증의 이유와 훈련 능력을 다시 찾기 위해 필요한 것이 무엇인지를 밝히는 가이드도 함께 이야기할 것이다. 이는 결과들을 해석하여 자신만의 훈련 프로그램으로 변환하는 방법으로 마무리 짓게 된다. 또한 요구 사항들을 평가하는 방법을 보여 줄 것이다. 즉 당면한 목표들을 수렴하고 파악하는 것이다. 그러고 나서 이벤트들과 스포츠에 대한 요구 사항과 맞춤 훈련 프로그램을 설계할 수 있는 당신의 현재 능력들을 평가하는 방법을 보여 줄 것이다. 마지막으로, 이 섹션에서는 특정 통증 유발 요소들을 줄이고 제거하는 데 도움이 되는 몇 가지 훈련을 소개한다. 브라이언을 경기장으로 복귀시키고 스트렝스와 퍼포먼스를 되찾게 한 기술들과 실제 프로그램은 다음 섹션(섹션 3)에서 보여 줄 것이다.

SECTION TWO

CHAPTER 7
더 나은 성과를 위한 결의와 헌신

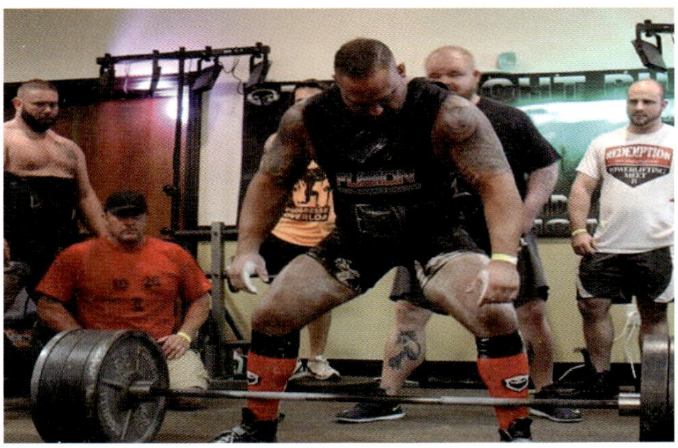

본질적으로 부상을 입은 선수를 복귀시키는 데는 두 가지 단계가 필요하다. 1단계는 통증 민감성을 떨어뜨리고 손상 부위를 치유하는 접근법으로 부상 부위를 안정화시키고 통증 완화에 힘쓰는 단계이다. 스트렝스와 신체 능력 발달에 초점을 두는 2단계는 1단계를 잘 달성하고 난 뒤에 비로소 시작할 수 있다. 두 단계를 동시에 수행하려고 하면 그 어느 쪽의 목표도 도달하지 못할 수 있다. 브라이언의 성공은 그가 앞으로 나아가기 전 필요로 하는 통증 없는 일상이라는 기반을 성취할 때까지 인내와 자제력을 발휘해 스트렝스 훈련을 잘 참아 온 그의 프로페셔널리즘과 인내력 덕분이라고 볼 수 있다.

먼저, 통증 유발 요인들에 염증을 일으키지 않도록 움직임을 재교육시켜야만 한다. 일단 이를 달성하면, 각 훈련 주기의 목표들을 달성하고 퇴보를 피하기 위해 전략적인 운동들을 추가할 수 있다.

챔피언의 훈련법

브라이언: 훈련에 대한 리프터의 태도를 바꾸는 것은 말처럼 쉬운 일은 아니지만, 나는 회복을 진전시키기 위해서는 필수적으로 그래야 한다는 살아 있는 증거가 되었다. 이는 다른 많은 선수들이 정말로 힘들어 하는 부분이다. 나는 종종 맥길 박사로부터 얻은 지혜를 전달하기 위해 노력하며, 부상으로 시달리는 선수들에게 평상시의 훈련법은 자제하고 단순하면서도 통증을 줄이는 움직임들에 집중하라고 이야기한다. 그러면 항상 "나는 리프팅하는 걸 멈출 수 없어요. 그러면 미쳐 버리거나, 능력을 잃거나, 뭔가 나빠질 거예요…"라는 말이 뒤따른다. 혹은 "…"이라며 침묵을 지키거나 "그렇게 '가벼운' 중량으로 리프팅하면 승리할 수 없어요"라는 말들 때문에 이야기를 이어 나가기 힘들었다.

나는 많은 사람들이 부분적으로는 지식 부족으로 허리 건강을 회복하는 데 실패하기도 하지만, 어쩌면 더 슬프게도, 그들의 고집과 완고함, 그리고 훈련에서 벗어나고 싶어 하지 않고 스스로 치유에 대한 결정을 하지 못하고 있다고 감히 말하고 싶다. 가슴 아픈 일이다. 그들의 자아는 중량을 내려놓기에는 너무나 큰 것이다.

당신은 정신적으로 확고함을 가져 허리가 안정되고 치유될 수 있도록 최선을 다해야 한다. 2013년 맥길 박사와의 첫 만남 후 몇 달 뒤, 나는 EliteFTS에서 주최한 선수와 코치들을 위한 지도 포럼에 참석하면서 결심에 대해 많은 사람들의 반응을 실험할 수 있었다. 분명히 말하면, 나는 파워리프팅 동료들이 생각하는 것, 또는 내 새로운 프로그램에 대해 많은 팬들, 친구들, 동료들로부터 조언을 듣는 데 소홀히 하지 않는다. 다른 모든 사람들이 스쿼트, 데드리프트, 그리고 '강해지는 운동' 들을 하고 있었지만, 나는 맥길의 빅 3Big 3를 지도하였다. 이 때 데이브 테이트Dave Tate는 이를 보고 "땅바닥에서 필라테스를 하고 있냐"라고 농담을 던졌다(그런 이야기를 한 사람은 그 말고도 많았다). 하지만 그는 다음과 같이 말을 이었다. "농담은 제쳐두고, 브라이언의 재활 방법을 따르는 사람들은 성공적인 결과를 얻을 수 있을 것이라고 믿습니다. 이는 매우 흥미로운 접근이며, 부상을 당한 사람들은 이러한 방법을 따라야 할 것입니다." 나는 아직 재활 초기에 있었지만, 이는 나의 자신감을 더욱 끌어올리는 계기가 되었다. 나는 이 포럼에서 가르치고 지도하는 동안 재활 초기에서 요구되는 정확한 프로토콜을 따르고 있었다(많은 다른 훌륭한 리프터들과 함께하는 '엄청난' 훈련 세션과 주말 교육이 있는 포럼이었다). 어느 누가 리프팅을 하든, 나는 맥길 박사와 함께한 계획을 고수했고, 주변의 잡소리와 자존심은 개의치 않았다. 이 시점에서 나는 한 걸음 나아감을 눈치채고 있었고 내가 이룬 이 발전을 위험에 빠뜨리지 않고, '체육관'에 살다시피 하는 주변 사람들에게 깊은 인상을 남겼다.

안타깝게도, 많은 사람들이 이러한 관점을 고수하는 것을 실패하고 회복으로 가는 길을 위협하는 작은 소음에도 쉽게 영향을 받는다. 많은 사람들은 그들 주위에서 거대한 중량을 밀고 있는 동안, 코어 작업, 에어스쿼트, 12kg짜리 케틀벨로 가블릿 스쿼트를 집중하는 것을 보고 당황했지만 나는 그렇지 않았다. 그런 경우에도 항상 내면의 목소리에 의지하여 나를 정상 궤도로 올려놓을 수 있었다. 나의 만트라는 다음과 같다.

"나는 돌아올 것이다. 그 전보다 더 강해져서, 예전에 내가 늘 그랬던 것처럼, 경기장에서 있는 모든 의심어린 사람들과 부정적인 사람들의 면상을 구겨 버릴 준비가 되어 있다. 그리고 이를 얼굴에 미소를 띠면서 이루어 낼 것이다."

이 과정은 내 허리가 안정되면서 일을 더 쉽게 할 수 있도록 만들어 주었고, 장기적으로 볼 때, 계산된 구속이 나를 더 강하게 만들고 있다고 확신하고 있다.

SECTION TWO

CHAPTER 8
회복 계획에 대한 전반적인 접근 방법

1단계:
무력화시키는 통증을 제거하기

맥길 박사: 앞서 이야기한 바와 같이, 초기 회복에 대한 모든 노력은 순전히 통증 유발 요인을 식별하고 효과적으로 제거하는 데에만 집중해야 한다.

요통과 이에 관련해 불편한 느낌을 주는 방사통이 팔다리를 따라 위아래로 발생할 수 있다. 통증을 감수한 훈련은 종종 통증 민감도pain sensitivity를 높일 수도 있다. 또한 조직 손상도 증가할 수 있다. 첫 번째 단계에서 중요한 것은 과거에 통증이 발생했던 어떠한 활동이나 자세, 또는 움직임을 피하는 것이다. 이를 통해 조직은 안정되고 신경은 민감도를 떨어뜨리게 할 것이다. 이 단계에서 통증을 악화시키는 행위는 상처가 나으려고 하는 데 딱지를 떼어 내거나, 통증이 사라질 것을 기대하며 아픈 신체 부위를 망치로 반복해서 때리는 것과 같은 짓이다. 상처 딱지를 떼려 하지 말고 망치는 치워 버려라! 사실 아무도 고통받으려고 하지 않기 때문에 이러한 말은 상식선의 해결책으로 들릴 것이다. 당신은 아마 모든 사람들이 통증을 피하기 위해 최선을 다할 것이라고 생각할지도 모른다. 하지만 내가 말하고자 하는 바는 많은 사람들이 스스로 취하고 있는 행동들 중 일부가 불편감과 회복 능력을 떨어뜨리는 행위라는 점을 인지하지 못한다는 것이다. 원인을 파악하고 통증 유발 요인을 멈출 수 있을수록 통증 없는 토대를 더 빨리 달성할 수 있다. 재활을 진행하면서, 당신의 신경은 계속해서 안정을 되찾고 새로운 움직임에 적응하면서 때로는 통증 재발이 이전보다 덜할 것이라는 것을 깨닫게 될 것이다.

이 과정은 통증 유발 요인에 대한 정확한 진단을 수립하기 위한 통증 유발 테스트를 포함하는 평가로 시작된다. 나의 클리닉에서는, 척추에 염증을 일으킬 수 있는 것이 정확히 무엇인지 찾기 위해 다양한 자세, 움직임 그리고 부하들을 테스트한다. 대부분의 임상의들은 이러한 형태의 평가를 수행하기 위한 훈련을 받은 적이 없을 것이다. 환자를 보는 데 10분 정도밖에 할당되지 않는 진료 시간에서는 이러한 성격의 평가를 철저하게 수행할 수는 없다. 스트렝스 선수들과 관련 있는 부상들의 대부분은 굴곡-내성flexion-intolerant을 약화시키기 때문에 이 책에서는 이러한 통증 유발 유형에 초점을 맞출 것이다. 더 많은 통증 유발 유형에 대해 관심이 있거나, 굴곡-내성 약화와는 다른 유형의 환자들은 일반 대중을 위해 집필한 『허리 치료와 역학』을 참고하길 바란다. 그리고 의료 전문가들은 보다 더 상세한 책인 『허리 장애 진단과 치료』를 읽기를 권한다.

잘 움직이기

브라이언의 경우, 다른 많은 파워리프터들과 스트렝스 쪽 운동선수들과 마찬가지로 일상에서 척추를 구부리는 움직임 패턴들이 발견되었다. 이러한 패턴은 척추체와 디스크들 그리고 상처 조직의 회복력을 떨어뜨린다. 우리 연구실의 연구에 따르면 척추는 바르게 쌓여 있는 자세에서 부하에 대한 회복력이 가장 높음을 알 수 있다. 이처럼 요추와 흉추의 자연스러운 커브를 유지하는 자세를 우리는 중립 척추라고 부른다. 브라이언이 몸을 앞으로 또는 옆으로 구부릴 때 그리고 허리를 둥글게 할 때 평소 느꼈던 통증이 재현되었다. 이러한 통증 메커니즘은 의자에서 일어나거나, 신발 끈을 묶거나, 바닥으로 몸을 숙일 때 촉발되었다. 즉 그의 일상 움직임들에서 상처가 회복되기도 전에 딱지들을 떼어 내는 모습이 관찰되는 것이다. 우리는 '고관절 힌지'라는 척추 구부림에 대한 필수적인 대안을 가르쳤고, 브라이언은 즉시 통증을 가라앉히기 시작할 수 있었다.

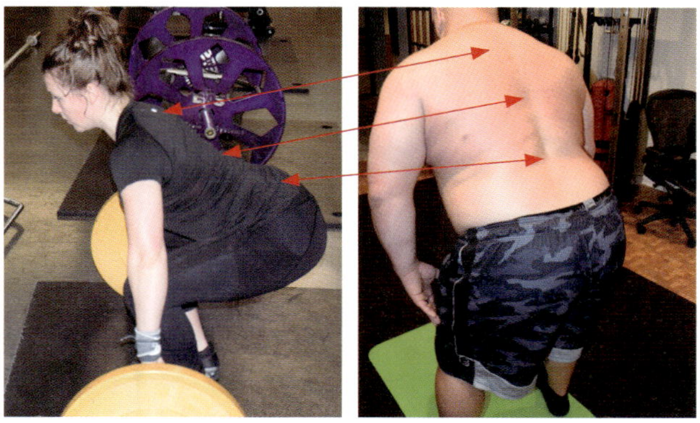

척추는 세 개의 자연스러운 커브를 가진다. 가장 강한 자세는 이 커브들이 잘 유지될 때이다. 맨 위 화살표: 경추(경추의 전만), 중간 화살표: 흉추(후만), 맨 아래 화살표: 요추(전만).

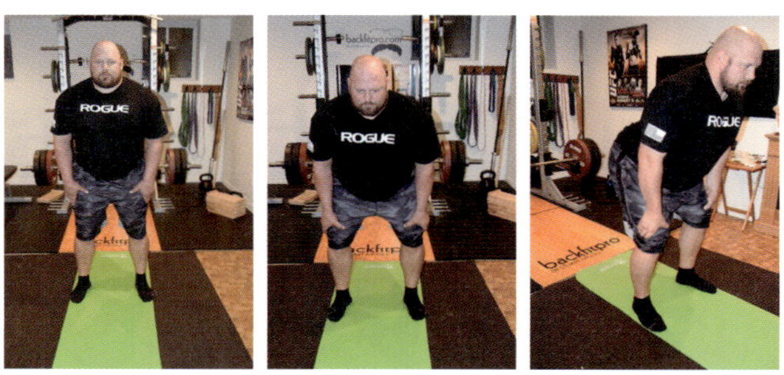

힙 힌지(hip hinge).
왼쪽 그림: 선 자세, 완전한 들숨의 70% 정도만 숨을 들이마신다.
가운데 사진: 그러고 나서 양손은 허벅지들을 따라 내리면서 손으로 무릎을 잡는다. 두 무릎은 발볼 위에 위치시킨다. 오른쪽 사진: 이제 팔로 손을 아래로 누르면서 등허리를 단단하게 만든다. 가슴근육과 광배근을 활성화시키고 안티 슈러그(anti-shrug) 움직임을 만든다. 선 자세로 돌아가려면, 등허리를 단단하게 하고 엉덩이를 그냥 앞으로 당기면 된다고 생각하라. 이러한 고관절 굴곡 기술을 할 때 통증이 생겨서는 안 된다. 화장실 변기를 사용하거나 이를 닦을 때와 같은 일상 동작들에서 이 기술을 사용한다. 결국 이 기술을 발판 삼아 당신의 데드리프트를 다시 만들 수 있을 것이다.

해서는 안 되는 운동 움직임

모든 몸통 스트레칭 운동들은 중단하라. 부하를 견디려면 척추는 뻣뻣해야 한다. 두 무릎을 가슴으로 가져가는 동작은 요통에 대한 구시대적이고 잘못된 '치료 동작'이며, 가장 먼저 중단해야 하는 동작이다!

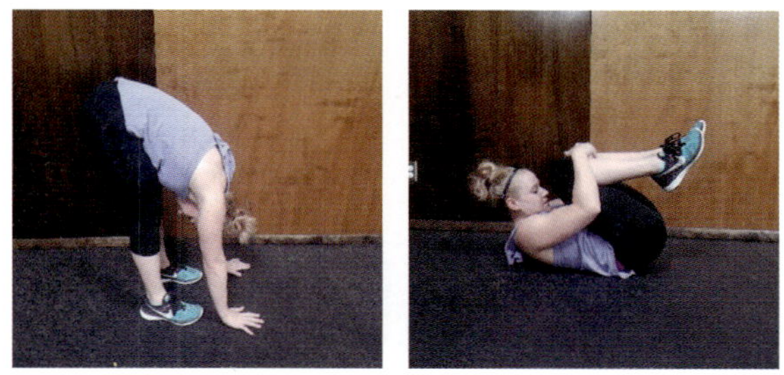

어리석은 스트레칭들. 이러한 동작들을 그만두면 통증 민감도가 줄어들 것이다. 지나친 고관절 가동성 운동이나 햄스트링 스트레칭을 하지 마라. 이 부위들은 '필요만큼'의 가동성과 강성(stiffness)을 확보할 정도로만 조정하라. 어리석은 동작에는 토-터치, 손바닥 바닥에 닿기, 그리고 무릎을 가슴으로 당기기가 있다.

부하에 대한 회복탄력성을 위해 허리를 단단하게 하기

브라이언의 재활 프로그램은 '빅 3' 척추 안정화 운동과 통합시켰는데, 이 운동들은 러시아의 역피라미드 원리에 따라 반복/세트를 구성하였다(4회 반복, 짧은 휴식, 3회 반복, 짧은 휴식, 2회 반복). 빅 3 운동은 다음과 같다. 수정된 컬업, 사이드 플랭크(사이드 브릿지), 버드 독. 높은 수준의 연구들에 기반한 운동들로 구성된 이 안정화 처방들은 서로를 보완하면서, 척추를 건강하게 만들고 내구성을 높이며 통증 민감성을 낮춰 준다. 이러한 운동들은 장기적으로 건강한 움직임 패턴들을 새기고 회복탄성resilience를 향상시킬 뿐만 아니라, 즉각적인 효과를 발휘하는 단기적인 이점도 제공한다. 우리가 최근 진행한 실험에서 빅 3 운동은 척추를 지탱하는 복잡한 근육 네트워크를 단단하게 만들고 브레이싱 효과를 제공하는 것으로 밝혀졌다. 이에 따라 운동을 수행한 후 일정 기간 동안 통증을 유발시키는 관절 미세 움직임들을 줄이는 것을 보였다. 이 추가적인 안정화는 보통 한두 시간 동안 지속되었다. 회복 초기에는 오전 중 한 세션, 오후 중 한 세션을 하면 하루 종일 '척추 보호' 효과를 최대한 유지하는 것으로 보였다.

인터벌 워킹 프로그램

그리고 브라이언의 일상생활에 짧은 인터벌에 기반한 워킹 프로그램도 추가하였다. 하루 세 번, 어깨 관절에서부터 팔을 흔들며 15분간 빠르게 걷도록 했다. 그는 아침, 점심, 저녁 식사 전에 이 운동을 했다. 워킹은 전두면 근육들에 대한 필수적인 초기 훈련에서 최고의 효과를 발휘하는 운동이다. 즉 이 간단한 움직임은 회복 중인 허리의 균형을 잡는 데 필요한 코어 근육들을 동원시키고 운동시키며, 인체 후면 근육들의 부담을 어느 정도 덜어 준다. 빠른 걸음은 필수적인 구조적 지지대인 요방형근과 복사근을 활성화시킨다. 통증이 있는 사람, 특히 덩치가 큰 스트렝스 선수의 경우 어깨에 부자연스러운 긴장을 가지고 다니는 경향이 있다. 보행 중 척추 부하를 줄이기 위해서는 어깨에 느슨함이 필요한데, 이 때문에 보행 중 어깨 근육 긴장을 푸는 '경쾌한' 팔 스윙을 하는 것을 권장한다. 또한 이러한 움직임은 등허리를 가로지르는 교차 패턴의 근육 탄성 에너지의 저장과 회복을 향상시켜 척추에 가해지는 하중을 더욱 감소시킨다.

브라이언은 회복의 첫 단계를 충실히 수행했고 통증도 잘 잡아내었다. 그처럼 할 수 있는 사람은 많지 않았기에 정말 노련한 프로의 모습을 보여 준 것이다. 대부분의 사람들은 자존심이 너무 강하다. 브라이언은 예상보다 훨씬 빨리 통증을 가라앉혔고 나는 약속했던 대로 브라이언과 리아를 캐나다로 초대해 선수로서의 커리어를 위한 훈련 계획에 대해 이야기를 나누었다. 국제적인 엘리트 선수인 나의 아내 캐서린과 동석하여 평소 많은 선수들과 함께 식사를 한 'Beertown'에서 그 부부와 저녁 식사를 하였다. 우리는 멋진 저녁을 함께 보냈다. 리아는 캐서린만큼이나 멋진 사람이었다. 나는 브라이언에게 우리 아내들은 우리보다 훨씬 훌륭한 사람들이라고 말했다! 우리는 정말 행운아이다. 그리고 이제 당연하게도 브라이언은 재기를 하고 싶어 했다.

자존심: 통증 민감도 감소에 방해물인 자존심에 대해서 이야기해 보자. 자존심은 성공에 있어 필수적인 요소이다. 중량은 극복해야 하는 상대이므로 주눅들기보다는 얕잡아 봐야 할 필요도 있다. 또한 자신과 경쟁하는 영웅들을 물리치기 위해서라도 자존심이 필요하다. 나는 MMA 선수들과 함께 일할 때 이러한 모습을 본다. 어떤 선수들은 자신의 롤 모델이었던 선수들을 보고 부족해진 자신감으로 패배하기도 한다. 하지만 자존심은 다시 시작하거나 물러나는 것을 허락하지 않게도 한다. 자존심은 부상을 치유하고, 통증을 이겨 내며, 수술을 피하고, 다시 스트렝스를 만들 수 있는 기초를 준비할 때 매우 중요한 요소이다.

그의 빠른 회복 속도는 내게 놀라운 기쁨은 선사했는데, 여러 이유가 있지만 그의 부상 자체가 너무 큰 규모임에도 잘 회복되었다는 점이다.

천골 상단의 척추 종판의 골절과 갈라짐은 수선이 필요했다. 엘리트 파워리프팅 선수들은 그들이 다루는 중량을 견디기 위해 단단한 척추가 필요하다. 다시 한 번 말하자면, 뼈는 골절에서 회복되면 골절 부위에 일종의 상처 딱지가 생기고 치유가 완료되면 뼈는 더 강해진다. 반면, 종판이 더 단단해지는 일은 흔하지 않고 의학계에서는 간과되고 있는 부분이다. 스트렝스 선수들은 종종 방사선 전문의로부터 척추체 위의 종판들이 경화되었다는 말을 듣곤 한다. 하지만 그들은 사람을 보지 않고 보고하는 내용에 대한 어떤 맥락도 가지고 있지 않다. 훈련은 뼈를 단단하게 만든다. 고중량 리프팅은 미세한 골절을 형성하고 그러한 골절들은 회복되면서 뼈를 더 단단하게 만든다. 하지만 이러한 선구적인 견해는 여전히 더 많은 검토가 필요하다. 따라서 이 부분은 다소 미지의 영역이라고 할 수 있다. 나는 과거에 몇몇 선수들에게 종판 골절의 회복과 강화에 대한 지침을 주었고 테스트 기간을 거쳐 몇몇 선수들의 경우 우리의 프로토콜이 성공을 거두었다는 것을 발견할 수 있었다. 내가 분명히 말할 수 있는 것은 우리가 그들의 경력을 회복시켰다는 것뿐이다.

뼈 강화 과정: 뼈를 강화시키는 초기 접근은 다음과 같다. 작은 하중에 의한 미세골절이 일어난 후 4~5일 정도 휴식을 취한다. 이 이론에서 뼈는 압전 결정piezoelectric crystal의 한 형태로 간주하는데, 다시 말하자면 뼈는 하중에 노출되었을 때 전하electric charge를 발생시킨다는 것이다. 하중으로 발생된 전하는 뼈를 형성하는 칼슘, 마그네슘과 같은 이온화된 미네랄들을 끌어당긴다. 며칠의 휴식을 취하는 동안, 하중을 따라 들어온 미네랄들은 골절 부위 내에 침전되고 뼈가 더 튼튼하게 발달할 수 있는 발판을 형성한다. 이때 하중과 휴식 사이의 정확한 용량이 중요하며, 이러한 주기가 일련의 기간 동안 반복되면 종판(척추체의 위아래에 있는)에 더 강한 굳은살과 같은 딱지들이 형성되어야 한다.

브라이언과 함께하면서 우리는 다시 한 번 행운과 같은 결과를 볼 수 있었다.

몇 주에 불과한 최소한의 기간이었지만, 의도적인 뼈 강화 부하기 및 휴식기를 보내고 난 뒤, 브라이언은 안정성-가동성 및 스트렝스-내성의 균형을 만들기 위한 훈련 주기들을 진행했다. 그는 우리가 수행한 수년간의 과학적 조사로부터 얻은 방법들과 전 세계의 다른 성공적인 프로그램들에서 추출한 지혜들을 결합하여 인내심을 가지고 운동 능력을 향상시켰다. 여기에는 멜 시프, 지리 베르코한스키Jiri Verkohansky, 파벨 차졸린과 같은 인물들에 의해 정리된 러시아식 접근법, 예지 그레고렉과 같은 선수들의 폴란드의 올림픽 리프팅 기술, 빌 카즈마이어Bill Kazmaier의 스트롱맨 훈련 기술, 그리고 전 세계 많은 동료들의 무술 훈련에서 나온 기술들이 포함되었다. 이 모든 사람들은 친구이자 멘토이고 스승이자 학생이었다.

2단계:
훈련 프로그램을 결정하는 일반적 접근

브라이언의 이야기에서 최대한의 이익을 얻고 자신만의 회복 프로그램을 설계하기 위해서는, 먼저 재활 프로그램 설계에 영향을 미치는 신경계, 역학, 그리고 심리학적인 개념에 대해서 이해하는 것이 필수적이다. 이렇게 쌓은 기반은 당신만의 프로그램 설계 및 훈련 기술에 대해 좋은 결정을 내릴 수 있도록 도울 것이다.

신경계

우리는 뇌에서부터 시작할 것이다. 스트렝스의 관점에서 보면 신경계는 우리 몸에서 가장 중요한 부분이다. 스트렝스, 혹은 강력한 근육 활성화라는 것은 사실 뇌에서 근육으로 이동하는 신경 자극을 일으키는 생각, 또는 신경계의 방아쇠에서 시작된다. 생각의 밀도를 높일수록 신경 구동화neural drive 또는 근육의 활성화가 높아진다.

이 개념은 이론적으로는 쉽게 이해가 되지만 실제로 적용하는 것은 어렵다. 스트렝스의 달인들은 이러한 개념들을 훈련하고 두뇌의 힘을 이용해 보다 새로운 단계로 나아간다. 약한 선수들은 그저 엄격하게 근육만을 단련할 뿐이다.

인간의 뇌에는 다른 영장류 사촌들보다 더 많은 회백질(많은 회백질은 높은 발달 단계에 있음을 의미한다)을 가지고 있다. 우리의 모든 다른 신체 시스템과 마찬가지로, 이 회백질은 생존 기회를 높이기 위한 목적으로 진화해 왔다. 이 구조는 근육의 최대 활성화를 제어하고 제한하는 두꺼비집을 만든다. 그 주요한 기능 중 하나는 미세한 운동 조절motor control 능력을 향상시키는 것이다. 진정한 스트렝스 훈련은 이러한 자연적인 제한들을 무시하고 선수를 제한하는 장치를 통제하고 불가능해 보이는 중량을 들어 올리는 능력을 발휘할 수 있게 뇌를 손질하는 것을 포함한다. 신체는 스트렝스보다 지구력을 선택하려는 경향이 있는데, 스트렝스 선수들은 이러한 경향을 다스리는 법을 배우고, 고도로 집중된 신경 구동 능력과 근육 활성화를 한번에 촉발하는 법을 훈련한다. 슈퍼-스트렝스는 바로 이 '레드존(위험 구간)'에서 발휘된다. 인간은 생존에 위협 받는 상황들에서 이 제한을 풀어 상상도 못하는 힘을 발휘하는 것으로 잘 알려져 있다. 자동차의 아래에 깔린 아이를 구하기 위해 자동차를 들어 올리는 어머니의 일화를 들어본 적이 있는가? 그와 같은 힘은 그녀의 뼈에서 근육이 떨어져 나가고 척추뼈를 으스러뜨릴 정도로 발휘된다. 이와 같은 절실한 순간에 처하게 되면 뇌는 자기를 보존하려는 것보다 최대한 능력을 발휘하는 쪽을 선택한다. 스트렝스 선수는 이러한 과정에서 신체를 파괴하는 파괴 변형breaking strain의 한계를 넘지 않으면서도 구속되지 않는 스트렝스를 소환하는 법을 배워야 한다.

스트렝스와 지구력은 두 가지 뚜렷한 운동 측면이며 다른 방식으로 조절된다. 뇌는 어떤 근육의 운동 단위를 동원할지,

발화율은 어떻게 할지, 그리고 어떤 근육 내의 신경근 구획을 활성화의 초점으로 삼을지를 결정한다. 생존이 위협받지 않는 상황에서 근육에 대한 높은 동원과 신경 구동력을 얻기 위해서는 뇌가 제어 장치를 조절하고, 차 밑에 깔린 아이를 구하기 위해 필사적인 어머니가 경험하는 것과 유사한 자극을 경험하도록 스스로 강요해야 한다. 선수들은 투쟁-도피 반응을 일으킨다. 이 '격렬'한 상태를 훈련에 도입하는 동안, 선수는 훈련 초기부터 위험성이 낮은 운동을 선택해야 한다. 이와 같은 신경 스트렝스를 훈련시키는 데 필요한 기술들은 다음 페이지에 설명한다.

근육 활성의 제한

인체에 있는 대부분의 근육은 여러 개의 관절들에 걸쳐 있다. 이러한 상호연결성은 움직임 효율성을 만들지만, 최대 힘을 생성하는 능력도 감소시킨다. 예를 들어 복부의 복사근을 생각해 보자. 오른쪽 외복사근은 체간의 우회전, 우측굴, 그리고 약간의 굴곡을 만든다. 따라서 만약 그저 체간 굴곡 토크만을 만들려고 한다면 복사근은 과도한 구부림과 비틀림 힘을 만들어 문제가 될 수 있다. 어떤 경우에는 이러한 원치 않는 움직임들을 다른 근육으로 무효화시킬 수 있지만, 굴곡 토크를 만들려는 외복사근의 활성화를 제한할 것이다. 포크레인과 같은 중장비 기기의 단순한 관절 연결들을 생각해 보자. 포크레인의 '팔'이 도달하는 거리까지의 관절에는 유압 실린더(근육)가 하나의 연결부에만 연결되어 있다. 만약 두 개의 연결부를 사용하여 좀 더 다양한 움직임을 만들려면 다른 연결부를 제어하기 위해 추가적인 실린더(근육)가 필요하다. 이처럼 여러 관절을 제어하려면 뇌가 힘을 제한해야 한다. 신체 조절의 어려운 점은 우리 근육이 종종 여러 개의 관절에 걸쳐 있기 때문이다. 한편으로, 이 복잡한 연결고리는 여러 움직임 편에서 복잡하고 역동적인 움직임을 만들 수 있게 하지만, 다른 한편으로, 근육이 더 많은 관절을 통과할수록, 하나의 특정한 동작에 힘을 집중할 수 없게 한다. 이러한 점이 훈련에서 어려움을 만든다.

이러한 측면에서 보면, 궁극적인 스트렝스는 전신과 복합적인 움직임들을 통합하는 트레이닝에서 나오는 것이지 단일한 하나의 근육 그룹을 훈련해서 나오는 것은 아니다. 일부 관절들을 안정화시키면 주변 관절들에서 힘을 더 집중시키게 하여 그 주변 관절들이 효과적으로 스트렝스를 낼 수 있게 한다. 사람들은 이러한 작용을 '팜보이 스트렝스Farmboy Strength' 혹은 '기능적인 스트렝스Functional Strength'라고 부른다.

이 관절 안정성의 원리는 뇌가 근육을 완전히 활성화시키는 능력에 영향을 미친다. 설명은 아래에서 계속된다.

코어의 안정성과 비안정성

코어 안정성, 또는 코어 강성을 만드는 데에는 몇 가지 구성 요소가 있다. 수행능력의 측면에서, '코어 강성'을 활성화할 수 있는 능력은 필수적이다. 예를 들자면, 코어 강성을 만드는 능력은 무거운 짐을 옮기고, 빠르게 달리고 신속히 방향전환을 할 때 절대적으로 중요하다. 이러한 능력은 팔과 다리의 움직임 속도를 결정한다. 한편 자신들은 리프팅과 스쿼트를 하기 때문에 코어 훈련에 너무 집중할 필요는 없다고 말하는 사람들이 있다. 하지만 그들의 스트렝스 능력을 평가해 보면, 종종 그들이 자신의 스트렝스를 스포츠 수행능력으로 전환시킬 수 없는 것을 발견하곤 한다. 그들이 가진 약한 고리weak link들을 지적하면 코어 훈련은 협상의 여지가 없는 문제임을 깨닫게 될 것이다.

코어 강성은 어떻게 다리와 팔의 스트렝스를 향상시킬까? 대흉근을 예로 들어 보자. 대흉근은 단 하나의 관절, 어깨 관절만을 지나는 근육이다. 이 근육의 근위부는 흉곽에 부착되어 있고 어깨 관절을 지나고 상완골에 나머지 부착점을 가진다. 근육들은 수축을 하면 짧아지려고 한다. 대흉근이 짧아지면 어깨 관절을 중심으로 팔이 움직이게 된다. 그러나 대흉근이 짧아지면 흉곽도 팔 쪽으로 당겨지는 작용 또한 발생한다. 그러므로 움직임을 만들려고 할 때, 흉근 단독의 움직임은 펀치를 내지르는 것처럼 빠르거나 힘 있게 밀어내는 동작을 만들어 내지는 않는다. 그러나 만약 당신이 대흉근의 근위부에 강성을 높인다면, 즉 코어와 흉곽에 강성을 높인다면 이 부위들은 움직이지 않고 당신이 원하는 연결 고리들을 통해 힘을 발생시켜 움직임 결과를 극대화할 것이다. 이렇게 하면 흉근 단축은 100%로 원위부에 작용하게 되어 팔에서 빠르고 힘찬 움직임을 생성할 것이다. 이와 같은 '잠금과 하중 싣기'는 코어가 강력한 강성을 발휘하여 둔근의 근위부를 단단하게 고정시켜 다리가 빠르게 움직일 수 있게도 한다. 코어 강성이 약해지면 전력질주를 할 때 몸통이 구부러져 '에너지 누출'이라고 불리는 스피드 저하를 초래한다. 하체에서 만드는 힘과 속도를 높이는 작용은 몸통이 구부러짐에 따라 줄어들게 되는 것이다. 이러한 예는 "근위부의 강성은 원위부의 가동성과 운동성을 향상시켜 준다"는 인간 움직임의 보편 법칙을 완벽하게 보여 준다.

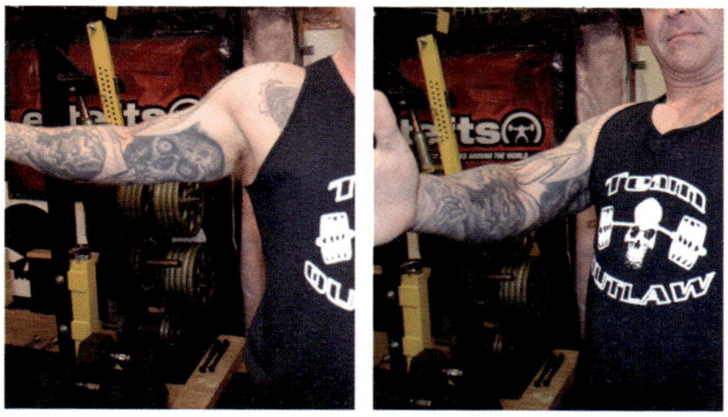

대흉근은 단일 관절 근육의 한 예이다. 이 근육은 원위부에서 팔을 구부리지만, 근위부에서는 흉곽을 어깨 쪽으로 당긴다. 코어 강성으로 근위부에서의 작용을 제거하면 이 근육의 작용은 그 목표를 100% 수행할 수 있게 된다. 즉 팔을 움직이는 것이다. 효과적인 움직임을 위해서는 코어의 강성이 필수적이다.

NFL에서 라인맨을 맡고 있는 체중 340파운드인 한 선수의 경우를 보자. 그의 스트렝스 훈련은 데드리프트와 스쿼트 그리고 역도 동작으로 이뤄져 왔다. 그의 코치들은 그가 잘 훈련되고 있다고 믿었지만, 그 선수는 요통 때문에 자신의 능력이 제한되고 있다고 생각하였다. 우리가 그의 커팅 스피드cutting speed를 평가했을 때, 앞으로 다섯 걸음 빠르게 전진하고, 왼발로 지지한 뒤 오른쪽으로 움직이는 능력에서 상대적인 약점을 발견했다. 이는 무엇을 의미할까? 간단히 말해 우리는 이 선수가 그의 전반적인 운동 능력을 제한하는 스트렝스 불균형을 가지고 있다고 판단한 것이다. 그의 골반은 다리가 움직이는 쪽으로 떨어지고 척추는 측면으로 구부러졌다. 그리고 그는 약간의 통증을 호소했다. 그의 모든 스트렝스 훈련이 두 다리가 바닥에 붙은 채 이루어졌다는 점을 생각해 보라. 모든 풀pull 동작들, 리프팅과 프레스 동작은 움직임 3면에서의 움직임들을 위한 코어를 훈련시키지 않았다. 너무나도 많은 파워리프팅 선수들이 무거운 중량을 랙에서 가져와 자세를 잡을 때 이러한 통증을 경험한다. 이들은 충분한 전두면의 강성frontal plane stiffness, 체간 측면의 스트렝스가 부족한 것이다. 따라서 걷거나 뛸 때, 한쪽 다리가 몸을 지탱할 때 골반이 떨어지고 허리에 스트레스가 가해지는 것이다. 이러한 문제는 중량을 들고

브레이싱: 최적의 브레이싱 패턴을 찾으려면 실험이 필요하다. 우리는 손가락들을 배꼽 옆, 복직근 옆에 있는 복사근에 찔러 넣는 것으로 시작한다. 그러고 나서 손가락들을 옆으로 밀어내도록 지시한다. 얼마큼 노력해야 하는지는 경우에 따라 달라진다. 어떤 경우에는 약간의 체간 움직임 정도로 활성화시켜야 하는 경우도 있고, 어떤 경우에는 고중량 아래에서 척추에 미세한 움직임이 일어나지 않도록 상당한 수준으로 활성화시켜야 하는 경우도 있다.

다른 형태의 브레이싱은 체간의 압박력torso compression을 만들기 위해 체간 상부 근육들을 더 강조해야 하는 경우이다. 여기에서는 흉근과 광배근을 활성화시켜야 하는데, 견갑대를 몸통으로 눌러 압박시킨다. 때로는 복부 근육과 체간 상부 근육들을 사용하는 전략을 결합하여 수행능력과 통증에 대한 회복탄성을 향상시키는 최상의 브레이싱 전략을 만들기도 한다.

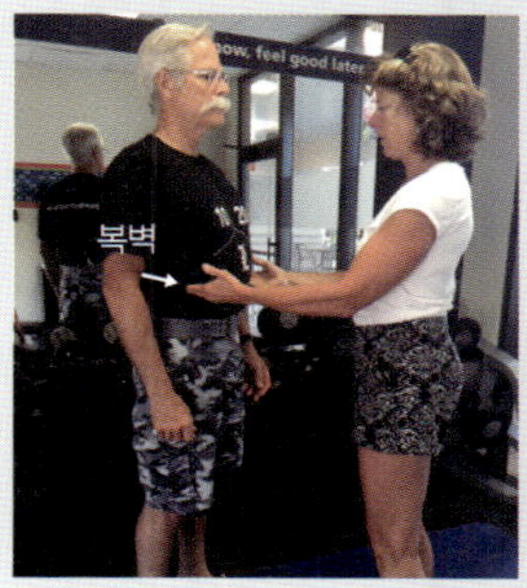

복부 브레이싱abdominal brace은 손가락들을 측면으로 밀어내는 것으로 알려준다.

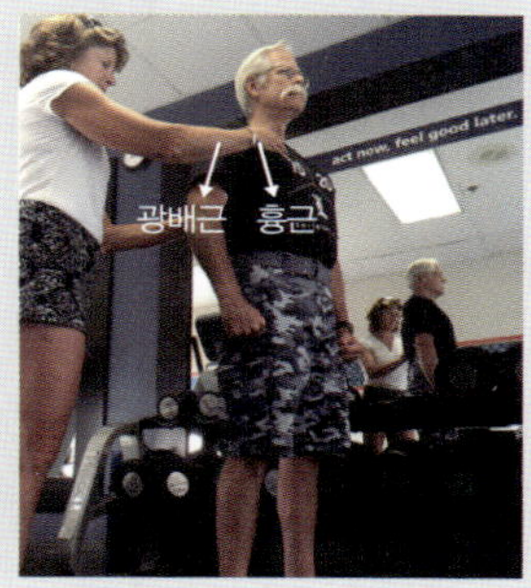

체간 브레이싱torso brace는 흉근과 광배들을 사용해 견갑대를 몸통 쪽으로 내려 누르게 하여 알려준다. 이러한 방법들을 결합하면 최상의 회복탄성과 수행능력을 이룰 수 있게 한다.

걷는 로디드 캐리loaded carrying 운동들을 통해 고쳐질 수 있다. 이러한 유형의 코어 훈련에서 가장 큰 영향을 미치는 근육은 요방형근과 측면의 복사근들이다. 훈련을 바르게 하고 잘 적용된다면 이러한 근육들이 골반이 기울거나 척추가 휘는 것을 막아 준다. 부적절한 골반 기울어짐은 고통스러운 스트레스를 허리에 집중시킨다. 해당 관절에 집중된 스트레스가 줄어들면 수행능력이 향상되고 통증은 사라질 것이다. 좋은 훈련은 항상 신체 연결 전반에 걸쳐 서로를 돕고 잠재력을 가진 요소들을 다룬다. 즉 팔다리 움직임은 근위부의 강성과 안정성을 필요로 한다. 분명히, 코어는 모든 스트렝스와 스피드를 위한 홈

베이스라고 할 수 있다.

코어 강성의 두 번째 필수 메커니즘은 척추를 둘러싼 근육으로 이루어진 당김줄 시스템을 형성하는 것이다. 척추를 뼈 블록들이 쌓인 모습이라고 상상해 보라. 이러한 뼈의 탑을 지지하기 위해 근육들이 단단하게 힘을 작용하지 않으면 이 탑들은 휘어지고 무너지게 될 것이다. 이러한 강성화는 선수가 의식적으로 근육 브레이싱을 동원하고 몸통에 '압박'을 생성할 때 발생한다. 근육 브레이싱을 만드는 노력의 정도는 안정성에 대한 수요에 맞춰 조정된다. 가벼운 부하에서는 동작을 제어하고 척추를 충분히 지지하기 위해 가벼운 브레이싱이 요구된다. 무거운 하중을 들어 올리려면 더 큰 강성이 필요하다. 여기에 폐는 최대 흡기량의 약 70%까지 부풀려지고, 근육 압박력이 만들어지는 동안 호흡을 잠근다. 추가적인 근육 활성화 기술은 강성을 향상시킨다(그러한 기술에는 나중에 설명할 '더블 캠'이 있다).

움직임을 향상시키는 강성/안정성 브레이싱의 세 번째는 관절의 미세한 움직임들을 막는 것이다. 이러한 미세한 움직임은 몇 가지 이유에서 해롭다. 척추들 사이에서 발생하는 미세한 움직임들은 통증을 만들고 근육의 힘을 억제한다. 하지만 근육 브레이싱muscular bracing은 이러한 미세한 움직임을 없애기 위해 척추 주위에 단단한 지지대를 만들어 준다. 이와 같은 통제되지 않는 관절 움직임은 많은 부상들의 근원이 되는 조직의 손상을 만들 수 있다. 다시 한 번 말하자면 이러한 문제들은 근육 브레이싱을 함으로써 해결된다.

부상의 회복탄성과 수행능력 향상의 측면에서 코어 훈련 및 코어 강성을 높이는 것은 협상의 대상이 아니다. 나는 운동능력을 즉시 현저하게 향상시킬 수 있는 다른 운동 변수들에 대해서 들어 본 적이 없다. 많은 선수들이 스스로 코어와 '복근' 운동들에 대해서 잘 알고 있다고 여기고 있지만, 전통적인 컬업 운동이나 '크런치' 운동은 스트렝스 선수들에게 상당히 해로울 수 있다. 우리는 이 책을 통해 이러한 운동들에 대한 검증된 대안들에 대해서 이야기할 것이다.

의식을 기울이는 훈련

지난 몇 년간 나는 세계 최고의 스트렝스 선수들과 스트렝스 훈련에 대한 매우 진솔한 토론을 해 왔다. 우리 연구실에서 그들의 성공적인 기술들 중 많은 것을 조사하고 정량화했다. 이 '스트렝스의 마스터'들 한 명 한 명이 모두 스포츠의 심리적인 측면 그리고 특히 의식을 기울이는 훈련의 중요성에 대해 이야기하였다. 이는 '신경 구동neural drive'을 향상시키기 위해 두뇌를 움직임들과 근육들에 집중시킨다는 개념이다. 신경 구동은 근육에 도달하는 신경 자극nerve pulse이 근 수축을 일으킨다는 용어이다. 따라서 최대 스트렝스를 만들려면 최대 신경 구동을 발생시켜야만 한다. 신경 구동에 영향을 미치는 몇 가지 요소들은 다음과 같다. 1) 의식 있는 생각의 강도, 2) 많은 신경 자극을 전달하는 뉴런의 능력, 3) 신경 경로에 있는 억제 뉴런을 조절하는 것, 4) 자극에 반응하는 근육의 효율.

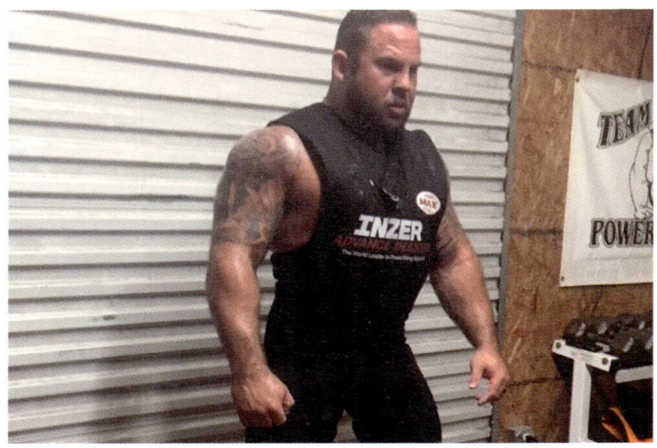

100파운드든 1,000파운드든 모두 같은 마음가짐으로 다룬다. 모든 중량을 똑같이 다뤄라.

바실리 알렉세예프Vasili Alexeyev는 보디빌더들처럼 개별 근육들이 아닌 정신과 신경을 어떻게 훈련해야 하는지를 강조했다. 빌 카즈마이어는 등 근육의 다양한 근-신경 요소들을 능숙하게 연결하고 조절할 수 있는 정신을 훈련하였다. 브라이언 캐롤은 100파운드이든 1,000파운드이든 상관없이 모든 중량을 동일하게 취급한다(과거에는 항상 그렇지는 않았다). 따라서 의식을 집중하는 것은 필수적이다. 나는 우리 연구실에서 선수들에게 리프팅을 하도록 요청할 때 음악을 듣게 하거나 껌을 씹는 것을 허용하지 않는다. 이러한 습관들은 주의를 산만하게 하고 신경 구동의 밀도를 높이는 기술을 개발하는 데 방해가 되기 때문이다. 적어도 새로운 기술을 배우는 초기 단계에서는 이렇게 해야 한다. 또한 선수가 집중할 수 있는 능력의 범위를 평가하고 정신 집중을 유지할 수 있도록 짧은 단위로 훈련 세션들을 정렬한다. 종종 쉬는 시간에 대한 질문을 받는데, 스트렝스 기술의 경우 집중력 회복을 위해 운동 사이에 잠깐의 간헐적인 휴식이 필요하다. 의식을 집중하는 몇 가지 훈련 기술들은 다음과 같다.

게임 페이스: 예지 그레고렉(역도에서 3차례 기록 갱신 보유자)은 챔피언 결정전, 클린 & 저크 종목에서 세계기록을 눈앞에 뒀던 때를 이야기해 주었다. 성공적으로 클린을 한 후, 그는 이전 기록보다 더 무거운 중량을 들어 올릴 수 있겠다는 것을 깨닫고, 내면의 '미소'가 자신의 육체 속으로 스며들도록 내버려 뒀다. 이 짧은 만족감의 순간은 신경 구동을 약간 감소시켰고 그 대가를 치러야 했다. 그는 리프팅을 완성하는 저크 동작을 실패하였다. 밀도 높은 신경 구동력은 목표에 집중하는 무뚝뚝한 게임 페이스game face를 필요로 한다. 미소를 지으면서 동시에 당신의 최대 스트렝스를 발휘할 수는 없다.

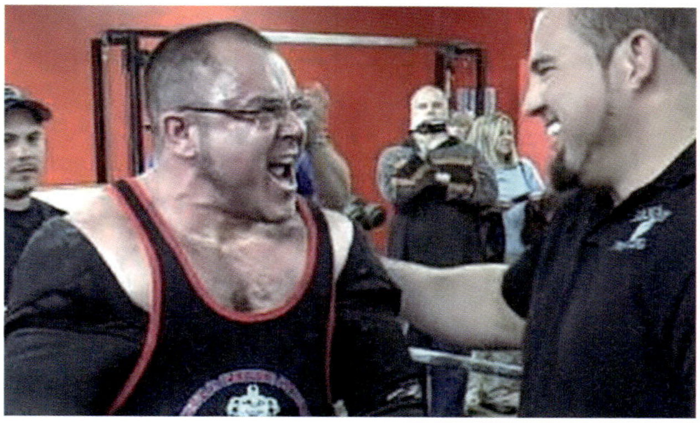

파워리프팅 챔피언 클린트 스미스는 800파운드 벤치 프레스를 밀어내고도 흥분을 감추지 못했다! 미소는 리프팅을 마치고 난 후, 또는 당신의 코치를 위해 아껴 둬라!

투쟁 혹은 도피: 선수는 신체가 가진 원시적이고 본능적인 반응을 촉발하고, 이어서 최적의 신경 구동을 일으키기 위해 일종의 도박을 하는 것과 같은 상황을 만들려고 노력한다. 정신적인 집중 상태, 호르몬 상태, 혈압 등은 모두 이러한 위험한 반응을 유발함으로써 세팅된다. '위기의 신호'를 보고 동시에 기쁨을 느끼는 것은 불가능하다. '위기의 신호'는 경쟁 중 결정적인 순간에 기록을 깨는 열쇠가 된다.

스위치 전환: 위대한 스트렝스 선수들은 대부분 침착하고 자제력이 있다. 하지만 그들은 모두 필요한 순간 '스트렝스를 폭발'하는 상태로 '전환'할 수 있는 능력을 가지고 있다. 이러한 순간, 그들을 건드리지 마라. 유쾌한 경험을 하진 않을 것이다. 이는 어떤 이들에게는 자연스럽게 가지고 있는 능력이지만, 시간에 따라, 그리고 반복을 통해 훈련되고 발달시킬 수 있다.

신경 구동을 100% 달성하기 위해 스피드 활용

나는 트레이너들이 등의 스트렝스를 최대한으로 높이려면 데드리프트를 해야 한다는 주장을 들어 보았다. 우리는 여러 선수들이 싱글 데드리프트를 했을 때 능력치와 기술들을 측정해 보았다. 올림픽 수영, 조정 경기, 육상, 아이스하키, 스키, 미식축구, 그리고 파워리프터 선수들이 그 대상들이었다. 보통 100% 출력에 능숙한 선수들에게도 최대 노력을 기울인 데드리프트의 등 근육에 대한 최대 신경 구동은 약 65~70% 정도의 범위를 보였다. 데드리프트는 등 근육 능력을 100% 동원하는 운동이 아니다. (참고: 데드리프트는 신체 연결을 이루는 다양한 신체 부위들 사이에 균형 잡힌 방식으로 전신의 스트렝스와 강성을 만드는 운동이다.)

문제는 어떻게 하면 더 많은 신경 구동을 이룰 수 있는가이다. 우리가 발견한 바에 따르면 100% 신경 구동을 달성하기 위해서는 스피드가 필요하다. 예를 들면, 알렉세예프는 최대 중량의 약 30% 정도를 설정하고, 리프터의 웨지를 걸고, 빠른 속도로 바벨을 들어 올리는데, 이때 두 발이 바닥에서 떨어지고 바벨은 공중으로 떠오른다. (집에서 이 동작을 할 때 조심하라. 바벨이 내려올 때 어디론가 떨어질 것이다.) 그는 신경 구동을 100% 내기 위해 이렇게 스피드를 강조한 훈련을 하는 것이었다. 그는 고중량/저중량 훈련일이라는 표현 대신, 고중량 훈련일, 고속 훈련일이라는 표현을 사용했다.

신경 드라이브, 근육 길이 변화, 그리고 스트렝스를 증진시키기 위해 알렉세예프는 로만 체어Roman Chair를 사용하기도 했다. 로만 체어를 사용하는 이 방법은 그에게 일시적인 효과를 가져다주긴 했지만, 대부분의 일반인에게는 부상 위험이 높은 방법이기 때문에 개인적으로는 추천하지 않는다. 그는 우연히도 유전자 복권에 당첨된 위대한 선수들 중 한 명이었고 이해하기 힘들 정도의 부상 회복력을 가진 사람이었다. 그는 로만 체어에 올라가 무거운 플레이트를 가슴에 안고 허리를 굴곡/신전했다. 시간이 흐르면서, 그의 부상 회복력은 점점 약해졌고, 리프팅 경력을 마치고 난 뒤, 심각한 허리의 통증을 경험하면서 마침내 이 운동에 대한 대가를 치렀다. 이미 이야기한 바와 같이, 부하를 가한 상태에서 척추를 중립 위치에서 벗어나 움직이는 것은 많은 훈련 가용성을 소모하므로 훈련 방법에 통합하기 전에 신중하게 고려해야 한다. 알렉셰예프가 선택한 이 위태로운 운동은 내가 이전에 연구한 몇 가지 운동들 중 하나로, 요추의 전만을 변경한 상태로 중량을 적용하면 허리 근육들에서 신경 구동은 높아지기는 한다. 하지만 대다수의 선수들에게 이득보다는 잃는 것이 많은 방법이다. 이런 운동 대신, 부하가 실린 상태에서는 척추는 중립 위치를 고수하고, 최대 신경 구동력을 만들기 위해 논의한 다른 방법을 사용하는 것이 최선이다.

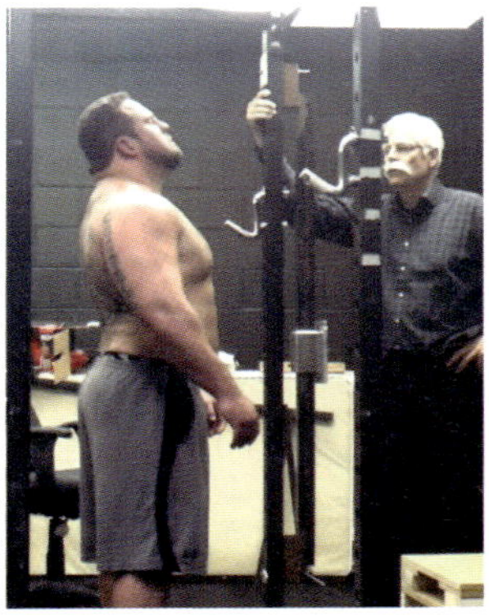

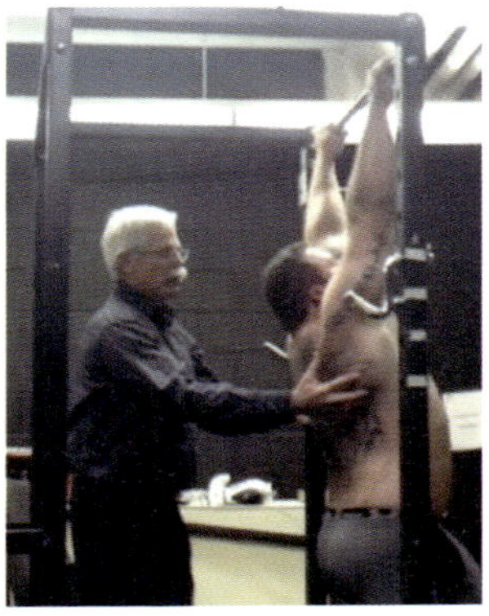

1회 반복 슈퍼 세트

신경계를 활용하는 또 다른 방법은 스트렝스 세계의 또 다른 위대한 인물인 파벨 차졸린에게서 수년 전에 배운 것이다. 10회 반복으로 몇 세트씩 풀업 훈련을 하는 한 선수를 가정해 보자. 그는 최대 신경 구동력의 60%만으로 훈련을 하고 있으므로 진전을 이루기 매우 어려울 것이다. 파벨은 이렇게 하는 대신, 최대 노력을 기울인 1회 풀업을 하고 풀업 바에서 내려오고 이를 10회 반복하도록 프로그램을 재구성했다. 이러한 1회 반복 노력 기법은 10회를 연속으로 풀업하는 피로감을 유발하지 않는다. 또한 1회로 최대 노력을 하는 풀업은 매번 100% 신경 구동을 달성할 것이다. 신기하게도, 그 선수는 싱글 10회 반복을 하면서 항상 에너지가 넘치고 피로감도 느끼지 않았다. 이런 방식으로 훈련을 하면, 큰 진전이 이루어지고 신경 구동을 완전히 가동하는 습관을 이루기 시작한다. 이읏고, 풀업을 여러 번 수행하는 능력도 크게 향상된다.

(참고: 이것이 바로 브라이언이 '맥길 풀업'이라고 부르는 것이다. 사실 파벨 풀업이라고 불러야 할 것이다!)

CHAPTER 9
평가: 스스로를 테스트하기. 재활 훈련 프로그램 설계의 핵심

통증을 유발시키는 원인에 대한 정확한 진단을 하기 위해 『허리 장애 진단과 치료』의 접근법에 따라 숙련된 임상의에게 자세한 진단을 받았다고 가정해 보자. 최소한 『허리 치료와 역학 - 맥길 박사의 단계별 허리 치료법』에서 나온 당신의 통증 유발 요인에 대한 자기 평가를 따랐을 것이다. 여기서 나온 정보는 통증 민감도를 완화시키기 위해 무엇을 해야 하는지, 무엇을 하지 말아야 하는지에 대해 안내할 것이다. 이제 회복 과정을 진행해 보자.

약점들은 완전한 재활 프로그램의 일부로서 다루어져야 한다. 비록 이 책의 초점은 분명 척추이긴 하지만, 여러 선수 능력치에서의 숙달된 점과 부족한 점을 평가하는 것은 초기 허리 부상으로부터의 진전과 완전한 회복을 보장하는 데 도움이 된다.

모든 사람들은 다르다. 나이, 부상 이력, 움직임 능력, 체형, 그리고 피트니스 수준 등의 차이는 모든 고통받는 사람들에게 적용할 수 있는 단 하나의 훈련 프로그램을 만드는 것이 불가능하다는 것을 의미한다. 당신의 목표가 무엇이든 간에, 최고의 프로그램을 설계하는 좋은 출발점이 다음 세 단계를 따르는 것임을 알게 될 것이다.

1. 해당 스포츠에서의 요구 사항 나열
2. 현재의 역량(혹은 약점) 나열
3. 요구 사항과 역량 간의 불일치 문제를 해결하기 위한 프로그램 설계

방법은 다음과 같다.

1단계: 스포츠/활동에서의 요구 사항은 무엇인가?

스포츠의 요구 사항들을 기록하라. (이 책의 마지막 섹션에는 이를 위한 표가 있다.) 이러한 요구 사항들은 기본적인 요구(예: 고중량을 들어 올리고 내려 놓음), 또는 특정한 요구(예: 당기는 작용을 강화하기 위해 목을 뻣뻣하게 함)일 수 있다. 스포츠에서의 중요성과 필요성에 따라 이러한 요구들을 목록화하고 정리한다.

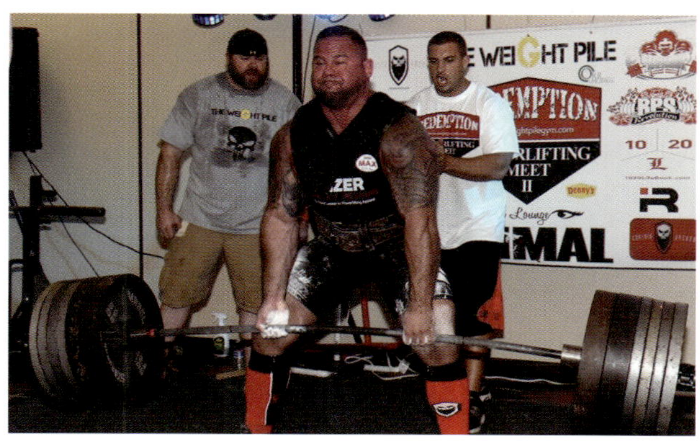

(데드리프트를 예시로) 활동에서의 요구 사항 등: 무엇이 필요한가

균형balance: 발의 지지 기반 안에서 하중과 신체 질량 중심 사이에서 평형을 찾는 능력. 전신 스트렝스, 가동성, 그리고 안정성과 같은 신체 전반에 연결되어 있는 피트니스 능력 간의 균형을 유지할 수 있는 능력.

신체 연결을 따르는 힘들을 조절하는 운동 조절: 움직임 오류들을 회복하고 신체 연결을 따라 움직이는 힘을 조절하여 관절의 스트레스를 줄이는 능력.

조화롭고 타이밍에 맞는 스트렝스 개시strength initiator: 약한 연결점이 없음. 즉, 모든 스트렝스들이 균형 잡힘. 비교적 약한 관절들 주위의 근육들이 지나치게 늘어나는 것을 막는 능력.

그립 스트렝스Grip strength: 그립 스트렝스는 스트랩을 사용하는 게 아니라, 바벨/핸들을 넓게 잡고 훈련하는 것으로 얻을 수 있다(자세한 내용은 뒤에 다룬다). 낮은 그립 스트렝스는 다른 강한 신체 부위들에게 심각한 방해물이 되기 때문에 특히 중요하다.

호흡을 유지한 채 체간의 등척성 압박Torso isometric compression: 몸통을 단단하게 유지할 수 있는 능력으로, 고관절과 어깨에 더 많은 힘을 전달하여 부하를 나눌 수 있게 한다.

신경 구동 밀도를 최적화하기 위한 관절 위치: 적절한 셋업을 할 수 있는 능력 즉, 머리/목의 자세, 발목-무릎-고관절 힌지의 정렬 등. 어떤 자세들은 신경 구동력을 감소시킨다.

리프터의 웨지 설정: 리프터는 자신의 몸을 바벨 쪽으로 '당겨' 내리는 능력. 리프터의 웨지를 만들 때에는 제한된 가동성(타이트함)이 필요하다. 최적의 강성과 전략적 가동성을 만들기 위해 '바 구부리기', '바닥을 벌리기spread the floor' 같은 신호를 사용한다.

'조율된' 가동성: 고관절에서의 제한된 가동성은 햄스트링 근육에 의해 조절된다. 이 가동성은 바벨을 리프팅하기 시작할 때 탄성력을 증가시키도록 조정된다. 햄스트링이 과도하게 늘어남으로 인해 가동성이 지나치게 높으면 해당 근육의 텐션을 제한하는 수동적인 탄성이 제거될 것이다. 가동성이 너무 적으면 동작이 제한될 뿐이고 해당 스포츠에 필요한 움직임 범위가 실현되지 않을 것이다.

근육에 대한 신경 구동 밀도를 최대한으로 높이기 위한 정신-신체의 연결mind-body connection: 신경계 흥분과 신경 구동 출력을 더욱 높이기 위해 정신적 훈련을 통한 접근법.

필요하지 않은 것

과도한 가동성: 늘어진 햄스트링, 발목, 느슨한 발, 적절한 규정보다 깊은 스쿼트

높은 지구력: 지구력은 양날의 검이다. 부상 회복 프로그램에서, 이 특성은 척추를 건강하게 만드는 움직임과 다른 관절 기능 향상 움직임들이 정확한 반복을 꾸준히 유지할 수 있게 한다는 점에서만 중요성을 가진다. 문제는 지구력을 훈련한다는 것은 스트렝스와 경쟁을 하는 유산소 대사를 훈련시킨다는 것을 의미한다는 것이다. 그러므로 최대한의 스트렝스를 얻으려 할 때, 지구력과 유산소 대사 능력은 희생될 수밖에 없다. 지구력 기반을 발달시키는 것은 재활 단계에서 하는 것이 최선이고, 통증이 없어진다면 이러한 형태의 작업은 제거하고, 일상의 모든 움직임에서 좋은 형태를 취할 수 있을 정도로 최소한의 지구력만 남긴다. 걷기는 많은 스트렝스 선수들이 원하지 않는 유산소 대사 훈련을 추가하지 않고도 적절한 이득을 얻을 수 있는 활동인 것 같다. 마티 갤러거Marty Gallagher는 매일 두 시간씩 등산을 하고 5년 연속 500파운드를 리프팅하였다! 걷기는 지구력을 만들어 내지만, 또한 파워리프팅에서 종종 무시되는 전두면 운동 능력을 만들어 내기도 한다. 모든 선수들은 자신의 스트렝스와 지구력 사이의 균형을 잘 잡아야 한다(이는 뒤에 다룬다).

지구력은 스트렝스 선수에게는 양날의 검이다. 지구력 훈련은 유산소 대사 능력을 만들고 속근 스트렝스 운동 단위fast twitch strength motor unit들이 될 수 있는 운동 단위들의 수를 제한한다. 한편 운동 단위의 수는 한정되어 있으며 스트렝스 선수는 속근 무산소 단위들의 수를 최대화하고 싶어 한다. 그러므로 지구력 훈련은 최대 스트렝스를 잠재적으로 제한한다. 이와는 반대로, 스트렝스 선수들은 완벽한 자세로 운동 반복 횟수를 채워야 한다. 여기에는 지구력이 필요하다. 이 선수들은 두 메커니즘 사이에서의 균형을 찾아야만 한다.

사전에 존재하는 구조적인 약점: 이는 굳이 따로 설명할 필요 없는 분명한 문제이며 개별적인 사례로 다뤄져야 한다.

2단계: 선수 평가. 현재의 역량은 무엇이고 약점은 무엇인가?

이제 1단계에서 확인한 스포츠 요구 사항에 대한 선수의 역량들을 기록한다. 이 시점까지 오면, 선수들의 특정한 통증 유발 요인들을 해결했거나 최소한 그 요인들을 잘 관리할 수 있게 되었을 것이다. 하지만 여전히 통증 때문에 상당한 억제inhibition와 교란된 패턴에 시달리는 선수들이 몇몇은 있을 것이다. 성공적인 회복을 이루기 위해선, 이러한 사람들은 『허리 치료와 역학』(일반 독자들) 또는 『허리 장애 진단과 치료』(의료인들)에서 제안하는 프로그램으로 되돌아가야 한다.

예시: 선수 평가(특정 능력에 대한 평가 및 테스트)
등척성 코어 지구력: 빅 3 지구력 테스트
(주기적인 이완 작용을 동반한) 전신 지구력 테스트: 원 핸드 투 엘보우I hand to elbow 푸시업 테스트
폭발적인 스피드: 트위치 스피드 테스트Twitch speed test
그립 스트렝스 역량: 최대 핸드 셰이크 평가Maximum hand shake assessment
고관절과 어깨의 가동성: 움직임 3면 평가, 펠빅 락pelvic rock, 힙 테스트hip exam

이전 페이지들을 통해, 필수적인 '요구 사항'들에 대해서 알게 되었을 것이고, 그 내용들은 선수의 '역량 평가'에 의한 수치로 채워질 것이다. 요구 사항들은 코치가 중요도에 따라, 순위를 매기고 적절한 테스트를 결정할 것이다. 여기에는 데드리프트에 대한 테스트 예시를 실었다.

결함 수정을 위한 평가 및 연습

모든 운동과 움직임 과제는 평가이자 훈련 운동이다. 이러한 이유에서, 이번 섹션은 선수가 몇몇 움직임과 연습을 진행하는 식으로 구성될 것이다. 이 과정에서 고쳐야 할 결함과 약점이 밝혀질 것이다. 결함은 통증을 유발하는 메커니즘의 일부일 수도 있고, 선수와 코치는 통증에서 벗어나 회복력이 생겨남을 느낄 수도 있을 것이다. 이제 남은 것은 티핑 포인트를 넘지 않는 선에서 생물학적 한계를 달성하기 위한 끝없는 탐색을 하는, 궁극적인 수행능력을 조율하는 과정이다. 여기서는 몇 가지 특별한 스트렝스 주제들에 대해 이야기할 것이다.

전반적인 움직임 평가는 스트렝스 수행능력에는 적합하지 않다. 모든 사람에게 적용되는 이상적인 평가법은 없으며, 전반적인 평가나 움직임 스크린은 파워리프팅에 적합하지 않다. 이러한 유형의 진단들은 실제로 선수를 잘못된 길로 이끌 수 있고 더 많은 혼란을 일으킬 수도 있다. 예를 들어 보자. 딥 스쿼트는 가동성을 보기 위해 일반적으로 행해지는 평가이다. 완전한 깊이에 도달하지 못하는 것은 뻣뻣한 발목이 원인인 경우가 흔하기에, 이런 경우 발목 가동성 교정 운동이 제안된다. 하지만 이는 두 가지 수준에서 문제가 될 수 있다. 사실 딥 스쿼트는 고관절 소켓의 모양과 종아리와 몸통에 대한 대퇴부의 상대적인 길이라는 통제가 불가능한 유전적인 이 두요소 의해 더 많은 영향을 받는다. 게다가, 고관절 소켓이 깊을수록, 스쿼트 시 대퇴골(허벅지 뼈)이 고관절 소켓의 관절순(고관절 소켓 전면에 있는 연골 테두리)과 충돌하여 대퇴 관골구 충돌 증후군(FAIfemoral acetabular impingement)을 일으키기에 딥 스쿼트를 하기 힘들게 한다. 여기서 해결책은 특정 스포츠의 경기력을 해칠 수 있는 교정 운동을 하기보다는 스쿼트 스타일을 수정하는 것이다. 또 다른 일반적인 평가는 토 터치toe touch이다. 이 가동성 테스트에서 좋은 점수를 얻는 것은 사실 파워리프팅 선수에게는 해가 된다. 토 터치 점수가 높아지면 퍼포먼스는 저하된다. 파워리프터는 리프팅 시 탄성력을 더하기 위한 타이트한 햄스트링이 필요하기 때문이다. 햄스트링과 등허리의 뻣뻣함stiffness이 부족하면 고중량 리프팅을 할 수 없을 것이다. 요약하자면, 표준 테스트에서의 움직임 점수들은 특정 스포츠에 대해 높은 수행능력을 가진 선수들에게는 적절하지 않을 수도 있다. 파워리프팅, 스트롱 맨, 올림픽 리프팅과 같은 스트렝스를 적용하는 종목들에 대한 평가는 모두 그에 맞는 변수들을 평가할 수 있는 특수한 평가법을 필요로 한다.

다음으로 몇 가지 평가법에 대해 살펴보자.

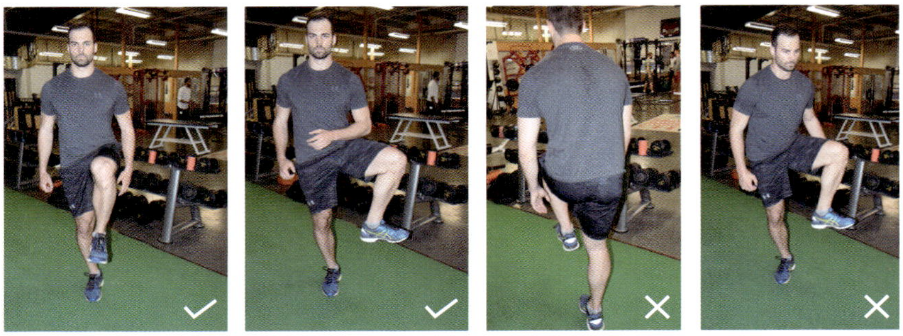

선 자세 코어 조절: 무릎으로 원을 그리는 좋은 예와 나쁜 예시. 좋은 코어 조절력은 몸통이 잠겨 있고 움직임이 고관절에서만 나타난다(왼쪽 두 그림). 이 능력을 강화하기 위한 코칭은 복벽의 강성으로 손가락을 밀어내는 몸통 근육 강성 높이기와 호흡을 조절시키는 것이다. 원의 크기는 작은 것부터 시작하고 지지하는 발로 바닥을 움켜쥔다. 좋지 못한 조절력을 가지면 고관절의 움직임이 줄어들고 척추에서 움직임이 더 많이 나온다(오른쪽 두 그림).

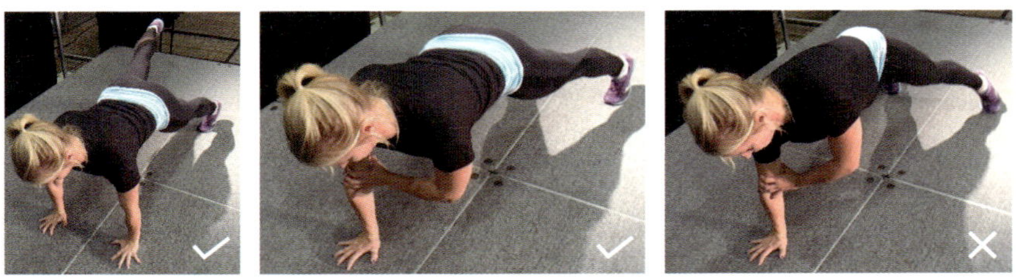

비틀림 제어: 푸시업 자세에서, 다리를 한쪽씩 들어 보고, 한 손을 다른 쪽 팔꿈치에 올려본다. 척추에서 비틀림이 일어나지 않고 이 자세를 취할 수 있으면 테스트는 통과이다. 실패는 가장 오른쪽 그림과 같다. 양 고관절과 양 어깨가 바닥과 평행을 잘 이루는 것이 정확한 자세를 취하는 것이다.

코어 강성과 조절

단순히 선수가 움직이는 것을 관찰하는 것으로 그 선수의 능력이나 코어 조절력의 부족을 확인할 수 있다. 이는 특정 테스트들이나 수행능력을 발휘하는 중 관찰 가능하다. 예를 들어, 단순히 한쪽 다리로 서서 무릎으로 원을 그리는 것으로도 코어 조절력이 드러난다.

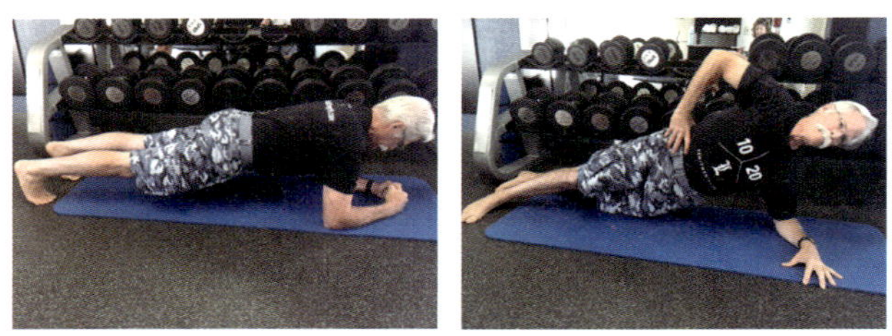

프런트 및 사이드 플랭크 시간 테스트. 기술적인 부분을 확인한다. 신체가 처지는 것은 허용되지 않는다. 정렬을 교정하기 위한 구두 경고는 한 번까지는 허용되지만, 한 번 더 경고해야 하거나 단순히 정렬을 수행하지 못한 경우 실패로 기록한다.

코어 지구력

지구력은 결점 없는 기술로 스트렝스 훈련을 반복할 수 있게 하기에 필수적이다. 프런트 플랭크를 하고 뒤이어 좌우 사이드 플랭크를 한다. 프로 하키 선수의 경우 세 가지 플랭크에서 최소 2분씩은 버틸 수 있어야 한다. 특히 1분 이하로 버틴다면 부상 위험 지표가 된다.

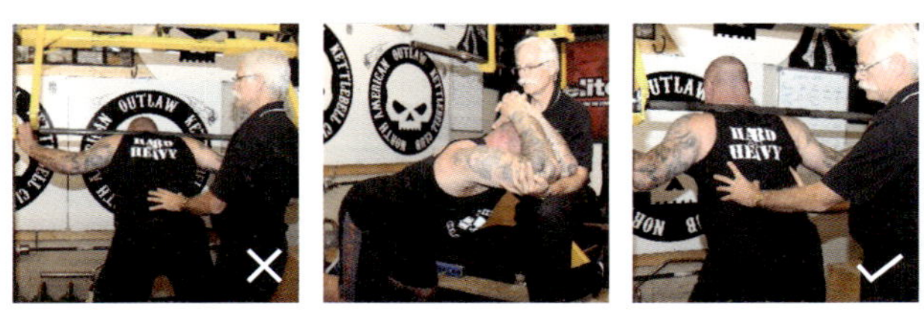

어깨와 흉추 가동성이 제한되면 바벨 아래에서 최적의 자세를 잡기 힘들어진다. 팔꿈치는 바벨 아래에 오지 못하고, 머리/목과 몸통은 너무 앞쪽으로 치우친다. 이 모든 요소들은 수행능력을 떨어뜨릴 것이다. 두 번째 사진: 10초 정도 홀드 & 릴리즈(hold & release)를 사용하여 흉추를 스트레칭한다. 세 번째 사진: 흉추 운동은 팔꿈치가 바벨 아래로 올 수 있게 해 주며, 그립을 좋게 하여 등과 어깨를 단단하게 만들 수 있고, 몸통을 더 바르게 세울 수 있어 역학 지렛대도 좋아지고 바벨 아래에서 '구동선(line of drive)'에도 도움을 준다.

충분한 모빌리티

당신은 이제 너무나도 많은 리프터들이 신화적인 기준을 충족시키기 위해 부적절한 스트레칭과 가동성 운동을 하여 그들의 수행능력을 손상시킨다는 점을 이해하고 있을 것이다. 더 많다고 더 좋은 것은 아니다. '잘 조율된' 가동성 또는 요구도에 입각한 충분한 가동성과 강성은 더 높은 수행능력 및 부상 회복탄성의 열쇠이다.

신체의 외상과 부상을 예방하기 위한 훈련을 할 때, 코어와 손의 강성을 증가시키는 것이 좋다. 그러나 수행능력을 최대한으로 이끌어 내기 위해서는 어깨, 햄스트링 근육, 발목과 발의 강성을 우선적으로 조정해야 한다. 선수는 자신의 종목에 따라 최선의 선택을 해야 한다. 리프팅 종목의 경우, 바벨로 몸을 내릴 때 햄스트링은 한계 지점까지 늘어나야 한다. 몇몇 위대한 리프터들은 무거운 중량으로 자신을 '당겨야' 데드리프트 시작 자세를 취할 수 있기도 하다. 만약 본인이 적절한 시작 자세를 취했음에도 계속 몸을 내릴 수 있다면 엉덩이와 햄스트링이 너무 느슨한 것이다. 타이트한 햄스트링은 탄성 신장력으로 근수축에 대한 추가적인 신경활성화를 만들기에 가장 높은 힘을 만든다. 단단하고 '완전히 장전된' 스프링을 가지고 싶은가 아니면 느슨하고 약한 스프링을 가지고 싶은가? 스쿼트 움직임의 가동범위 이상에서 중량을 다루거나 스트레칭을 하지 말라. 리프팅 스트렝스에 필요한 이 제한적인 햄스트링 가동성은 많은 훌륭한 리프터들이 신발 끈을 묶기 힘들어 하는 이유이며, 그 대신 슬립온 신발을 선택하는 이유이다! 이러한 낮은 유연성은 기하급수적으로 상승하는 레그 드라이브를 얻는 데 따르는 작은 희생이다.

일부 한정된 가동성은 바벨을 어깨에 견착하고 힘을 효과적으로 위 방향으로 가하기 위해서도 필요하다. 하지만 어깨 너머로 위 방향으로 힘을 보내는 데에는 여러 요소를 반드시 고려해야 한다. 때로는 흉추 신전 가동성 부족이 어깨의 문제처럼 보이는 경우도 있다. 만약 등 상부(흉추 부위)가 긴장의 원인인 경우 이 페이지에서 소개하는 가벼운 스트레칭이 해당 부위를 부드럽게 하고 어깨를 자유롭게 움직이게 하는 데 도움이 될 수 있다. 핵심은 리프팅을 수행하기 위해 필요한 지점까지 각 관절들을 편안하게 확장할 수 있는 것이지만 그 이상까지는 아니다. 근육이 약해질 정도는 늘리지 않고 안전하게 근육의 가동성을 높이기 위해 주의를 기울인다.

당김 동작pull과 스쿼트에 대한 '리프터의 웨지'를 평가하여 자신이 가진 강성의 한계, 발 사이의 간격과 발끝을 돌리는 정도, 머리의 위치와 시선 위치 설정을 정하라.

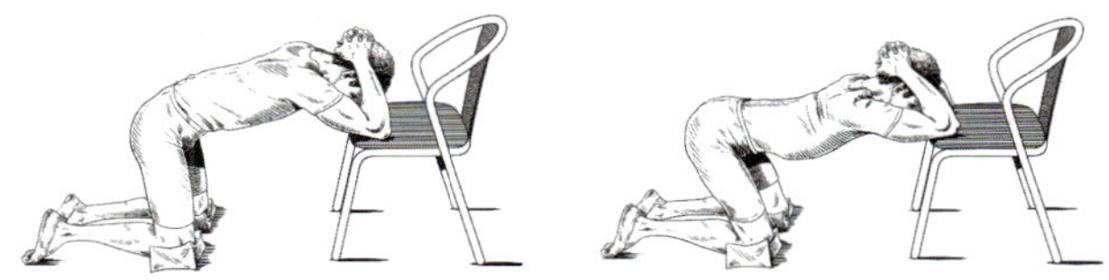

흉추 가동성 자가 운동: 이 운동은 벤치나 의자를 사용해 수행할 수 있다.
왼쪽 그림: 양손은 깍지를 껴서 머리 뒤에 놓는다. 몸의 긴장은 풀고 양 팔꿈치는 벤치에 받쳐 놓는다. 두 팔꿈치 사이 간격은 광배근, 척추 그리고 어깨 사이에서 '균형 잡힌' 스트레칭 느낌이 들 수 있게 조정한다. 팔꿈치당 2kg 이상이 되지 않는 힘으로 두 팔꿈치를 벤치 쪽으로 부드럽게 누르는 것으로 시작한다. 10초간 이 상태를 유지한다.
오른쪽 그림: 이제 긴장을 풀고, 흉추를 신전시킬 수 있게 엉덩이를 발꿈치 쪽으로 당긴다. 이 동작을 두 차례 더 반복한다. 그리고 일어선다. 리프팅 자세에서 역학 지렛대가 즉각적으로 개선됨을 느낄 수 있을 것이다. 꾸준히 이 동작을 반복했을 때 지속적인 개선을 확인할 수 있을 것이다.

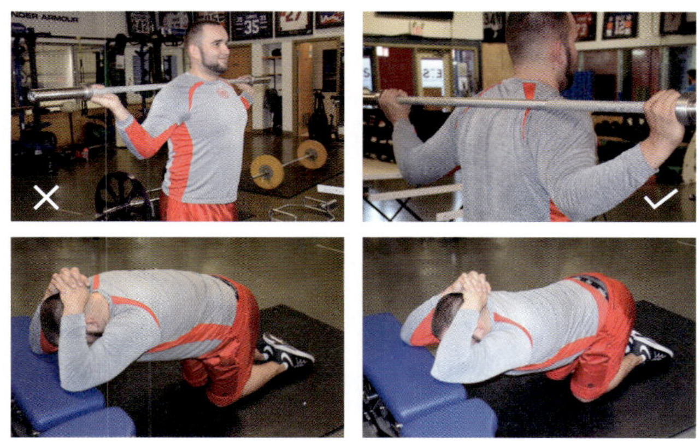

흉추 신전 스트레칭을 하여 하부 흉추를 신전시키는 '가슴 자랑' 자세(위 왼쪽 사진)를 줄이고 상부/중부 흉추를 신전시킨 자세(위 오른쪽 사진)를 만들어 바벨 견착 위치와 역학 지렛대를 개선한다. 이를 통해 손목 정렬 또한 개선되어 바벨을 '비틀어' 잡을 수 있어 바벨에 더욱 밀착할 수 있을 것이다. 아래 사진은 흉추 신전 동작을 벤치에서 하는 모습이다.

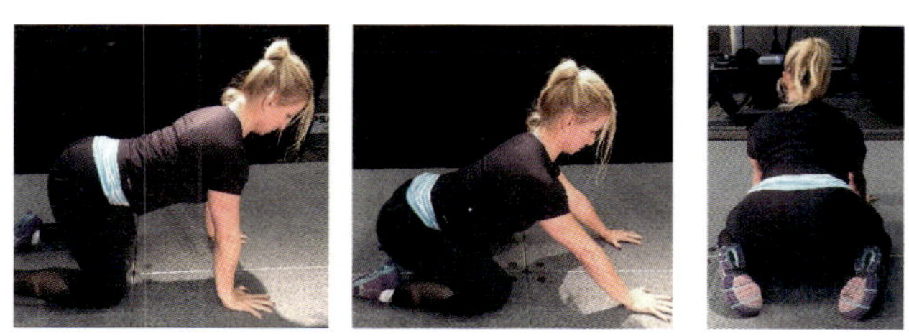

펠빅 락 동작(pelvic rock motion)을 뒤와 옆에서 관찰한다. 네발기기 자세에서 동작을 시작하여 척추의 중립 커브를 유지하면서 엉덩이를 발목 쪽으로 보낸다. 척추의 정렬이 망가지는 시점을 보면 고관절 소켓의 형태(관골구와 대퇴골이 접촉)에 따른 스쿼트 깊이의 적절성을 파악할 수 있다. 두 무릎 사이의 간격을 조정하여 올바른 스쿼트를 달성할 수 있는 가장 적절한 무릎 간격, 고관절의 외전 각도를 찾도록 한다. 파워리프팅에서는 이 동작에서 찾은 깊이 이상으로 스쿼트를 해서는 안 된다. 올림픽 리프팅(역도)의 경우, 완전한 깊이로 스쿼트를 할 수 있어야 하는데, 만약 풀 스쿼트의 가동범위를 가지고 있지 않다면 당신은 역도에 맞는 몸을 가지고 있지 않은 것이다.

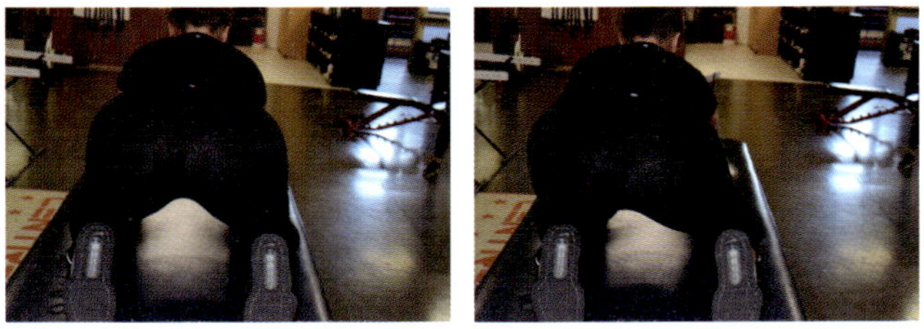

다음으로 뒤에서 고관절의 대칭, 척추 구부러짐, 그리고 좌/우로 편향되는 것을 관찰한다. 비대칭은 제한이 있음을 의미하며 이어서 그 메커니즘이 어떤 것인지 확인해야 한다. 이때에는 좀 더 전문적인 지식이 필요할 수도 있다(더 자세한 지침은 『허리 장애 진단과 치료』를 참고하라).

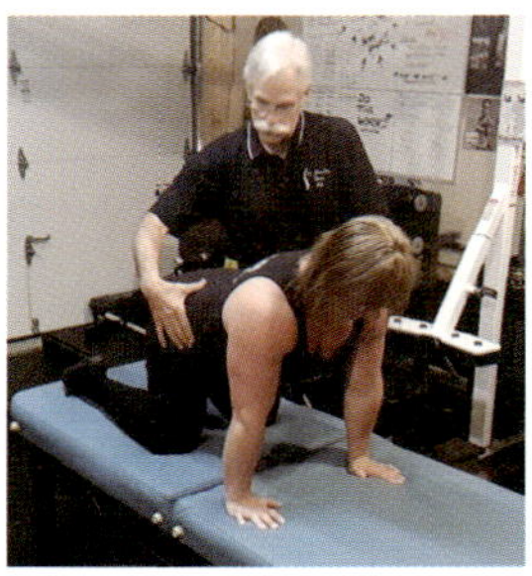

덩치가 크고 뻣뻣한 리프터의 경우 코어의 강성과 스쿼트 깊이를 만들 수 있게 고관절 굴곡근을 사용하여 아래로 '당겨' 내리고 무릎을 바깥으로 밀어내는 동작에 집중한다. 이는 경기장에서 발휘될 수 있는 '근육 기억(muscle memory)'을 만든다.

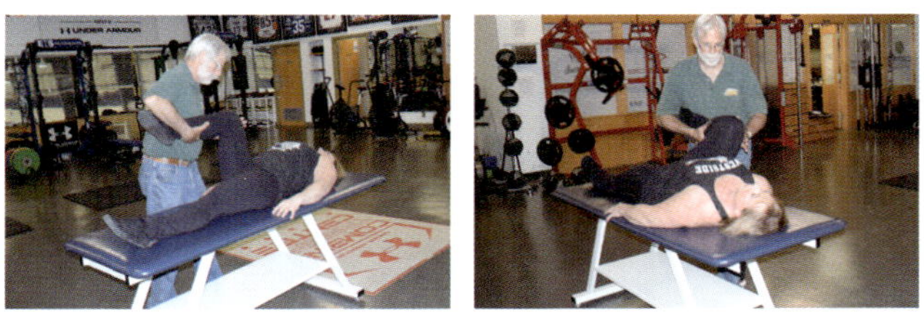

고관절 탐색 검사는 충돌 증후군이나 다른 통증 민감도를 추가적으로 찾는 데 도움이 된다. 이를 통해 고관절 소켓과 대퇴골의 형태에 대한 정보들을 수집할 수 있다. 고관절을 중심으로 무릎과 허벅지를 원형으로 움직이면서 최적의 스쿼트 깊이와 편안한 범위를 찾는다.

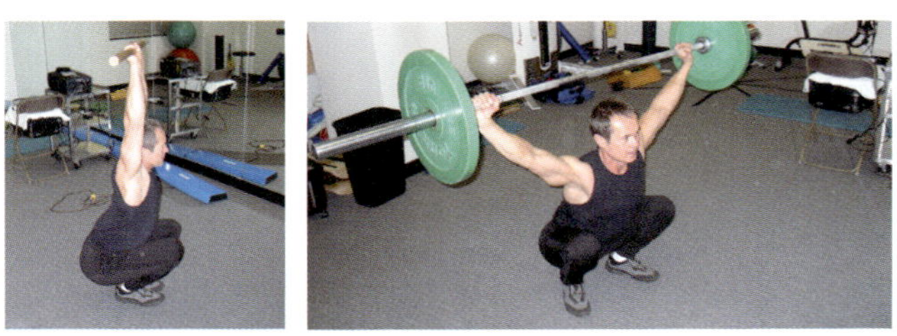

세계기록 보유자 저지 그레고렉(Jerzy Gregoreck)은 아름다운 고관절, 발목 그리고 어깨 가동성 및 이와 결합된 완벽한 코어 강성과 조절력을 보여 준다. 하지만 이는 모든 사람들이 갖출 수 있는 것은 아니다!

고관절 가동성

몇 가지 테스트를 통해 리프터의 고관절 형태를 파악할 수 있다. 우리는 이 정보를 사용해서 그들에게 맞는 스쿼트 스타일을 찾는다(발의 간격, 발/무릎이 돌아가는 정도, 스쿼트의 깊이).

이 테스트들은 신이 내려주신 고관절 형태를 알려주고 스모 데드리프트가 적합한지 컨벤셔널 데드리프트가 적절한지도 알려준다.

올림픽 리프팅 선수가 되고 싶은가? 올림픽 리프팅은 어깨와 고관절의 해부학적인 측면에서 매우 특별한 선물을 받아야 가능하다. 그 신체는 중량 부하 아래에서 잘 정렬되어야 한다. 만약 이러한 관절들에 가동성이 부족하다면 그들은 관절에 부상을 입거나 성공적으로 충분한 중량을 다루지 못할 것이다. 그러므로 관절 가동성은 올림픽 리프팅을 할 수 있는지에 대한 기준이어야 한다.

압박 부하 아래 놓였을 때의 다른 움직임 테스트

관절은 통증 유발 요인, 그리고 역학적 장점(약점) 측면에서 평가한다. 통증 유발 요인(압박, 전단, 긴장, 구부림, 비틀림 스트레스, 그리고 디스크, 신경, 천장관절, 고관절 등의 특정 조직들)과 관련한 완전한 평가에 대한 세부적인 내용은 임상서인 『허리 장애 진단과 치료』에 통증 트리거 및 기계적 이점(단점)이 실려 있다(여기에서 다루기엔 너무 많은 내용이다). 이 책의 목적에 따라, 우리는 대부분의 스트렝스 선수들이 가진 통증 유발 요인은 중량 부하 아래에서 척추 압박(또는 구부림) 스트레스와 연관될 수 있다고 가정할 것이다.

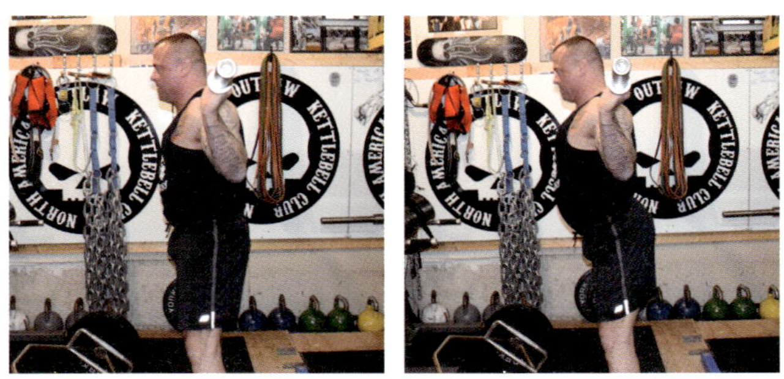

'미드나이트 무브먼트' 테스트는 빈 바벨로 수행한다. 바르게 서서 골반을 앞뒤로 기울인다. 이때 통증이나 기타 불편감이 발생하는지 확인하다. 3~4번 정도 반복하면 충분할 것이다(그 이상 반복하면 대부분의 사람들도 통증을 느낄 것이다). 특정 움직임 방향에서 어떤 불편감이 발생하는지(예를 들어 신전 자세에서 굴곡 자세로 움직일 때), 또는 특정 자세를 취하는 동안 불편함이 발생하는지 확인하라. 이 정보는 리프팅 자세를 '세밀하게 조정'하는 데 사용된다.

여기서 우리는 불편감이나 통증을 드러내는 자세와 움직임을 확인하기 위해 '미드나이트 무브먼트 테스트midnight movement test'를 사용한다. 통증의 메커니즘이 확인되면 통증 유발 요인을 피하고 통증 민감도를 낮출 수 있도록 프로그램을 조정한다.

역학적 이점을 위한 목 평가

목은 모든 당김 작용을 하는 근육들이 매달려 있는 지지대 역할을 한다. 승모근은 목과 어깨를 연결한다. 승모근이 충분한 기능을 하지 못하면 수직으로 당기는 작용은 한계에 부딪힐 것이다. 그러므로 척추체들의 구조를 지지하기 위한 균형 잡힌 당김줄 시스템guy wire system이 적절하게 사용되기 위해선 목 근육들과 역학적인 부분들을 검토해야 한다. 많은 스트렝스 선수들이 목의 중요성을 과소평가하고 그로 인해 문제에 봉착한다. 다시 한 번 말하지만 목의 가동성이 아니라, 근육으로 된 당김줄 시스템의 근력을 높이고 단단하게 만드는 것에 대한 이야기이다.

이상적인 목 자세에 대한 논의는 항상 있다. 이는 개개인의 자연스러운 목 길이에 대한 답을 찾고자 하는 것이다. 짧고 가동성이 제한된 목은 일반적으로 근육이 두꺼워서 생기는데, 이 경우에는 목을 '단단히 고정'하는 것'packed' neck이 나을 것이다. 이와는 대조적으로, 긴 목을 가진 사람은 움직임을 시작하기 위해 진동파pulse를 생성하는 기술을 사용할 수 있을 것이다.

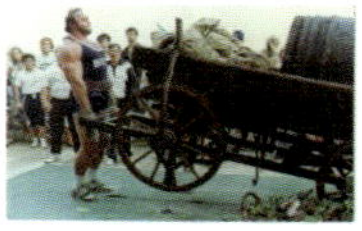

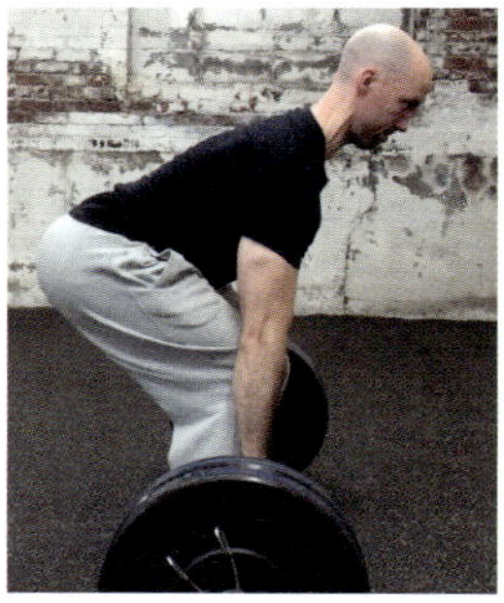

왼쪽 그림: 두껍고 짧은 목을 가진 사람은 목을 단단히 고정하고(packed neck) 정해진 지점에 시선을 고정시켜 두는 것이 더 효과적이다.
오른쪽 그림: 목이 긴 리프터의 경우에는 추가적인 파워를 만들어 낼 수 있다. 이를 위해 선 목을 길게 만들었다가 바로 단단하게 만드는 이미지를 그리게 한다. 이를 통해 머리와 목은 매우 작은 진폭의 파동을 만들어 위쪽으로 힘을 구동할 수 있을 것이다(upward drive). 관찰자는 이러한 진동파를 거의 알아차리지 못할 것이다. 하지만 이러한 작용에 의해 만들어진 충격파는 단단해진 신체 연결을 통해 바벨까지 이동할 것이다.

일상생활 습관 평가 – 껌 씹기: 껌을 씹는 것이 목 굴곡근을 억제할 수도 있다는 사실을 알고 있는가? 이는 껌을 씹는 습관처럼 지속적으로 턱을 다무는 것이 턱관절 근육의 스트렝스를 기르기 때문이다. 껌 씹는 습관이 있는 사람이 중량을 들려고 시도하면 목의 근육들과 습관 때문에 타이트해진 턱이 리프팅에 관여하는데, 과사용된 턱 근육들이 목 근육들이 하는 일에 보상작용을 한다. 게다가, 지속적인 껌 씹기는 이러한 근육들의 활성화를 더욱 제한할 수도 있다. 시간이 지남에 따라, 이러한 습관은 목 굴곡근을 더 약해지게 만들 것이다.

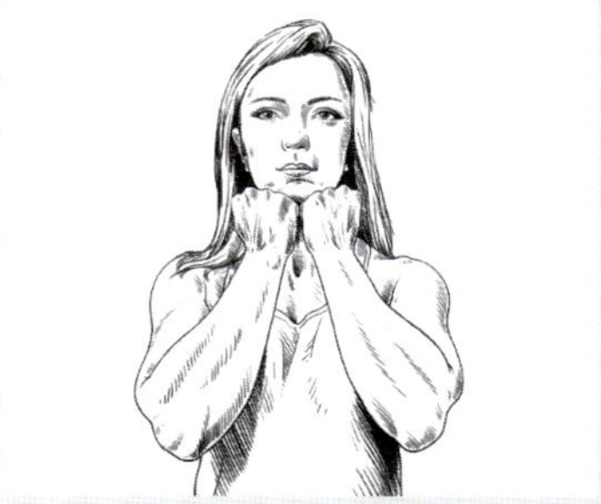

목의 사전-재활은 선 자세에서 시작한다. 머리를 중립 위치에 놓고 정면을 바라보고, 두 주먹을 턱 아래 놓는다. 가볍게 입을 다물고 혀는 입천장, 치아 뒤에 놓는다. 이제 혀를 위로 밀고 입천장에 압력을 가하여 목 앞쪽을 단단하게 만든다. 두 주먹을 위쪽으로 부드럽게 밀고 목 근육으로 이에 저항한다. 이때 움직임이 일어나서는 안 된다.

근육들이 잘 작용하도록 충분히 노력하되, 불편감이나 통증이 일어날 정도로 하진 않는다. 천천히 강도를 높이면서 통증 없이 목을 지탱할 수 있는 역량을 만들어라. 이런 훈련으로 얻은 능력은 빅 3의 컬업과 다른 리프팅에 쉽게 연결되어야 한다.

회복탄성력을 위한 목 교정 운동

중량 부하를 견딜 수 있는 건강한 목은 모든 종류의 리프팅에서 필수적이다. 목의 통증, 기능부전 또는 불편감은 당기는 동작에 작용하는 근육들에 문제를 일으키고 리프팅을 방해할 것이다. 부적절한 운동으로 문제를 악화시키지 말고 강한 목을 만드는 것이 핵심이다. 사이드바에서 알려주는 기술을 사용해 보라.

기능 향상과 부상 회복탄성을 위한 평가

발이 견고할수록 바닥에 뿌리를 박고 바닥을 움켜쥘 수 있는 능력이 강해진다. 이는 고관절과 둔근 복합체에서 완전한 파워를 만들어 낼 때 필수 요소이다. 더 견고하고 강한 발은 구동선line of drive과, 하중을 신체 기저와 연결한 쓰러스트 라인thrust line의 오류를 교정하는 데 도움을 준다. 이는 발 내부에 있는 압력 중심을 제어함으로써 달성된다. 매우 무거운 중량 아래에서는 척추나 고관절을 재정렬할 수 없기 때문에, 이와 같은 압력을 중심화하고 바닥을 '움켜쥐는' 작용은 고중량이 신체에 작용하는 방식을 조정하는 가장 좋은 전략이다. 여기에서는 발가락을 벌리고, 발의 그립력을 위한 '큰 발big foot'을 만들고, 더 견고한 발을 만드는 능력을 평가한다.

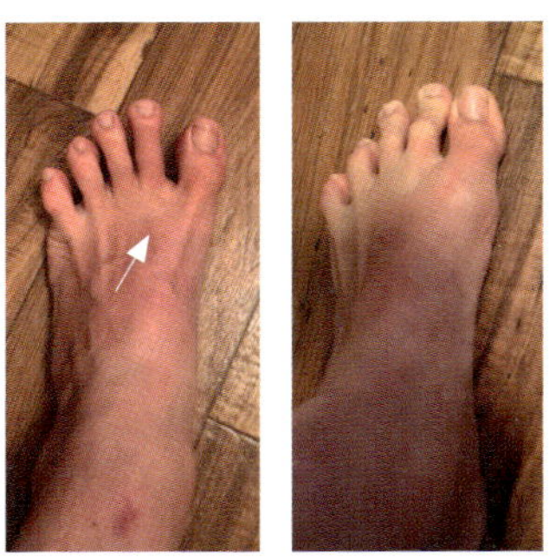

'큰 발' 연습은 지지 기반의 크기를 개선한다. 이를 통해 리프터는 발 아래에 있는 압력 중심을 이동시켜 바벨까지 이어지는 구동선(line of drive)을 조정할 수 있어 최대 파워를 발휘할 수 있게 한다. 발가락들을 벌리는 연습을 하라. 그런 다음 발뒤꿈치와 발가락으로 바닥을 움켜쥐라.

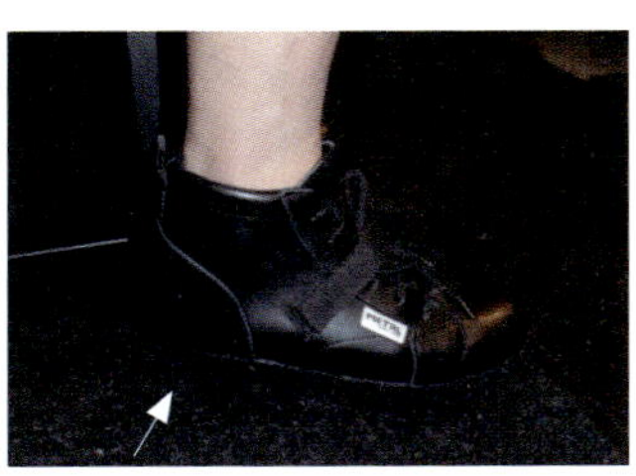

발의 볼 부분(ball of the foot)의 탄성은 비복근과 가자미근, 그리고 전/후경골근의 공동 활성화와 함께 발목의 강성을 조절한다. 발목의 움직임은 작지만 약간의 탄력을 보인다.

신발 평가

발과 관련한 또 다른 논의는 신발의 선택과 신발을 얼마나 단단하게 조이는가이다. 다시 한 번 말하지만, 우리는 신경의 예민한 정도, 관절 가동성, 그리고 신체 분절들의 길이 등, 개별적인 차이를 존중한다. 상대적으로 다리가 짧고 고관절의 가동성이 좋은 리프터의 경우 뒤꿈치 굽이 높은 뻣뻣한 리프팅 신발을 사용할 수 있다. 고관절 가동성이 제한되고 긴 다리를 가진 경우 가능한 굽이 낮은 신발(맨발이나 발레 슬리퍼)을 추천한다. 어떤 선수는 단단하게 조인 발을 선호하는 신경 예민함을 가지고 있는 반면, 다른 선수는 발을 조이지 않게 하여 리프팅 조절력을 높이는 편한 신발을 신어 수행능력을 높인다.

어떤 신발과 리프팅 테크닉이 가장 좋은지 평가하려면 다음과 같이 해 보라. 먼저 컨버스화처럼 굽이 낮은 신발부터 시작한다. 신발을 단단히 조이고 리프팅한다. 그러고 나서 신발을 느슨하게 풀고 수행능력과 편한 정도를 비교한다. 이러한 방식으로 다양한 높이의 신발들을 신어 보라. 여러 시행착오를 통해 최적의 신발과 기술을 찾을 수 있을 것이다.

신체 분절의 비율: 건설 기중기는 연결부의 길이를 바꾸면서 역학적인 작용을 조정한다. 하지만 모든 선수들은 신체 분절의 길이, 근육의 길이, 힘줄의 길이 등에 따라 기어비가 결정된다. 이렇게 유전적으로 타고난 성향은 변경할 수 없지만, 어떤 훈련 기법이 타고난 기어에 가장 적합한지를 결정하기 위해 우리는 평가를 하고, 이러한 점에 주의해야 한다. 예를 들어, 다리가 긴 리프터의 경우 고관절의 토크는 높이고 무릎의 토크는 줄이는 기법을 사용함으로써 더 많은 중량을 들어 올린다. 다리는 짧지만 몸통이 긴 리프터는 몸통을 더 세우고, 무릎 토크를 더 높이면서 더 좋은 역학을 찾는다. 약 30년 전 우리 연구소에서 수행한 연구에 따르면, 세계기록 수준에 가까운 사람들은 상대적으로 허리에 걸리는 부하가 더 작게 걸리는 것으로 나타났다. 이는 주로 상대적으로 짧은 대퇴골로 인해 몸을 꼿꼿하게 세우는 자세가 가능했기 때문인 것으로 보인다. 이는 역학적으로 큰 이점이다. 하지만 해부학적인 문제에서 합격/불합격은 없다. 기술을 조절하고 신체 형태에 맞는 조정을 하라.

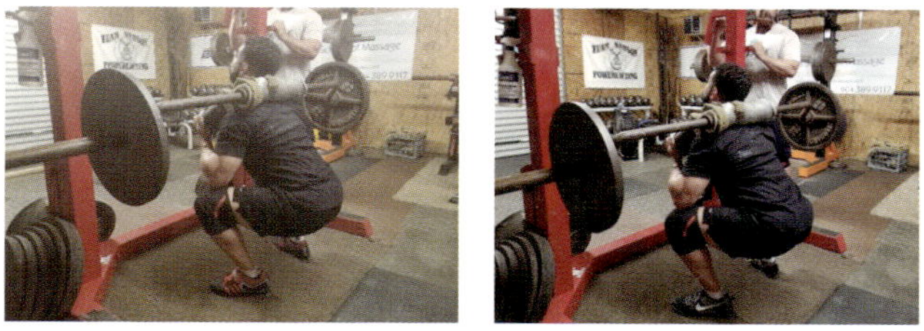

짧은 대퇴골과 적절한 발목 가동성을 지닌 선수가 리프팅 신발(왼쪽)과 평편한 신발(오른쪽)을 신고 스쿼트를 한다. 둘 사이에는 별 차이가 없다.

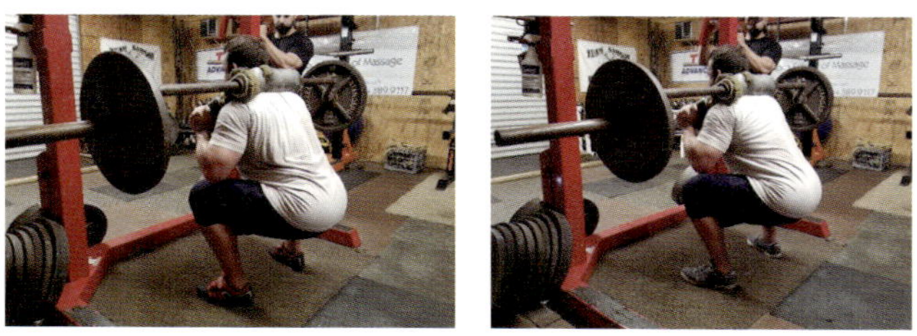

이 리프터는 긴 대퇴골을 가졌다. 발뒤꿈치를 높인 리프팅 신발(왼쪽)을 신었고, 줄어든 발목과 고관절 굴곡은 엉덩이를 약간 낮췄다. 편평한 신발(오른쪽)은 스쿼트 깊이를 줄였다. 이렇게 하면(왼쪽) 허리의 부하는 줄지만 하체의 스트렝스는 더 필요하게 된다. 편평한 신발(오른쪽)은 허리의 부하를 높인다.

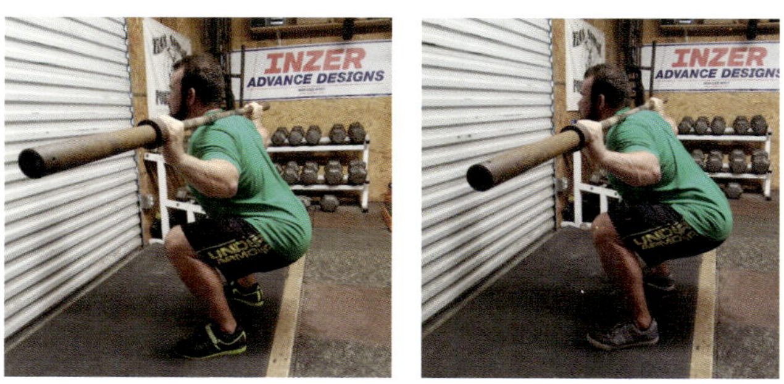

리프팅 신발은 적합한 스쿼트(왼쪽)와 향상된 구동선을 만들어 주었다. 몸은 조금 더 바로 세우게 되고, 하체에 걸리는 부하는 살짝 더 높아지며, 허리와 고관절에 걸리는 부하는 약간 낮아진다. (오른쪽) 편평한 신발.

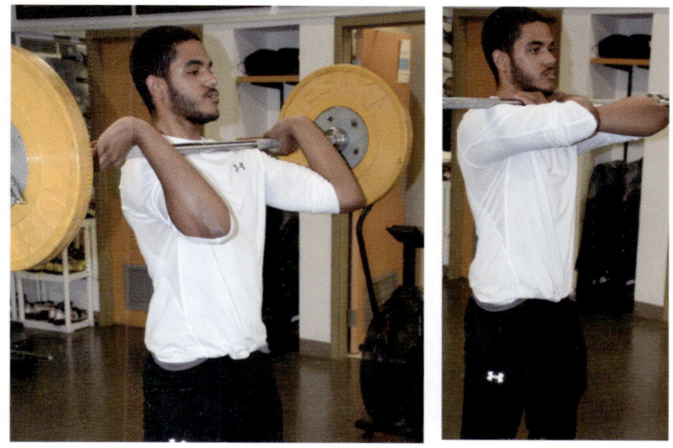

이 선수는 프런트 스쿼트 세팅을 취하고 있다. 하지만 전완이 너무 길어 가슴 상부에 바벨을 올려놓아야 한다. 이는 좋지 못한 자세, 수행능력 저하, 그리고 관절에 더 많은 스트레스를 가한다. 그러므로 팔을 교차해서 바벨을 올려놓도록 한다. 프런트 스쿼트는 하체 파워 발달을 돕는 도구이다.

리프터의 웨지 관찰

이 연습은 평가와 훈련 모두에 도움이 된다는 점을 다시 한 번 강조한다. 이제 선수는 자신의 해부학적 특성, 가동성, 안정성, 강성 그리고 조절 능력에 대해서 잘 이해하고 있을 것이다. 이러한 요소들은 웨지를 통해 다듬어진다.

고관절-무릎-발목의 힌지 관찰

고관절-무릎-발목으로 구성된 힌지$_{\text{hinge}}$ 움직임 면의 결함은 수행능력을 제한하고 부상 가능성을 증가시킬 것이다. 안쪽으로 무너지면$_{\text{valgus}}$ 무릎 인대를 손상시키고 잠재적 ACL 부상의 예측 변수가 된다. 바깥쪽으로 무너지는 것은 약한 ACL을 보호하려는 시도에서 일반적으로 보이는 결함이다.

또 다른 유용한 평가이자 훈련 연습은 '댄존 고블릿 스쿼트'이다. 여기에는 바벨을 잡을 때 관여되는 첫 번째 연결인 팔꿈치에 대한 지시 사항도 포함된다. 그리고 나서 양 무릎을 벌리고 좌우로 조금씩 움직여 더 깊은 스쿼트를 만들 수 있도록 한다. 주의 사항: 고관절의 관절순에 과부하가 걸리지 않도록 주의하라. 또 다른 유용한 신호는 발을 사용해 '바닥을 벌리는' 압력을 추구하여 고관절 소켓 전면의 부하를 줄이는 것이다.

힌지 정렬을 달성하기 위한 사항들이 성공하지 못할 경우, 특정 근육들을 촉진할 수 있는 '이미지화'와 등척성 수축을 유도할 수 있는 '내부' 및 '외부'적 코칭 단서들을 몇 가지 시도한다.

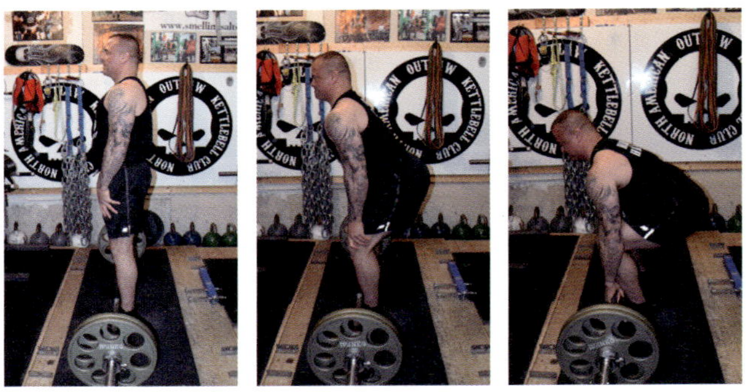

왼쪽 그림: 바른 자세로 서서, 양손은 허벅지 앞에 두고, 목은 중립 위치로, 시선은 앞쪽에 고정시킨다.

중간 그림: 엉덩이를 뒤로 빼면서 몸을 내린다. 손은 허벅지를 따라 내려가고 무릎을 강하게 움켜쥔다. 무릎은 발볼 바로 위에 위치하게 조정한다. 척추 커브들은 중립 위치로 조정한다. '슈러그'의 반대 동작으로 팔을 아래로 누르는 부하를 높인다. 이 '안티-슈러그' 동작은 본질적으로 팔을 통해 아래로 가능한 많은 중량을 밀어내리는 동작이다. 어떤 선수들은 이 지점에서 뒤꿈치 쪽으로 뒤로 넘어진다. '기울어진 탑 드릴'을 사용하여 압력의 중심을 발 중앙으로 이동시킨다.

오른쪽 그림: 이제 미끄러지듯 손을 내려 바벨로 내린다. 바벨을 강하게 움켜쥐고 밀어낸다. 광배근이 단단해질 때까지 활성화시켜 '바벨을 구부린다.' 이게 바로 웨지를 거는 방법이다.

'기울어진 탑' 드릴: 이 연습은 발의 운동 능력을 향상시켜 부하 아래에서 균형을 회복하는 능력을 돕고, 부하를 견디는 능력을 높이기 위해 신체 분절들을 정렬하는 능력을 높인다. 바르게 선 상태에서 발가락에 가능한 많은 압력이 실리게 하여 몸을 앞으로 기울인다. 그리고 난 뒤 뒤꿈치에 가능한 많은 압력이 실리게 하여 몸을 뒤로 기울인다. 그런 다음 두 손이 무릎 위에 올라간 스쿼트 자세를 취하고 반복한다. 발의 운동 능력과 중심 방향으로 구동선을 교정하는 전략을 개선하라.

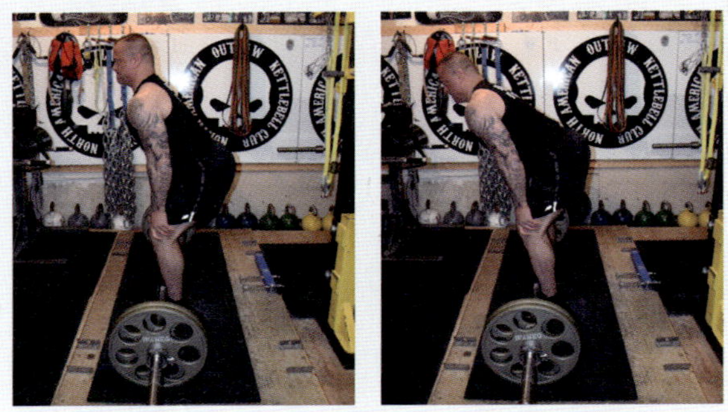

왼쪽 그림: '기울어진 탑'은 최대 파워를 발달시키고 바벨을 윗방향으로 움직일 수 있도록 발아래의 압력 중심을 보정하는 연습이다. '숏-스톱 스쿼트(short-stop squat)' 자세를 취하고 광배근을 아래로 당기고 중립 척추를 사용하여 단단한 '안티 슈러그'를 만들어라.

오른쪽 그림: 이제 발목만 사용하여 몸을 앞으로 기울여라. 발가락들을 벌리고 가능한 발 앞쪽에 압력 중심을 집중시켜라. 이는 리프팅에 있어 이상적인 자세는 아니지만, 발 압력 중심에 대한 교정 훈련이다.

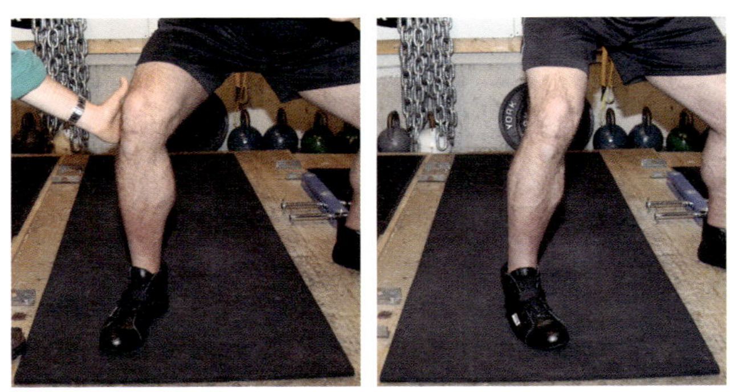

발목-무릎 정렬 교정.

왼쪽 그림: 코치가 고관절-무릎-발목 힌지가 잘 나오게 이 관절들을 일직선으로 배치한다.

오른쪽 그림: 무릎이 안쪽으로 무너진 경우 손을 무릎 바깥쪽에 두고 선수에게 밀어내라고 하여 교정한다.

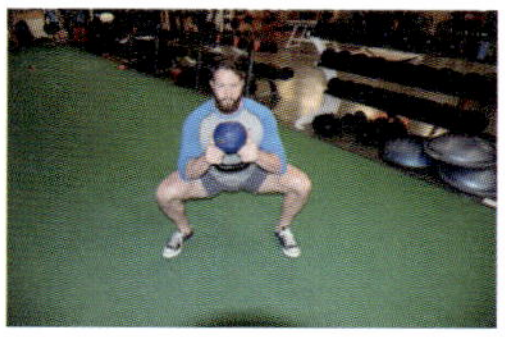

댄 존의 고블릿 스쿼트는 바른 스쿼트로 '당기기'를 연습하는 훈련이며, 발의 배치를 미세하게 조정하기 위한 훈련이다.

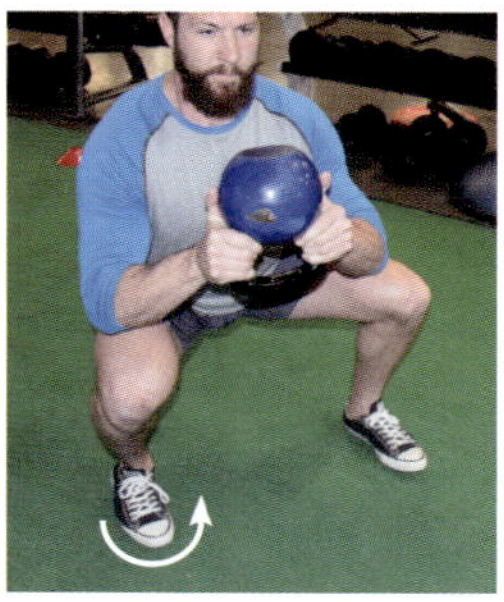

이는 동시에 훌륭한 평가법이기도 하다. 고관절-무릎-발목의 힌지 정렬이 잘못되었는지 또는 비대칭이 있는지 관찰하라. 발이 안쪽으로 돌아가 있거나, 내반(inverted)되어 있는 경우가 있다(가운데 그림). 이는 ACL 이 약한 사람들이 흔히 사용하는 전략이다. 하지만 한편으로는 무릎이 발 위에서 비틀리는 힘이 생기게 될 수도 있다.

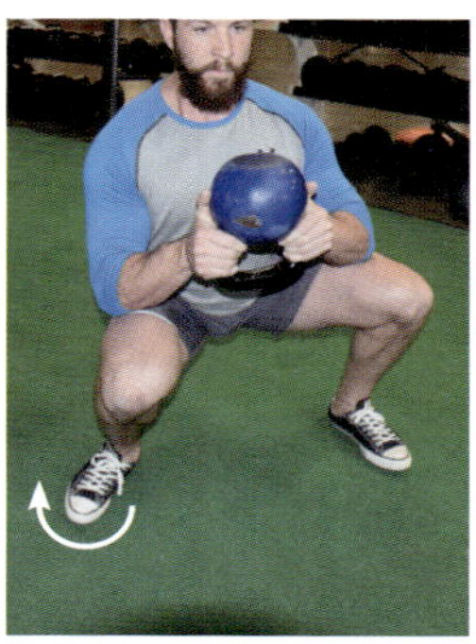

이와 반대로, 발을 바깥으로 돌아가거나 외반(everted)된 경우가 있다(아래 그림). 이는 ACL과 내측부 인대에 많은 스트레스를 더하고 무릎과 관련 인대들에 대한 부상의 예측 변수이다.

교정은 힌지 정렬을 개선하기 위해 발 위치를 조정하는 것으로 시작한다. 이 드릴을 사용하여 보다 높은 부하를 견딜 수 있는 능력을 달성하기 위해 이러한 미세한 점들을 교정할 수 있을 것이다.

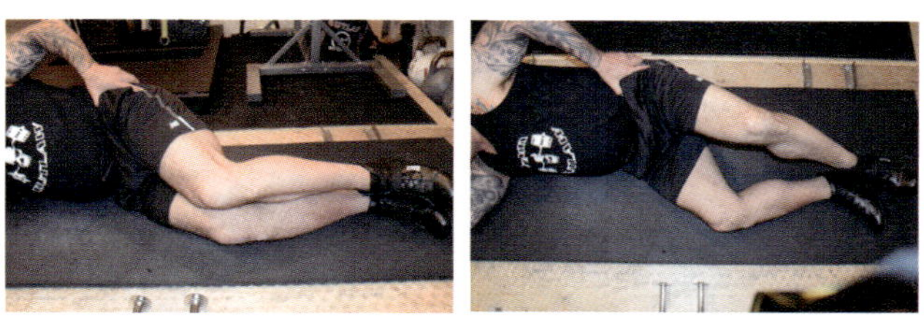

외반슬 문제가 있는 리프터에게 새로운 근육 기억을 움직임 패턴에 입력할 때 클램쉘 동작으로 상부 둔근을 운동시키는 과정이 필요할 수도 있다.

오른쪽 그림: 엄지손가락을 장골 능선의 ASIS(anterior superior iliac spine(전상장골극)에 놓는다. 이 지점은 골반뼈에서 가장 튀어나온 지점이기도 하다. 그런 다음 나머지 손가락들을 위쪽 둔근에 놓는다(엄지는 손 위치를 고정하는 역할을 한다).

오른쪽 그림: 먼저 코어를 단단하게 한 뒤, 클램쉘 동작을 하여 둔근을 활성화시키게 한다. 그 뒤 이 느낌이 스쿼트할 때 들 수 있도록 지도한다.

스트렝스

스트렝스 스포츠, 특히 파워리프팅에서는 "강한 것이 더 좋은 것이다"라는 점은 명백해 보인다. 그러나 이러한 스포츠에는 골격들 사이에 작용하는 근육의 힘을 외부 물체를 움직이는 데 초점을 맞춘 힘으로 전환시키는 기술이 필요하다. 역학적 원리를 살피고, 스티킹 포인트를 극복하며, 약한 관절들을 보강하고, 약점들weak link을 훈련하면 성공과 실패를 가르고 부상의 위험 정도를 정할 수 있을 것이다. 머신에서 얼마나 무거운 중량을 다룰 수 있는가로는 스트렝스를 평가할 순 없다. 전신의 힘 균형을 평가하고 약한 고리를 찾아내는 스트렝스 평가들을 몇몇 소개할 것이다. '신경계'의 힘과 지혜는 스트렝스를 발휘하려는 선수의 능력에도 언제나 한몫을 한다는 것을 기억하라.

잘못된 힘의 방향 조정

숙련된 리프터는 아마도 이미 자신의 움직임을 약간 조정하는 데 사용하는 몇 가지 도구를 가지고 있을 것이다. 예를 들어, 신체 연결을 통과하는 구동력을 회복시키는 데에는 내재근육intrinsic muscle과 외재근육extrinsic muscle 사이의 상호작용이 필요하다. 즉, 관절 주위에서 미세한 움직임을 담당하는 작은 근육들은 이두근과 광배근과 같은 사지와 코어에 걸쳐 있는 더 큰 근육들과 함께 작용해야 한다. 벤치 프레스를 예로 들어 보자. 여기 200kg 벤치 프레스를 할 수 있는 사람이 있다. 당신은 그가 꽤 강한 사람이라고 평가할 것이다. 그런데 이 사람은 케틀벨 하나로 '바텀 업bottoms-up' 자세를 유지하는 데 어려움을 겪고 있다. 그는 악력이 부족해서 그렇다고 이야기한다. 하지만 실패의 원인은 스트렝스 부족이라기보다는 오히려 '스트렝스 지혜strength wisdom'의 부족 때문이었을지도 모른다. 벤치에 누워 이 케틀벨 드릴을 사용해 당신이 현재 가진 '스트렝스 기술'을 시험해 보라. 만약 당신이 강하긴 하지만, 근육들 사이에서 필요한 의사소통이 부족하다면, 당신의 리프팅은 운동 조절의 지혜motor control wisdom의 부족으로 곤란을 겪게 될 것이다. 그런 경우라면, 케틀벨이 흔들리거나 밀어낼 때 좌우로 움직일 수 있다. 만약 이런 일이 일어나고 프레스를 의도에 맞게 수행할 수 없을 경우, 다음에 소개하는 싱글 케틀벨 플로어 프레스 & 롤single kettlebell press and roll을 수행해 보라.

벤치 프레스 스트렝스의 지혜를 높이기 위한 다른 훈련에는 밴드벨 바bandbell bar에 탄력밴드로 중량을 달아 프레스를 하는 것이 포함된다. 매우 작은 중량만 사용하도록 한다.

스탠딩 스쿼트 드릴도 탄력밴드에 매달린 흔들리는 중량을 사용하면 비슷한 어려움을 겪을 수 있다. 많은 조절력을 요구하는 다른 훈련은 바벨에 중량을 비대칭으로 적용하는 것이 있다. 힘을 제어하지 못한다는 것은 잠재적으로 미래에 경기 중 손실을 입을 수도 있음을 나타낸다. 발을 제어하는 방법 및 '기울어진 탑' 전략을 배우도록 하라.

약점 없애기-균형 있는 스트렝스: 파워리프팅은 특성상 신체에 불균형을 일으킬 수 있는 스포츠이다. 예를 들자면, 파워리프팅의 정규 리프팅들에서는 시상면 스트렝스와 전두면 스트렝스의 요구도에 차이가 있다. 일반적으로 파워리프팅에서는 리프팅을 하는 동안 양발이 지면에 붙어 있기 때문에 시상면상의 스트렝스, 즉 골반과 고관절이 지면과 평행한 상태에서 몸을 통해 수직으로 하중을 구동시키는 스트렝스가 주로 사용된다. 걸을 때처럼 엉덩이가 좌우로 회전할 때 몸을 지탱하는 전두면상의 스트렝스는 거의 강조되지 않는다. 이러한 불균형은 시간이 지남에 따라 리프팅 시 중심을 회복할 수 있는 능력을 손상시키는 안정성상의 약점을 드러내게 한다. 또한 측면의 당김줄 시스템을 향상시키지 못함으로써 척추 안정성을 손상시키기도 한다. 이러한 불균형을 훈련시키는 좋은 방법은 당신의 훈련 루틴에 캐리 운동을 넣는 것이다. 파머스 워크, 슈트케이스, 그리고 바텀 업 케틀벨 캐리 운동 들은 파워리프터라면 반드시 훈련 프로그램에 넣어야 한다. 이는 근육 발달과 조절력의 균형을 유지하는 데 필수적이다. 캐리 운동 기법의 역량과 지속 시간 및 다루는 중량의 크기를 평가하라. 일반적인 '최소한의 스트렝스'는 한 손당 체중의 절반을 다루는 것이다. 그 이상의 중량은 점차적으로 다룬다.

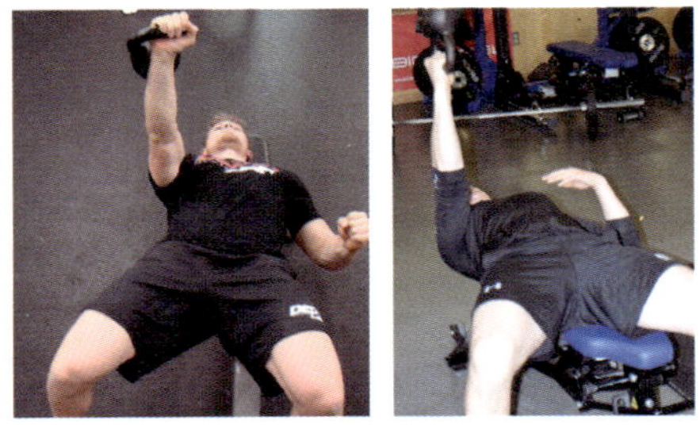

스트렝스와 운동 지혜(motor wisdom)에 대한 테스트. 몸을 벤치에 반만 눕힌다. 움직임에 무리가 없고 코어를 동원하기 위해 케틀벨 하나를 팔 뒤쪽에 오도록 위치시키고 프레스를 해 본다. 다음으로, 바텀 업 자세로 프레스를 해 본다. 만약 100kg 벤치 프레스는 할 수 있지만, 20kg 케틀벨 하나를 바텀 업으로 자세가 무너짐 없이 프레스할 수 없다면, '스트렝스의 지혜'가 부족할 가능성이 크다.

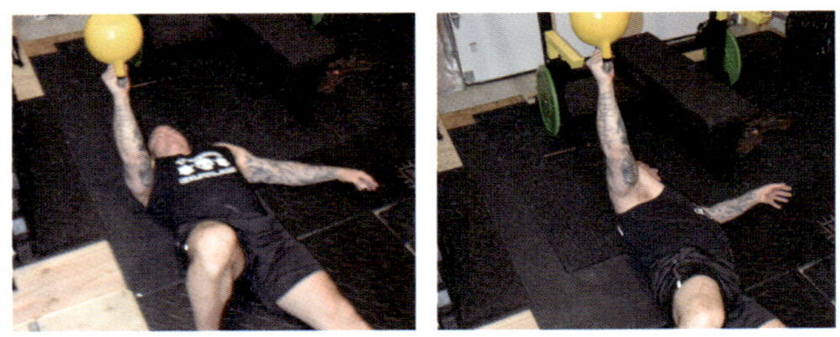

이 드릴은 벤치 프레스에서 스트렝스의 지혜가 부족한 사람들을 위한 것이다. 앞서 바텀 업 케틀벨 푸시에서 약점이 드러난 사람이다.
왼쪽 사진: 좋은 교정 드릴은 바닥에 누워서 강성을 조절할 수 있는지 '체크'하는 것으로 시작한다. 코어는 단단함을 만들 수 있어야 하는데, 흉곽이 골반에 대해 잠겨야 함을 의미한다. 여기에서 오른쪽 무릎을 구부리고 오른쪽 고관절의 신전근들이 구동하여 몸통을 회전시킨다.
오른쪽 그림: 어깨가 회전하고 팔은 공중에서 수직을 유지하고 바텀 업 위치를 지켜야 한다. 이 동작은 큰 스트렝스 근육들과 작은 내재 근육 사이의 협응력을 의도적으로 촉진시켜 조절력의 지혜를 훈련시키는 방법이다.

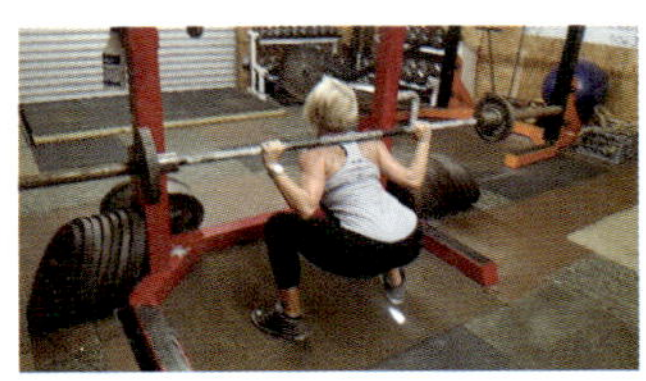

바벨에 비대칭 부하를 적용한 스쿼트 드릴은 힘의 방향을 만들 때 생기는 작은 결점들을 바로잡는 '지혜'를 만든다.

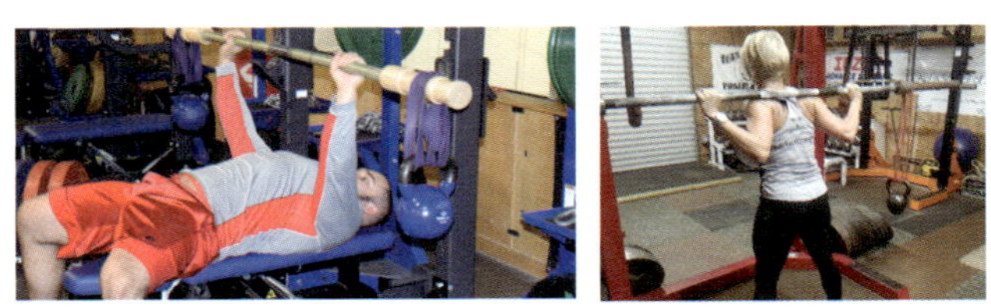

탄력 밴드에 중량을 매달아 의도적으로 스윙과 흔들림을 만들어 부하에 '불안정성'을 만든다. 이 불안정성을 제어하는 노력은 운동 조절 지혜를 높이고 더 무거운 중량 아래 놓일 때 자세를 조정하는 능력이 향상된다.

그립 스트렝스

악력은 신체 스트렝스를 수행능력으로 전이시키려 할 때 필수적이지만 훈련에서 종종 간과되는 요소이다. 악력의 중요성이 간과되는 것에는 고객에게 데드리프트를 가르칠 때 오버 언더 그립이라고 불리는 믹스 그립mixed grip을 사용하도록 하는 것이 가장 일반적인 예 중 하나일 것이다. 등(특히 광배근)의 개입과 강성의 연결이 팔을 타고 내려와 손과 바벨로 체결되기 위해선 그립의 표준인 더블 오버 핸드 그립double-overhand grip 일명 훅 그립hook grip이 필수적이다. 믹스 그립(한 팔은 언더, 다른 팔은 오버 그립)은 이러한 연결을 끊고 리프팅을 약하게 만든다.

악력에 대한 평가를 할 때는 다음과 같은 간단한 테스트로 시작하라. 훈련자에게 목숨이 달린 일인 것처럼 당신의 손을 최대한 강하게 움켜쥐도록 한다. 많은 사람들이 이 뜻을 이해하지 못하며 최대한 스트렝스를 어떻게 발휘할지 전혀 알지 못하고 있다. 그들은 웃으면서 전완(팔뚝)만을 사용하여 악력을 사용하려 한다. 하지만 악력은 전신을 동원하여 발휘해야 한다. 더 많은 근육이 연결되고 통합될수록 강성과 스트렝스의 합은 더욱 커질 것이다. 일부 근육만 사용하고 일부 신체만을 분리하여 사용하는 것은 당신이 가진 전체 역량을 극히 일부분으로 제한할 것이다.

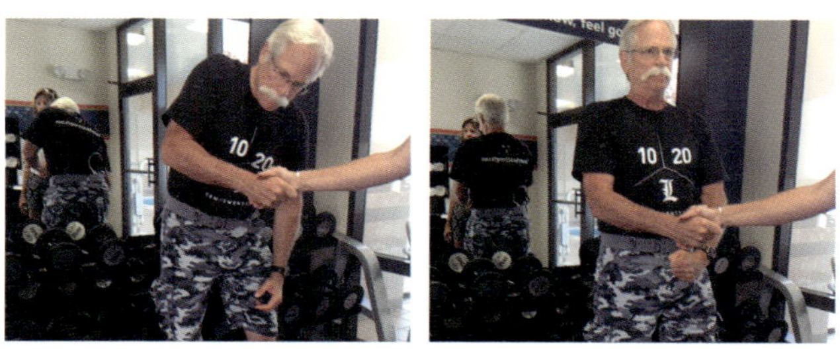

왼쪽 그림: 최대 '손 쥐어짜기 테스트'는 여러 결함들을 드러낸다. 많은 사람들이 바깥쪽 손의 스트렝스가 약한데, 이는 약지와 새끼손가락에서 충분한 스트렝스를 내지 않기 때문이다. 이와 같은 현상은 바벨과 덤벨로 주요 스트렝스 훈련을 할 때 발생할 수 있다. 이러한 사람들은 바닥으로 압력을 뿌리박지 못하고 몸을 단단하게 만들지 못한다. 그러면서 웃는다. 모두 당신을 약하게 만드는 방법이다!

오른쪽 그림: 이제 스트렝스에 대한 몇 가지 코칭을 받은 후 테스트를 반복해 본다. 바닥을 발로 움켜쥐고 단단히 뿌리를 박으며, 벌리려고 노력한 다음 복부 및 광배근을 수축하여 몸통에 압박을 가한다. '킬러'와 같은 정신적 태도와 적절한 얼굴의 표정(진지한 마음가짐)을 만들기 위해 목을 단단하게 긴장시킨다. 왼쪽 손을 강하기 움켜쥐고 팔꿈치는 몸통 옆에 단단히 고정시켜, 훨씬 더 뛰어난 악력(오른손)을 만들어 낸다.

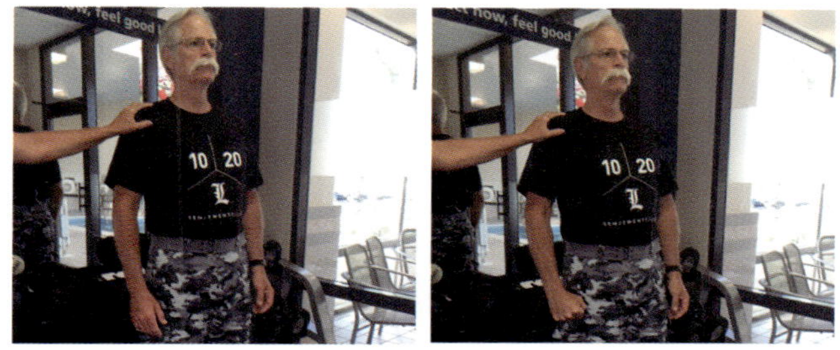

훈련생에게 당신의 견갑대를 느껴 보라고 지시하라. 이제 악력을 최대치로 서서히 증가시키고 근육들의 수축과 강성이 팔을 타고 어깨, 그리고 몸통 전체로 퍼지는 것을 느끼게 하라. 이것이 진정한 스트렝스가 만들어지는 방법이다. 이 방법은 최적의 스트렝스에 필요한 강도(intensity)와 마인드 파워(mind power)를 보여 줄 수 있는 좋은 방법이다.

다음은 그립 스트렝스를 능숙하게 만드는 방법이다.

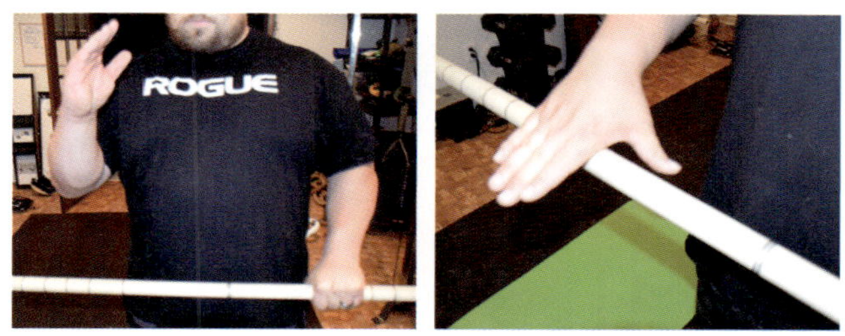

왼쪽 그림: '랍스터의 집게' 먼저 손의 가장 강한 부분을 사용하는 방법을 가르친다. 손을 단단하게 하고, 전신을 수축하여 손을 더욱 단단하게 강화한다.

오른쪽 그림: 이제 마치 호두를 으깰 듯이 손가락/손 사이의 관절들만을 사용하여 손가락들을 구부린다. 강성을 사용하고 최대한 노력을 기울인다. 이는 모든 물체들을 제어하려는 세팅에서 필요한 첫 번째 스트렝스 원천이다.

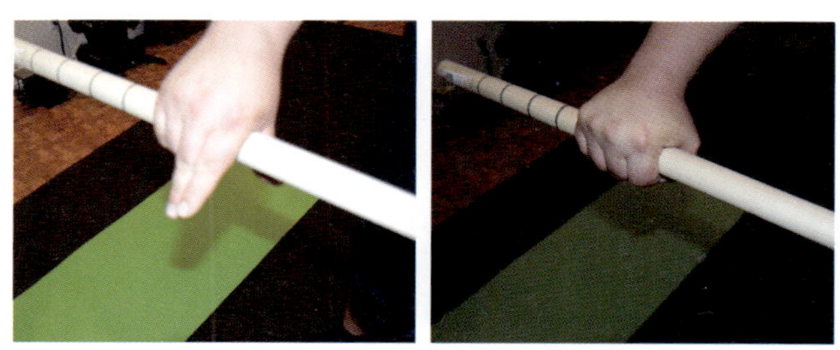

이제 악력을 최대한 발휘하겠다는 마음가짐에 초점을 두며 각 손가락들을 거머쥐는 연습을 하라. 새끼손가락으로 시작하여, 약지, 중지, 모든 손가락을 차례로 쥔다. 먼저 각 손가락들에 개별적으로 초점을 맞춘 다음, 최대한 움켜쥐기 위해 그 힘들을 합친다.

이제 이 기술을 다양한 물건들을 사용하여 다른 악력 훈련을 연마하라. 이러한 물건에는 두 개의 플레이트를 한 번에 쥐거나, 등척성으로 힘을 줘야 하는 오버사이즈 그립을 취해야 하는 큰 물건 등이 있다. 이러한 물건들을 쥐는 데 익숙해지면 이제 무거운 로프를 한 손씩 당겨야 하는 것과 같은 역동적인 악력 훈련을 수행하라. 이러한 운동들을 하는 시간이 지남에 따라 악력은 향상되고, 새롭게 얻은 이러한 테크닉으로 고중량을 뽑아낼 때 놀라운 결과를 확인할 수 있을 것이다.

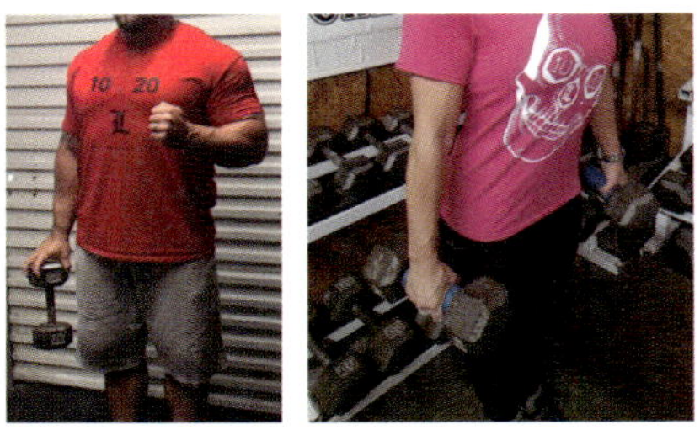

전신의 힘을 동원하면서 손과 모든 손가락들을 완전히 사용하는 데 집중하면서 다양한 물건들을 잡고 쥐어짜라. 다양한 물체 크기들을 이용한다. 리아는 손잡이의 직경을 두껍게 하기 위해 고무로 만든 '팻 그립즈(Fat gripz)' 커버를 사용하고 있다.

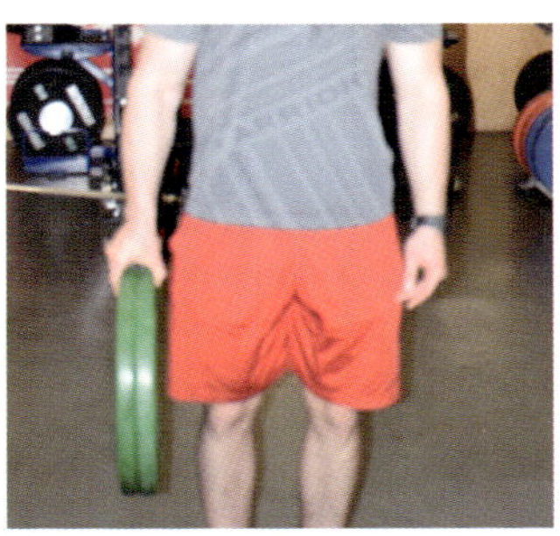

강도를 높이기 위해 두 개의 플레이트를 한 번에 쥐어짜고, 캐리 훈련을 하라.

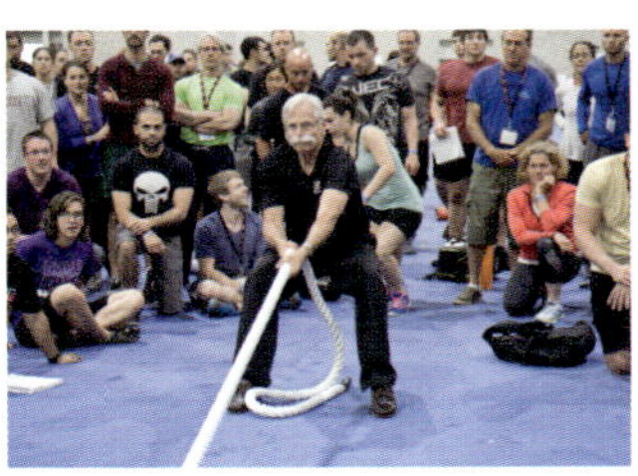

한 손씩 로프를 당기는 훈련은 동적인 악력 능력을 만든다. 나는 이 밧줄 끝에 두 대의 차가 있다고 생각했다!

이제 바벨로 오버핸드 그립을 연습하고, 바벨을 쥐어짜고, '바벨을 구부리려고' 하여 광배근을 내린다. 이때 손 바깥이 하얗게 변하도록 강하게 움켜쥔다.

신경 제어 변수

신체 연결 속에서 힘들을 조종하기 위한 운동 제어: 부하가 증가함에 따라 바벨에서 발에 이르는 신체 연결부들을 통과하는 구동력line of drive을 조정하는 난이도도 높아진다. 이때 이번 챕터의 앞에 소개된 운동들이 도움이 될 것이다(잘못된 힘의 방향을 수정하기). 여기에는 바벨에 불안정성을 적용하거나 의도적인 비대칭을 사용하는 몇 가지 드릴이 있다. 예를 들어, 바벨에 덤벨이나 케틀벨을 연결하고 리프팅을 하는 동안 이 도구들이 흔들리고 튀기는 것을 이용하는 것이다. 다른 '방법'은 바벨의 한쪽에만 중량을 더하는 것이다. 리프터는 비대칭성을 교정하고 보상하기 위해 강성과 운동 지혜를 강화해야 한다. 물론 이러한 유형의 운동은 근육과 운동 발달motor development의 균형을 보장하기 위해 세트 변경 시 좌우를 번갈아 가며 수행해야 한다. '큰 발'과 '바닥 벌리기'를 유지하는 것은 결과를 최대화하기 위해 일반적으로 사용된다. 나중에는 관절 주위의 작은 내재근과 큰 외재근 간의 균형을 높이기 위한 드릴들이 도입된다. 교정 전략들은 볼/소켓 관절들(고관절과 어깨 관절)을 먼저 강조하고, 힌지 관절들(팔꿈치와 무릎과 같은)은 두 번째로 다루며, 항상 척추의 굴곡을 바꾸는 것은 최대한 피하되, 척추 굴곡 수정은 마지막 수단으로만 사용되는 옵션이어야 한다.

작은 움직임 실수들에서 회복하기 위한 훈련 스킬들에 더 많은 시간을 들여라. 이는 더 높은 부하를 다룰 수 있게 인도할 것이다.

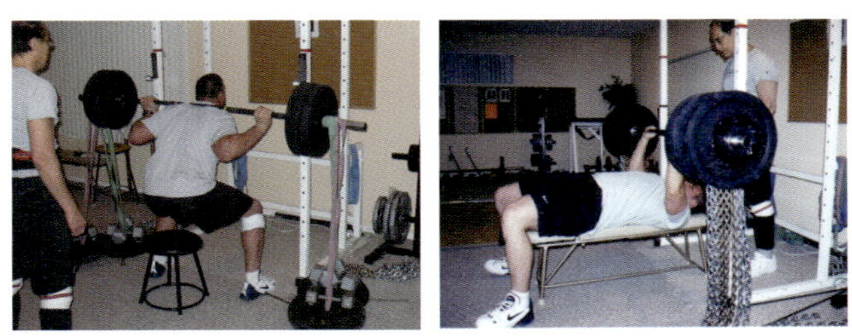

콜로라도에 있는 멜 시프의 자택에서 그와 함께 훈련하는 역사적인 사진. 한 NFL 라인맨은 밴드와 체인을 사용하여 부하에 불안정성을 가중시켰는데, 이렇게 하면 바벨을 제어하기 위해 몸이 새로운 방식으로 움직이게 된다. 이러한 종류의 부하는 신체의 운동 지혜를 훈련시켜 신체 연결들을 통과하는 힘들을 '조정'하는 숙련된 교정 능력을 만든다.

신경 자극을 전달하는 능력 향상시키기

일단 마음mind과 생각의 스트렝스가 밀도 있는 신경 자극을 만들어 냈다면, 이는 반드시 신경을 통해 근육으로 전달되어야 한다. 리프팅에서 스티킹 포인트가 어느 곳에서 생기는지 평가하라.

높은 밀도의 신호들을 전달하기 위한 신경 적합성fitness을 강화하기 위해, 여기서는 '그라인딩grinding' 운동을 사용한다. 벤치 프레스를 예로 들어 보자. 리프티의 2/3 지점에서 스티킹 포인트에 도달했을 때, 운동 전략motor strategy은 몸의 에너지를 처음 시작된 대흉근과 전삼각근에서 삼두근과 팔의 락아웃 쪽으로 이동시킨다. 이 지점에서, 정신적인 초점은 어깨를 외회전시켜 막대를 구부리고 손 바깥쪽에 압력을 가하는 감각으로 전환된다. 이는 어깨 관절에서 '비트는' 것보다는 광배근을 더 사용해 '박히는' 느낌에 가깝다. 스티킹 포인트에서 바벨을 '벌리고' '구부러뜨리는' 그라인딩 드릴을 통해 운동 피질이 더 많은 신호를 발생시키도록 하고 신경이 그 신호를 전달하도록 훈련시켜라. 이러한 정신적인 큐잉은 지켜보는 사람들은 알 수 없지만, 선수 본인에게는 뚜렷하게 느껴지고 조절되는 중량 및 양력lifting surface의 움직임과 분산의 시각화를 포함한다. 각각의 스티킹 포인트는 이와 유사한 전략으로 다뤄질 수 있다.

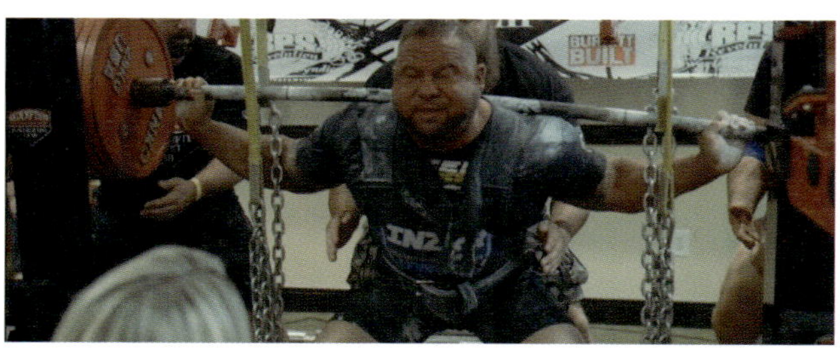

그라인딩 드릴은 더 많은 신경 구동력을 생성하는 데 훈련을 집중한다. 이는 '생각의 스트렝스'의 향상, 뇌에 의한 출력 밀도의 강화, 그리고 운동 신경의 전달 능력의 향상을 포함한다.

파워를 빼앗는 움직임

대부분의 리프터들은 웨지에서 목의 자세를 셋팅한 뒤, 움직임 내내 이를 유지하는 것이 최선의 선택이다. 하지만 이러한 방법이 모든 리프터에게 적용되지 않을 수도 있다. 다음은 이와 관련한 내용을 다룰 것이다.

리프팅을 하는 동안 목을 신전시키거나 굴곡시키는 행위는 어떤 리프터에게는 등허리와 근육 강성에 손해를 끼치고, 그들이 가진 잠재적인 파워의 많은 부분을 빼앗았다. 신체의 어떤 부위가 불필요한 움직임을 보이면 강성을 잃게 된다. 우리 연구에 따르면 대부분의 사람은 목이 중립 자세, 또는 아주 약간의 신전 자세를 취하고 있을 때 등/허리 근육의 동원이 가장 잘 이루어진다. 특히 어떤 리프터는 동작 끝에서 목을 신전하는 것을 통해 '구동력drive'를 느낄 수 있는 것으로 보인다. 하지만 목을 신전시킬 때의 단점은 척추 신전 근육들을 짧게 만들어 힘이 줄어들 수 있다는 것이다. 그리고 마무리 자세에서 바벨이 약간 높게 들어 올려질 수도 있다. 목을 구부린 자세로 리프팅을 마무리 지으면 어떤 면에서는 신경 구동력을 줄이지만, 다른 면에서는 더 많은 힘을 낼 수 있게 돕는 척추 신전근을 늘려 준다. 바벨의 최종 위치 높이는 리프팅 스타일에 따라 변경될 수도 있다. 시선은 리프터 앞의 정해진 지점에 고정되어야 한다. 어떤 자세가 하중을 잘 지지하는지를 찾은 후에는 척추와 목에서 어떠한 움직임이나 변동이 없도록 해야 한다. 그러나 부상에 대한 관점에서 보자면, 리프팅 전체에 걸쳐 목은 중립 자세를 취하는 것이 최선이다.

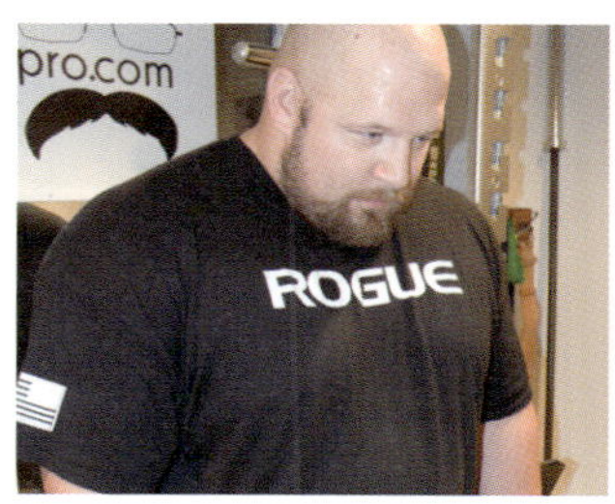

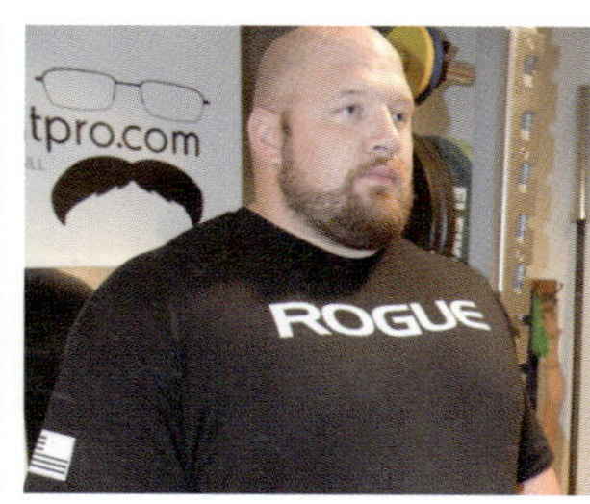

몇몇 리프터들은 리프팅을 완료하기 전에 머리를 들거나 내린다. 이러한 동작은 신전 파워에 대한 탄력적인 기여도에 변화를 주고 신경 구동에도 영향을 미칠 수 있다. 그리고 바벨의 최종 높이에도 영향을 미칠 수 있다. 목은 중립 자세를 취하고 단단하게 만든 상태에서 동작을 시작해야 한다. 그러고 난 뒤, 이 전략이 당신의 파워를 강화하는지, 아니면 빼앗는지 확인하기 위해 다른 마무리 자세 전략을 시도해 보라.

호흡을 유지하면서 몸통을 등척성으로 압축

부하 아래에서 호흡을 평가하는 것은 부상 회복력 및 숙련된 스트렝스 발달 정도를 잘 보여 준다. 몸통 압축torso compression을 강화하기 위한 프로그레션에는 호흡 조절과 근육 브레이싱muscular bracing이 포함된다. 간단한 평가/운동은 다음과 같다. 선 자세에서 시작하여 숨을 멈추고 복근과 가슴 근육에 힘을 주고 광배근 역시 아래로 당겨 내려 몸통에 압축력을 가한다. 복근에 힘을 주는 요령은 옆으로 밀어내는 것이다. 앞쪽이 아니라 옆으로 밀어낸다고 생각하라. 여기서 천천히 조절된 '쉬잇' 소리는 내면서 호흡을 내뱉어 압축력을 만들어라. 다음에는 (리프팅 할 때와 비슷하게) 폐에 흡기할 수 있는 총 용량의 70%를 채운 다음 빠르게 공기를 마시고 내뱉는 '흡입' 연습을 한다. 이는 조절된 과호흡법이다. 몸통은 움직이지 않는다. 이러한 호흡법은 복근이 아닌 횡격막에서 이루어진다.

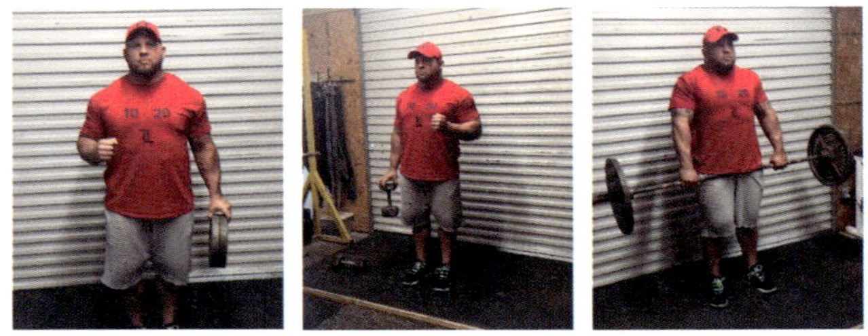

이러한 유형의 운동을 할 때는 몸의 모든 곳을 집중해야 하고 전신이 단단해져야 한다. 이러한 자세를 지켜보는 사람에게는 일견 두개의 플레이트를 잡고 있는 팔만 일을 하는 것처럼 보일 수 있다. 하지만 자세히 살펴보면 실제로는 바닥에서부터 시작하여 온몸에서 작용하는 힘이 악력을 돕고 있음을 알 수 있을 것이다. 발은 나무뿌리처럼 바닥에 뿌리를 내리고, 몸통은 코어와 등허리, 그리고 광배근에 의해 완전히 '락아웃'되어 있으며, 머리, 목, 그리고 척추는 강력한 중립 자세로 묶는다. (bracing 기법 사용) 정신적인 상태는 '게임 페이스(game face)'에서 드러날 것이다. 초강성(superstiffness)은 뇌에서부터 시작된다.

다음 단계에서부터 하중을 적용하는데, 이때 하중은 리프팅할 수 없을 정도의 고중량 바벨 등과 같은 움직일 수 없는 물체를 사용함으로써 선 자세의 압축력에 부하를 더할 수 있을 것이다. 실제로는 움직이지 못하지만, 그러한 물건들을 뽑아 보려고 '시도'해 보라. 지구를 발밑으로 밀어낸다고 생각하는 것으로 마인드셋을 하라. 이렇게 하면 몸이 단단해지기 시작하고, 연약함과 단단해지지 못한 신체 부위들은 '사라지게' 될 것이다.

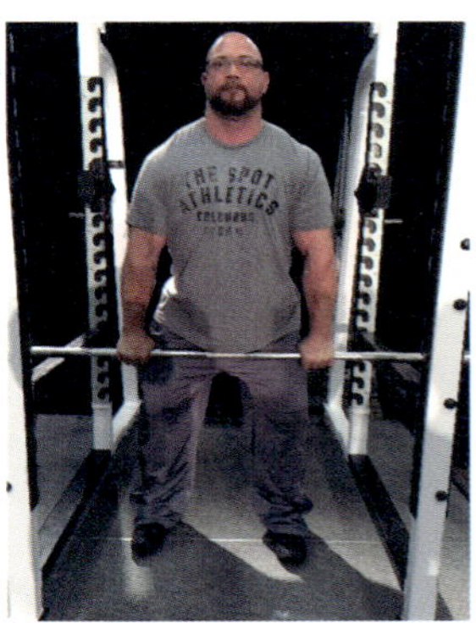

오키나와 스트렝스 훈련: 움직일 수 없는 물체에 힘을 주면서 작고 날카로운 형태로 공기를 '흡입'한다. 몸의 그 어디에도 느슨한 곳은 없다. 복벽에는 이완되거나 약한 곳이 없다. 완전한 몸통 압축(full torso compression) 훈련은 더 많은 스트렝스를 가져다줄 것이다.

등척성 유지isometric hold 훈련을 하는 동안 몸의 어떤 곳에서도 '대충대충' 한 느낌은 찾을 수 없을 것이다.

멘탈 게임

스트렝스 선수에게 정신적인 측면을 평가하는 것은 매우 중요하다.

신경 구동력 밀도를 최대화하고 이를 근육에 전달할 하드웨어를 만드는 정신과 신체의 연결: 최대 스트렝스 잠재력을 발휘하는 것은 기술이며 평가가 가능한 부분이다. 강력한 선수는 밀도 있는 신호들을 운동 피질에서 신경을 따라 근육으로 보내기 위해 정신적인 상태를 취할 수 있다. 이러한 밀도는 투쟁/도피 반응이 활성화되면 향상된다. 그리고 느슨한 정신 상태나 풍족한 상황은 밀도를 낮춘다. 이 정신적인 변수는 실제 정량화가 가능하며 우리는 이러한 의견을 뒷받침할 수 있는 여러 실험을 진행했고 그 영향을 측정했다. 일부 리프터는 자신의 따귀를 때리는 것과 같은 자가 충격 요법으로 시스템에 물리적인 '충격'을 가함으로써 이러한 경쟁 상태에 도달한다. 또 어떤 이들은 전문가다운 집중력과 마인트 컨트롤로 이러한 상태를 만들 수 있다. 빌 카즈마이어가 마음속으로 적절한 내적 분노를 일으키면서 정신적인 집중을 이용하여 준비하는 것을 살펴보면, 어떤 현상이 나타나는지 잘 알 수 있다. 그의 이마에서는 땀이 나기 시작하고, 온몸의 피부에서 소름이 돋으며, 그의 얼굴에서는 흔들림 없는 집중력과 추진력을 볼 수 있으며, 그가 리프팅을 성공할 뿐만 아니라 완전히 부셔 버릴 것이라고 믿는 심경이 드러난다. 위대한 사람들은 이러한 특성을 공유하고 있다.

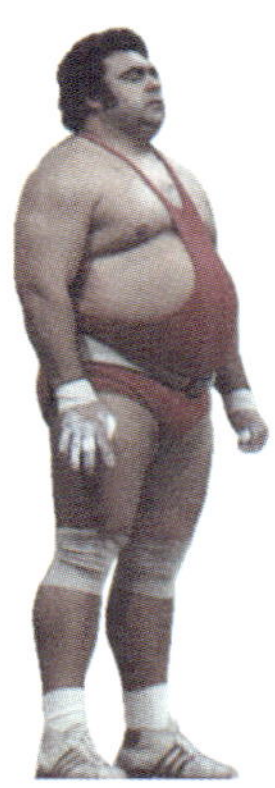

"뇌를 단련하라. 신경을 단련하라. 나는 근육을 단련하지 않는다."
– 바실리 알렉세예프, 올림픽 슈퍼헤비급 최다 기록 보유자.

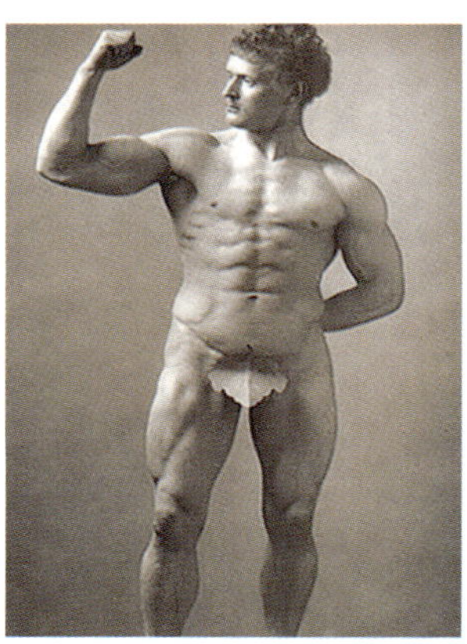

1904년 유진 샌도우(Eugene Sandow): "당신은 하루에도 덤벨로 100번씩 다양한 운동을 할 수 있을 것이다. 하지만, 만약 사용하는 근육에 정신을 집중하지 않는다면, 그러한 운동들은 거의 도움이 되지 않을 것이다. 반면에, 당신이 사용하는 근육에 정신을 집중한다면, 즉시 발달하기 시작할 것이다."

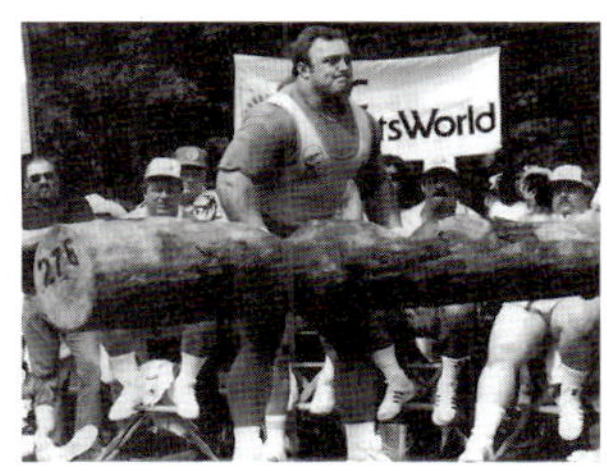

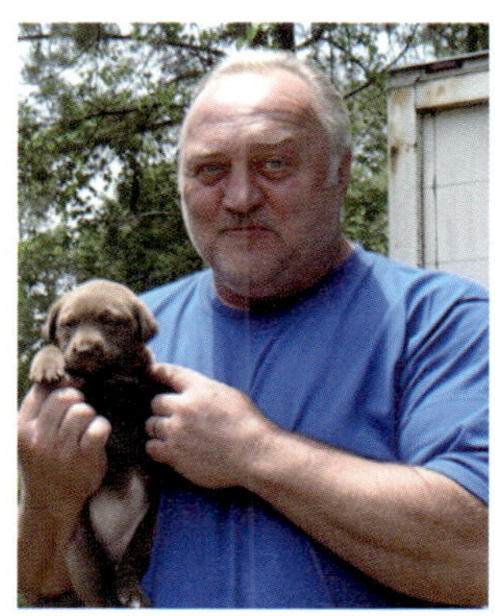

"나는 할 수 있다. 나는 해낼 것이다." 빌이 정신력과 스트렝스를 표출할 때 가장 즐겨 떠올리는 말이다. 물론 그는 스트렝스가 필요하지 않을 때는 보다 가벼운 톤으로 생활한다!
– 빌 카즈마이어, World's Strongest Man 3회 우승자

인상과 표정 훈련

강렬한 인상과 표정을 관찰하라. 분노와 정복하겠다는 감정의 표현을 만들기 위한 얼굴 표정 훈련은 거울 앞에서 연습할 수 있다. 자신을 바라보는 법을 배워라.

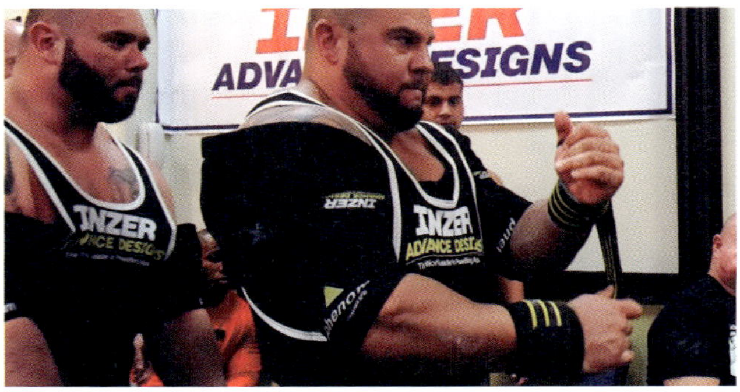

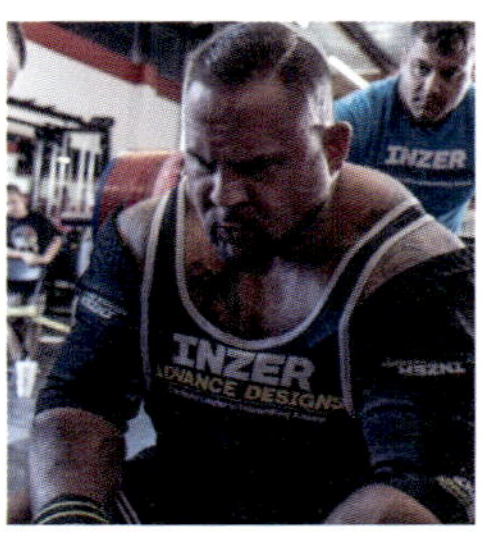

얼굴 표정은 정복하고자 하는 것을 지배하는 생각을 반영해야 한다.

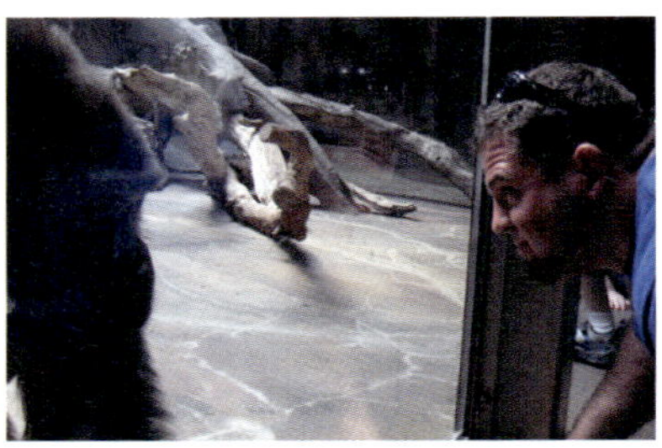

누가 굴복할 것인가?

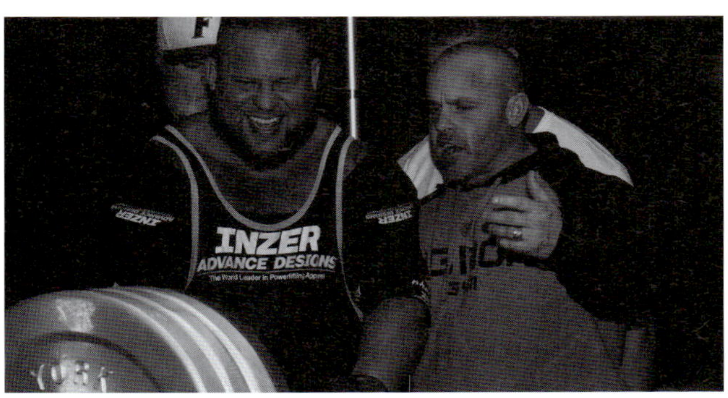

2017년 아놀드 챔피언십에서 세계기록 보유자 숀 프랭클과 함께 우승을 하는 큰 성공을 거둔 후. 이 사진을 찍기 전, 그리고 리프팅을 하는 동안에도 웃음을 짓지 않았으나, 경쟁이 끝난 후 한 사람만이 미소 짓는 것을 볼 수 있을 것이다.

기타 다른 일상 활동에 의해 영향을 받는 신진대사 작용(백색근 vs 적색근 신진대사, 또는 속근 vs 지근 섬유의 운동 단위)

선수의 신진대사 정도를 평가하라. 분명, 마라톤 선수는 절대로 스트렝스 선수가 될 수 없을 것이다. 먼저 일일 훈련 프로그램을 고려하라. 세계 각지의 다양한 훈련 문화에 속한 스트렝스 선수들과 함께 일하는 동안, 그들의 신진대사 조절에 대한 의지의 차이는 명백했다. 예를 들어, 폴란드에 있는 동안 나는 그 나라의 역도선수들이 모든 유산소 운동 또는 고반복의 움직임을 피한다는 것을 목격했다. 이는 훈련실 밖에서도 적용되어 그들의 생활양식에선 철칙이었다. 당시 나와 함께 있던 선수 그룹은 계단이 아닌 엘리베이터를 타고 다녔다. 심지어 단 한 층을 오르더라도 백색근을 적색근으로 바꿀 수도 있는 자극은 피하기 위해 엘리베이터를 이용했다. 이러한 생각은 근섬유가 두 가지 속성 중 하나에 특화될 수 있게 훈련되고 조정될 수 있다는 연구에서 나온 것이다. 빠르게 수축하고 폭발적인 힘을 내는 움직임(이는 백색근을 만든다), 그리고 느리게 수축하고 꾸준히 태우는 움직임(이는 적색근을 만든다), 빠르게 수축하고 무산소성 대사 작용을 계속하고 인체가 지구력을 높이는 쪽으로 가는 어떠한 활동도 피하는 것이 그들의 일상 계획이었다. 그들은 백색근 섬유가 적색으로 바뀌는 위험을 피하려고 노력했다. 그들은 하얀 섬유질을 붉은 섬유로 바꾸는 위험을 무릅쓰지 않았다. 근육섬유에 스트렝스를 '가르치는' 이 위대한 방법은 근섬유의 변화에 대한 과학적 사실에 기반한 것이다. 이러한 일상 훈련은 또한 전반적인 신진대사뿐만 아니라 특정 근섬유 유형과 관련한 운동 단위의 신경의 폭발적인 능력을 향상시킨다.

평가의 다음 단계는 질적인 부분이다. 코치는 어떤 선수가 폭발적이고 어떤 선수가 지구력이 높은지, 그리고 선수들은 결코 같지 않다는 것을 안다. 훈련에 대한 결정은 스트렝스, 파워와 폭발성 vs 지구력과 스트렝스를 발휘하는 동안의 인내력 사이의 균형을 고려해야 한다. 지구력은 결점이 없어야 하는 재활 운동과 궁극적인 스트렝스를 반복 가능할 수 있을 정도로 충분해야 한다. 이와 같은 '균형 조정'이 훌륭한 코치들을 위대하게 만드는 것이다.

평가 중 대화

평가를 하는 중 선수에게 몇 가지 핵심 질문을 하는 것만으로도 놀랍도록 정확하고 자각적인 결과를 얻을 수 있다. 부상 이력과 통증 메커니즘에 대한 질문은 분명, 필수적이다. 프로그래밍을 안내하는 이외 다른 많은 질문이 있다. 예를 들어, 나는 "당신은 선천적으로 빠른 사람인가요? 강한 사람인가요?"라고 묻는다. 그들은 알고 있을 것이다. 또는 "당신은 폭발적인 움직임을 잘하는 편인가요? 아니면 지구력이 강한 편인가요?"라고 묻는 경우도 있다. 다만 그들이 "저는 스트렝스는 약하지만 지구력이 있는 편이에요"라고 답하지 않길 바랄 뿐이다. 그럼 앞에 놓인 건 길고 긴 오르막길이기 때문이다. 만약 당신이 코치이거나, 의료인이라면, 이와 같이 직접적으로 묻는 대화로 선수 스스로 본인의 강점과 약점이 어디에 있다고 생각하는지에 대한 진실된 평가를 도출하는 데 도움이 될 것이고, 이를 통해 그 후에 이어지는 임상적 테스트로 잘 이어질 것이다.

평가와 훈련: 모든 훈련 드릴은 하나의 평가로 간주되어야 한다. 이러한 드릴과 움직임으로 돌아가 향상시켜야 할 것은 무엇인지, 또는 어떤 경우에는 퇴보시켜야 할 것은 무엇인지 찾아보라. 실제 필요한 수행능력을 가지기 위해 꾸준히 가다듬어라. 회복 능력과 퍼포먼스는 이러한 요소들을 고려하여 그 사이의 균형을 유지함으로써 결정된다.

3단계: 프로그램 설계

지금까지 특정 스포츠(우리는 파워리프팅을 예로 들고 있다)에서 요구되는 사항의 목록을 만들었고 잠재적인 신체적 역량과 부족한 점에 대한 영역도 평가하였다. 이제 이 1단계와 2단계에서 작성한 목록을 평가해야만 한다. 우리는 특정 스포츠에서 본질적으로 요구되는 부분 중, 우리가 지도하는 선수에게 부족한 것이 무엇인지 찾아야 한다. 이러한 약점들이야말로 훈련 프로그램에서 높은 우선순위를 차지할 것이다. 또한 통증 없는, 그리고 부상 회복탄력을 만드는 스트렝스 훈련을 제공한다. 프로그램에서 가장 적합한 운동법을 선택할 때에는 개인적인 목표, 효율성, 부상 이력, 연령 및 피트니스 수준을 포함한 여러 요소를 고려한다. 신체의 약한 고리를 강화할 때에는 실용적이고 개인에게 맞춤화된 프로그램을 짜야 한다.

이 시점에서는, 한 가지 운동적 변수를 향상시키는 것으로 전반적인 스포츠 수행능력이 향상된다는 가정이 항상 정확한 것은 아니라는 점에 주의해야 한다. 예를 들어, 우리가 수행한 연구(Moreside 및 McGill, 2013)에서 표준적인 정적 운동들을 통해 고관절 가동성 훈련을 한 것이 스포츠 움직임 패턴들에서 필요한 (더 많은) 고관절 가동성으로 전환되지 않았다는 것을 보여 주었다. 사실 이보다는 움직임 자체를 다시 패턴화시켜야 할 것이다. 이는 대부분의 가동성 프로그램은 효과적인 움직임 기술 프로그래밍과 결합되어야 함을 의미한다. 프로그램 설계를 위한 구체적인 전략은 나중에 논의할 것이다.

예시

기술 우선 순위	효과적인 운동
균형 능력	한 다리 서기 자세로 운동, 기울어진 탑 드릴, 좌/우로 바벨 비대칭 부하 훈련, 밴드를 연결한 흔들림 부하 운동
등척성 코어 지구력	빅 3, 스터 더 팟stir the pot, 푸시업과 팔로 걸어 나가기, 바텀 업 케틀벨 캐리
리듬감 있는 이완 작용이 동반된 전신의 지구력	슬램볼 헬리콥터Slamball helicopters, 스키핑 드릴skipping drills, 그라인더 벤치 프레스grinder bench press, 등척성 웨지 드릴isometric wedge drills, 흉추 신전thoracic spine extension
폭발적인 스피드	트위치 드릴Twitch drills, 스트라이크/릴렉스 펄싱strike/relax pulsing, 역도의 스내치 운동Olympic snatch
발의 능력	크로스-체스트 고트백 캐리Cross-chest goat bag carries
악력	핸드 오버 핸드 로프 풀
가동성	*PNF 볼/소켓 관절 작업, 근막경선 통합 작업
적절한 보호 능력 드릴	약점을 강화시킬 수 있게 설계한다.

리프팅 프로그램 설계
프로그램의 기초는 해당 스포츠에서 요구되는 것이 무엇인지 파악한 뒤, 선수가 이러한 특정 요구를 충족하기에 충분한 능력을 가지고 있는지를 확인함으로써 결정된다. 해당 스포츠에 요구되는 것과 선수에게 가장 부족한 것 사이의 차이를 훈련시킨다. 이를 통해 수행능력은 크게 향상되는 것이다. 이는 스트렝스, 지구력, 가동성 등에 대한 표준적인 드릴만 수행하는 프로그램과는 대조적인 접근이다.

*PNF(Proprioceptive Neuromuscular Facilitation): 고유수용성 신경근 촉진법

특정한 훈련 운동들과 최적의 프로그램 설계를 위한 선수 능력에 관한 마지막 조언

어떤 운동이든 간에 부상 위험 수준은 선수의 현재 능력에 따라 달라진다. 이번 챕터에서 설명한 방법들은 선수의 현재 역량 및 부족한 점을 밝혀내는 데 도움이 될 것이다. 요점은 특정 스포츠에 필요한 요소를 충족할 수 있는 운동을 처방해야 한다는 것이다. 비록 이러한 방법을 가이드하는 마법의 공식은 없지만, 최고의 지도자들은 선수에게 훈련 반복량, 부하량, 빈도 면에서 언제, 어느 정도로 수행시켜야 하는지 알기 위해 자신의 경험과 과학적인 사실들을 사용한다. 다른 챕터에서는 이러한 훈련의 프로그레션을 만드는 방법에 대한 통찰을 제공할 것이다.

다음은 브라이언과 내가 연구와 시행착오를 통해 얻은 지혜로, 당신의 약한 고리를 공략하기 위한 훈련을 극대화하고 재활 훈련에서 수행능력 훈련으로 전환하는 데 도움이 될 것이다.

1. 부상에서 회복되고 있을 때에는 짧은 기간으로 훈련한다. 선수들은 부상으로 인한 통증이 사라지고 다시 스트렝스 훈련 일정으로 복귀하기 시작하면, 그들이 이전에 훈련했던 프로그램과 강도로 즉시 다시 시작하려는 유혹에 휩싸인다. 이러한 충동을 억누르고 현실을 직시해야 한다. 훈련장으로 돌아온 초기 몇 주 동안은 신체를 강하게 만드는 동시에 미래의 부상 재발을 막을 수 있는 건강하고도 몸을 아끼는 습관을 다시 세우는 것이 중요하다. 짧지만 강도 높은 세션은 수행능력 훈련으로 새로운 운동들을 도입하는 유용한 방법이다. 훈련 부하량이나 반복수를 높이는 양적인 증가를 꾀하기보다는 훈련의 질을 향상시키는 것을 고려한다. 다만 소련식 시스템에서 행해지는 이 순수주의적 접근법에는 예외가 있다. 부하를 더하고 단 1회(싱글 랩single rep)만 수행한다. 그러고 난 뒤, 잠시 쉬고 또 싱글 랩을 하는 것이다. 이러한 순서를 4~6회 반복한다. 놀랍게도 이런 방법으로 도움받을 수 있는 선수들이 많을 것이다. 이 방법을 시도하는 부상 경력이 있는 선수는 해당 부상이 생긴 1차 메커니즘을 피하는 것이 중요하다. 예를 들어, 만약 어떤 선수가 (파워리프터들에게 흔하게 발생하는) 척추에 수직 부하가 가해질 때 통증이 발생하는 압박-민감 통증을 가지고 있다면 부하량은 통증 역치값을 건드리지 않게 크게 줄여야 한다. 이런 선수들의 경우 재활 초기 단계의 초점은 싱글 랩 시퀀스 동안 결점 없는 기술적 폼을 유지하는 데 중점을 둬야 한다.

2. 최적의 훈련량은 그 목적이 재활이든, 수행능력이든 간에 개인마다 매우 다양하다. 모든 구성원에게 같은 숫자로 훈련해야 하는 팀 훈련과 같은 프로그램에 고착되는 것을 피해야 한다. 각 개인의 기준baseline과 요구도는 달라야 하며 또한 달라질 것이라는 것을 기억하라. 한 선수에게 '도움'이 되는 움직임이 다른 선수에게는 '피해'를 끼칠 수도 있다.

3. 훈련 세션 내에서 기술의 저하가 발생하는지 관찰하려면 신체 인식에 대한 예리한 감각(혹은 숙련된 보조자에게 도움을 받는 것이 더 나을 것이다)이 필요하다. 모든 훈련 세션들을 기록하고 재검토한다. 보통, 자세가 무너지기 시작하면 멈추라는 신호이다. 피로가 쌓이면 자세는 무너진다. 자세가 무너지면 부상이 일어난다. 역량은 매일매일 바뀔 수 있고 프로그램 역시 변경할 수 있다는 점을 유념하라.

4. 훈련 주기를 계획한다. 만약 통증 감소가 목적이라면, 주기의 길이는 2주 주기로 해야 한다. 이렇게 하면 진행 상황이 체계적으로 모니터링되고 적절한 조정이 이루어진다. 목표가 수행능력 향상으로 전환하면 3주 주기(3주 주기로 총 9주)를 시도해 보라. 예를 들어, 3주 주기의 작은 3개의 주기를 사용해 보라. 1주차: 부하를 적용해 보는 주, 2주차: 부하량 그리고/또는 볼륨을 높인다. 3주차: 가벼운 디로딩 주. 요약하자면, 심신을 재평가하고 예리하게 만들기 위해 2주는 위로, 1주는 아래로 내려가는 것이다.

5. 당신의 나이와 몸의 마일리지를 고려하라. 선수 생활 초기에 힘들게 훈련할수록, 훗날 사용할 신체 연료통은 비게 될 것이다. 물론 이는 훈련 강도에 따라 영향을 받게 될 것이다. 만약 이런 의견에 회의적인 시각을 가졌다면 관절 치환술을 기다리고 있는 사람들을 평가해 보라. 그들은 너무 지나치게 훈련했거나, 아니면 너무 적게 훈련한 사람들이다. 어느 쪽이든 그들은 생물학적 나이에 맞

지 않은 훈련을 해 온 것이다. 훈련 나이와 생물학적 나이는 많이 다르다는 것을 기억하고 그 차이점을 알아야 한다.

6. 현실감 있는 목표를 유지하라. 당신은 레이싱 트랙에서 세이트 버나드가 그레이하운드를 이길 수 있게 훈련시킬 순 없을 것이다. 그저 부상 입은 개 한 마리만 남게 된다. 올바른 신체 비율과 관절 적합성을 갖추지 못한 경우, 하중을 늘리면 부상만 입게 될 것이다. 최고의 선수들은 유전적으로 신의 선물을 받은 면이 있다는 점을 기억하라! 현명한 사람은 신체 건강의 측면을 고려하여 훈련하고, 이를 달성하면 유지하는 쪽으로 전환한다.

7. 과거에 대한 후회를 하지 말라. 모든 사람들은 지금 알고 있는 것을 '그때' 알았더라면 하고 소망한다. 꾸준하고 지속적인 개선을 위해 노력하라.

8. 신체를 단련하고 싶은지, 선수가 되기 위해 훈련하고 싶은지를 결정하라. 당신의 건강과 부상의 비율은 어떤 길을 선택했는지에 따라 크게 달라진다. 운동선수들은 '몸 좋은' 일반인들이 생각하는 것보다 훨씬 더 많은 것을 희생하고 있다. 이는 단순한 육체적 희생이나 단련하는 것 이상의 것이다. 시즌 중이든 아니든 운동선수와 함께 살아온 사람들은 선수들의 희생과 노력이 24시간 내내 이루어진다는 것에 대해 증언할 것이다. 선수들의 희생은 일종의 생활양식이다. 만약 당신이 선수가 되기로 결정했다면, 24/7(24시간 일주일 내내) 이러한 희생과 노력에 동화되어야 한다. 다른 방법은 없다.

9. 평가에 들이는 시간은 훈련 시간을 절약해 준다(발디미르 얀다Vladimir Janda).

10. 위대한 사람들의 스트렝스가 어디서 나오는지 보라. 그들은 '최소한의 스트렝스'를 발휘한다. 이 최소한의 스트렝스를 달성한 다음에는, 테크닉과 스킬이 훨씬 더 중요해진다. '최소한의 스트렝스'를 가질 수 있도록 하라.

12. 엉덩이가 가장 큰 사람이 가장 많이 들어 올린다(폴 앤더슨Paul Anderson).

13. 훈련의 예술적인 측면과 과학: "과학적 연구 결과는 현명하게 사용하되, 선조들의 경험을 먼저 믿어라."(댄 존) 나보다 더 과학적인 일을 하고 논문을 더 많이 발표한 사람은 거의 없을 것이다. 허리 부상을 입은 선수들을 최고 수준의 경기장으로 복귀시키기 위해 나보다 더 많은 경험을 가진 사람도 거의 없을 것이다. 나는 그동안 많은 실수들을 해 왔다. 다른 과학자, 의사, 코치 들의 성공과 실패를 통해 배워 왔다. 실제 현장에서 활약하는 임상가/코치들과 과학 분야 전문가들의 폭넓은 경험들이 없었다면 나는 결코 성공하지 못했을 것이다. 어떤 사람들은 과학적인 연구들을 인용하기 좋아하는데, 진정한 지혜와 장인이 되는 길은 많은 연구뿐 아니라 실제 경험을 고려함에서 나온다.

14. 힘든 식단과 힘든 훈련, 둘 모두를 잘해 낼 수는 없다. 당신은 한 번에 하나만 할 수 있다. 다시 말하자면, 경쟁에서 승리하기 위해 노력하는 시간은 어느 쪽이든 실험해 보자 하는 마음으로 낭비해서는 안 된다. 당신에게 효과가 있었던 것을 고수하라!

CHAPTER 10
프로그래밍: 통증에서 자유롭고 회복탄성을 만드는 훈련의 기초 만들기

모든 스트렝스 선수는 체간을 단단하게stiff 유지하면서 동시에 사지 움직임을 강력하게 발휘할 수 있는 능력을 가져야만 한다. 이러한 유형의 동기화된 움직임은 패턴 기반의 스트렝스 훈련(밀기, 당기기, 캐리, 스쿼트 악력 등)과 결합된 코어 훈련에 의해 개발된다. 일부 선수들에게는 운동 호흡athletic breathing과 고중량 아래에서도 자세를 유지하고 지구력을 낼 수 있는 능력이 중요할 것이다. 다른 선수들에게는 호흡을 멈추고 체간의 압축력torso compression을 만드는 것이 핵심이 될 것이다. 그 외에도 고려해야 할 다른 많은 요소들이 있다. 섹션 2의 마지막인 이번 챕터에서는 이러한 기본적인 능력을 향상시키기 위한 생각들과 운동들을 제시한다.

파워리프팅과 스트롱맨 훈련에서는 모든 것이 거래 요소이다. 모든 것을 가질 수는 없다는 것을 깨달아라. 파워리프팅은 하중을 견딜 수 있는 신체의 자연적인 능력을 향상시켜 주어야 한다. 여기에는 강성이 요구된다. 뻣뻣한 관절이야말로 강한 관절이다. 이는 스트렝스 선수에게 있어, 요가나 다른 유연성을 중심에 두는 활동은 약하게 만들 뿐만 아니라 부상의 위험성을 증가시킴을 의미한다. 요가는 관절 주변의 콜라겐 결합 조직을 부드럽게 하여 스트렝스에 필요한 것과 정반대의 유연성과 가동성을 허용한다. 진실은 어떤 엘리트 수준의 선수라고 할지라도 자신의 스포츠에 필요한 기술들을 최적화하기 위해선 하나 이상의 운동 능력의 역량을 포기해야 한다는 것이다. 위대함으로 향하는 길목에서 파워리프터가 가지는 가장 큰 희생은 바로 유연성이다.

최적의 거래의 측면에서 스트롱맨 선수들은 더 가혹한 조건에 놓여 있다. 로디드 캐리와 반복이 필요한 스트렝스 과제를 달성하기 위해서는 지구력 요소가 더 많이 필요하다. 여기에서 역설이 발생하는데, 유산소성 지구력 대사를 높이는 노력은 스트렝스를 만드는 속근 운동 단위fast twitch strength units를 희생하면서 지근 운동 단위slow-twitch motor units를 발달시키기 때문이다. 스트롱맨 선수들의 목표는 폭발적으로 들어 올리는데 필요한 반사작용은 늦추지 않으면서도 지구력을 낼 수 있는 충분한 유산소 대사를 향상시키는 것이다. 이러한 균형에 숙달하기 위해선 특별한 방법이 필요하다. 이를 달성하기 위한 훌륭한 방법 중 하나를 우리는 이미 다루었다. 단일 반복 스트렝스를 최대화하도록 설계된 러시아와 폴란드의 훈련 시스템은 오전에는 한 차례, 오후에는 다른 한 번의 훈련 세션을 한다. 이러한 훈련은 매우 짧으며, 고부하 1회 반복 운동을 위한 것이다. 더 많은 지구력을 추가하는 것은 훈련 프로그레션 후반에 이루어지며, 더 긴 기간의 싱글 훈련 세션으로 압축하여 수행한다. 이러한 훈련 방식은 파워 생산을 위해 속근 섬유의 능력을 지나치게 손상시키지 않으면서도 지근 섬유의 지구력을 강화하여 여러 이벤트로 이루어지는 스트롱맨 대회에 적합한 능력을 만들어 준다.

모든 사람들을 위한 필수 운동

기반 구축: 강성 및 체간의 압축:

리프팅 세션을 위한 몸을 '준비'시킴을 통해 훈련 역량을 강화시키는 운동들은 모든 리프터의 프로그램에 필수적인 구성 요소이다. 신체에서 사용 가능한 역량 중 일부를 '사용'하는 운동을 하는 대신, 여기에서는 훈련 역량training capacity을 만들기 위해 빅 3 운동을 선택하여 적용한다. 이러한 종류의 운동은 몸에 피로를 주지 않고 신체 연결 고리에 활력을 불어넣는다. 특히 이 운동들은 신체를 단단하게 만들어 더 많은 하중이 추력선thrust line을 따라 신체 연결 부위, 특히 몸통을 통과하는 더 많은 하중을 지지할 수 있게 한다. 우리의 연구에 따르면 이러한 운동을 끝마친 후에도 코어에 몇 시간 동안 자연스러운 브레이싱 효과를 더한다는 것을 알 수 있었다.

수정된 빅 3는 다음과 같다.

1. 수정된 컬업
2. 사이드 브릿지
3. 버드도그/네발기기 자세

우리의 연구에 따르면 표준 빅 3 운동standard Big Three exercises은 근육의 적합성muscular fitness을 구축하고 안정성과 조절 능력을 유지하면서 등허리를 보호하는 능력이 다른 운동들보다 우수하였다. 빅 3를 수행한 사람들은 운동이 끝난 뒤에도 몇 시간 동안 통증을 유발하는 미세 관절 움직임을 줄이고 예방하는 보호대 역할을 하는 지속적인 강성을 만들어 주었다. 여기에서는 스트렝스 선수를 위해 특별히 수정된 버전의 빅 3 운동을 제시할 것이다.

다음에 소개하는 '운동 루틴'을 수행하는 동안 동작을 유지하는 시간, 반복수, 세트를 어느 수준으로 할지에 대한 시작 레벨을 찾은 다음 거기에서부터 진행하는 것이 중요하다. 훈련 시간은 10초를 유지하는 것으로 시작한다. '하강 피라미드' 순서로 반복수와 세트를 수행한다. 지구력을 높일 목적으로 훈련하되, 등척성 유지 동작은 짧은 시간을 하고 대신 반복수를 높인다. 즉 동작 유지 시간은 10~15초를 넘지 않는 것이다.

'빅 3'를 마스터하면 좀 더 어려운 버전으로 진행한다. 이 책을 지금까지 읽어왔다면 알았겠지만, 각 챕터는 다음 챕터를 위한 기본적인 지식을 쌓는 순서로 내용을 구성하였다. '빅 3'도 예외는 아니다. 다음 챕터의 운동을 성공적으로 수행하기 위해서는 우선 기초 '빅 3'를 얼마나 잘 수행할 수 있는지가 중요하다.

코어 강화 운동: 다섯 가지 중요한 팁

1. 이 운동들은 매일 연습해야 한다.
2. 허리 통증의 병력이 있다면, 아침에 일어난 직후 운동을 하지 않는다. 가장 좋은 시간은 오전 중반에서 저녁 시간이다. 체육관에서 훈련을 하기 직전에 빅 3 추가 라운드를 수행한다. 대부분의 사람들은 취침 직전에는 다들 지쳐 있기 때문에, 자기 전에 운동하는 것은 빅 3의 혜택을 받기 힘들 것이다.
3. 한 훈련 세션 내에서의 운동량을 선택하는 것이 매우 중요하다. 일반적으로 한 움직임 면당 3회 반복(10초 유지), 3세트로 시작한다. 이러한 10초 유지 반복 훈련을 5세트까지 진행한다면 어떻게 운동하는지 잘 알게 될 것이다.
4. 운동을 하는 중 복근을 '할로잉'하거나 배꼽으로 당기기보다는 브레이싱 기법을 사용하면 파워를 높일 수 있다. 브레이싱을 하기 위해선 코어 전체를 타이트하게 만들고 통증을 줄이기 위해 '조정'한다. 좋은 큐잉은 손가락들을 복사근에 놓고 근육을 사용해 손가락을 바깥으로 밀어낸다는 '이미지'를 가지는 것이다.
5. 척추는 중립 자세를 유지한다. 척추가 아닌 어깨와 고관절에서 동작이 만들어진다.
6. 단단함stiffness을 향상시키기 위해서는 통제된 호흡을 유지하고 파워 브리딩power breathing을 추가한다. 호흡을 내뱉기 위해 입술을 작게 오므린다. 그런 다음 모든 공기를 폐에서 강제로 빼내면서 느리게 "쉬잇" 하는 소리를 낸다. 모든 공기를 내뱉으려고 노력하는 게 중요하다. 이를 통해 신체에서 더 많은 파워를 만드는 기반인 몸통 압축torso compression이 향상될 것이다. 더 많은 단서와 팁을 보려면 파벨 차졸린의 훌륭한 책인 『비욘드 보디빌딩』을 읽어 보라.

러시아의 하강 피라미드 방식으로 세트와 반복수를 설정

러시아의 하강 피라미드 시스템은 피로를 높이지 않으면서 강성을 만들어 낸다. 매 10~15초마다 산소와 산성의 균형을 회복하여 유산소 시스템을 자극하지 않는 방식으로 스트렝스를 보존한다. 나는 러시아의 거장들에게서 이 시스템을 배웠고 이 시스템에 '러시아의'라는 명칭을 붙여, 존경을 표하려 한다.

일반적으로 3세트로 수행한다. 각 동작 반복은 약 10~15초 유지한다. 첫 번째 세트에서는 6번의 유지 동작으로 시작할 수 있고, 각 유지 동작 사이에는 잠시 휴식을 취한다. 이제 다음 세트로 넘어가기 전에 10~20초 정도 휴식을 취한다. 두 번째 세트는 첫 번째 세트보다 반복 횟수를 적게 수행한다. 일반적으로는 이전 세트보다 2회 적게 하므로 4회 반복한다. 다시 20초 동안 휴식을 취하고 세 번째 세트는 2회 반복을 더 빼서 세 번째 세트는 2회를 반복한다. 이제 다음 운동으로 넘어가서 동일한 하강 피라미드를 사용하여 반복수와 세트를 구성한다.

빅3

1. 컬업

셋업: 컬업을 하는 동안 요추에서는 아무런 움직임도 나와서는 안 된다. 하늘을 향하게 바닥에 눕고, 두 손을 허리 아래 겹쳐 밀어 넣어 요추를 지탱한다. 이 자세는 요추가 바닥에 닿아 평평해지는 것을 막고 허리에 가해지는 스트레스를 최소화하며 허리 부위를 단단하게 만들어 준다. 한쪽 다리는 쭉 뻗고, 다른 쪽 다리는 무릎을 구부리고 발은 바닥에 고정시키며 쭉 뻗은 다리와 나란히 놓는다.

컬업 테크닉: 의식적으로 복대를 만든다는 생각으로 복부 근육들을 단단하게 함으로 동작을 시작한다. 양 팔꿈치를 바닥에서 들어 옆구리 옆에서 '띄워' 놓고 양손은 허리 부위 아래에 위치시킨다. 척추(목을 포함)를 중립으로 유지하고 머리와 어깨만 바닥에서 약간 들어 올리되, 몸을 앞으로 '컬(구부리는 것)'하지 않도록 한다. 싯업 동작과는 다르게 몸이 천장을 향해 약간 들어 올려진 느낌이 들어야 한다. 목(경추)과 몸통 아래쪽(요추)을 가능한 움직이지 않게 유지하는 것이 중요하다. 이 운동을 하는 중 깊은 복식 호흡을 연습하는 것도 중요하다. 동작이 편안해지면 파워 브리딩Power Breathing으로 전환하라. 나중에 압축 호흡compression breathing을 추가한다.

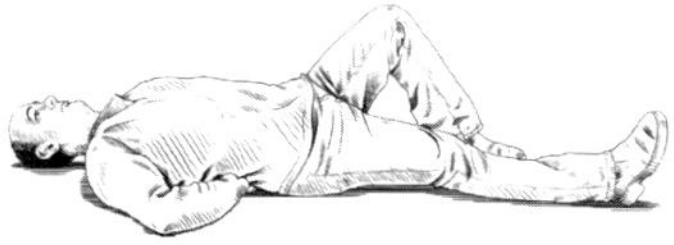

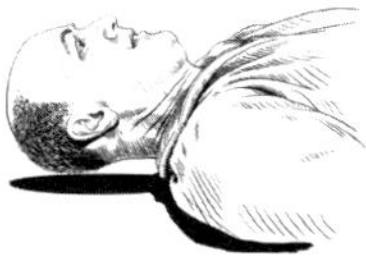

컬 업. 셋업을 할 때 두 손은 손바닥이 아래를 향하게 하고 허리 아래에 놓아야 한다. 팔꿈치는 바닥에 닿지 않도록 약간 올린다. 브레이싱의 수준은 개인별로 필요에 따라 적절한 저항을 만들기 위해 '조정'한다. 머리/목/어깨는 약간 올라가되 움직임은 최소화한다. 목을 과도하게 구부리거나 허리 아래가 아닌 목 뒤에 손을 놓는 것은 잘못된 자세이다.

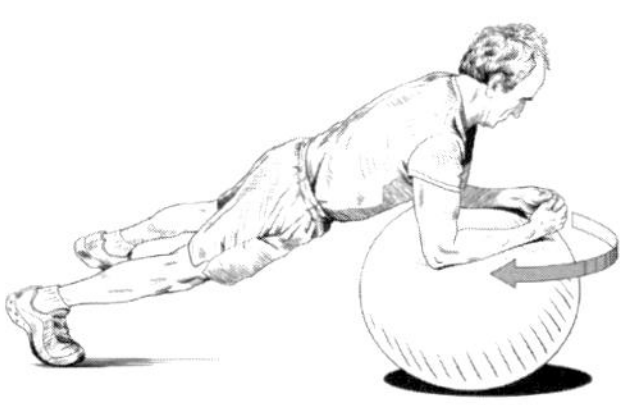

스터 더 팟(Stir-the-Pot)으로 난이도를 높인다.

2. 사이드 브릿지 또는 사이드 플랭크

사이드 브릿지 운동들은 독특한 면이 있는데, 중요하지만 종종 간과되는 전두면상의 안정화 근육을 목표로 한다는 점이다. 이 운동들은 복벽과 요방형근을 통합하는 몇 안 되는 운동들 중 하나이다. 게다가 척추의 양 측면에 위치한 근육의 한쪽은 상대적으로 '일하지 않는' 상태를 유지하고 다른 쪽은 활성화시킨 상태로 유지하여 척추에 무리가 가지 않는 방식으로 작동하는 운동이다. 게다가 중요한 근육인 광배근을 통합한다. 이 운동은 기존에 가진 전두면상의 스트렝스 불균형을 자체적으로 수정해 준다.

셋업: 오른쪽으로 옆으로 눕고 오른쪽 팔꿈치, 고관절, 그리고 다리 바깥쪽으로 몸을 지지하는 것으로 시작한다. 두 발은 바닥에 놓는데, 위쪽 발(여기에서는 왼발)은 오른발의 앞쪽에 위치시킨다.

사이드 브릿지 테크닉: 왼쪽 팔꿈치를 지지대로 사용하여 팔꿈치와 발로 몸을 지탱할 때까지 엉덩이를 바닥에서 떨어뜨려 밀어 올린다. 왼손은 엉덩이 옆에 올려놓을 수 있다.

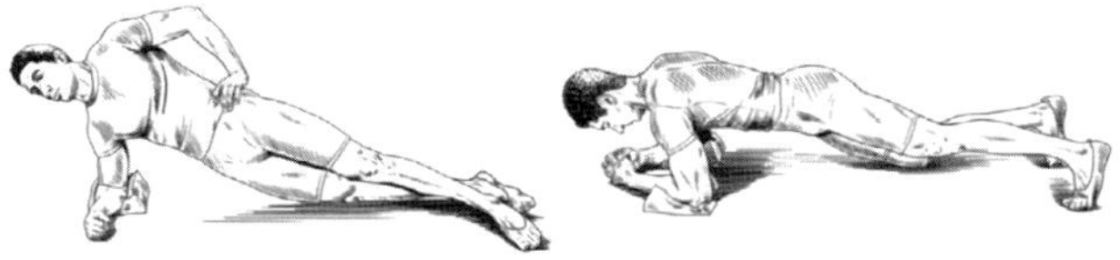

10~15초 후, 프런트 플랭크 자세로 몸을 굴리고 5초간 유지한 다음 반대쪽으로 자세를 취하고 10~15초 동작을 유지한다. 몸을 굴리는 중 골반에서 움직임이 시작되어 척추가 비틀어지는 것은 움직임 결함으로 본다. 이 롤링 움직임을 마스터하고 위와 같은 결함을 제거하라. 흉곽을 잠그고 단단하게 하여 골반과 같은 평면에서 위치를 유지하도록 하고 광배근을 사용해 움직임을 만드는 데 집중한다.

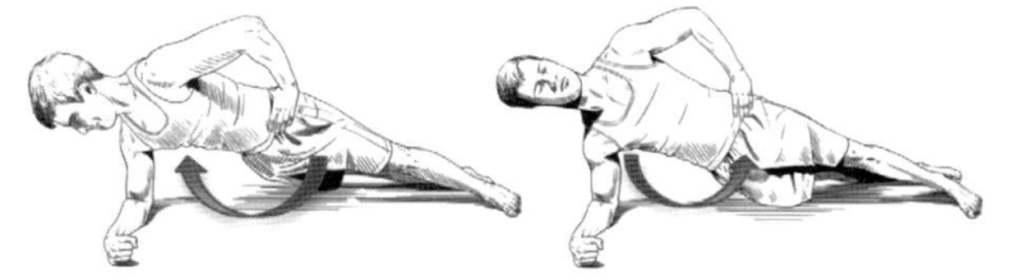

사이드 플랭크를 마스터하고 결합 없는 자세를 일관되게 수행할 수 있으면 복벽의 다양한 신경근 구획들이 활성화된다. 배꼽을 바닥으로 세밀하게 보내고 그다음 뒤집어 천장을 향해 움직일 수 있게 될 것이다. 이러한 동작은 두 번째 팔꿈치를 바닥에 놓을 필요 없이 수행할 수 있다. 움직임이 척추를 비틀지 않고 어깨와 골반에서 발생하는지 확인한다. 몸통은 하나의 블록으로 유지되어야 한다.

사이드 플랭크를 수행하는 동안 파워 브리딩을 추가하라.

3. 버드 독

이 운동은 허리와 흉추부의 여러 주요 등근육(최장근, 장늑근, 그리고 다열근)을 타깃으로 할 뿐만 아니라, 올바른 기술을 적용하면 코어와 등 전체에 걸쳐 필수적인 강성과 안정성을 증가시킨다.

셋업: 가장 회복탄성이 좋은 자세인 중립 위치로 척추를 놓기 위해선, 네발기기 자세를 취하고, '스위트 스팟'을 찾기 위해 척추를 아주 미묘하게 굴곡/신전시켜야 한다. 중립 위치의 척추에서 허리는 약간 신전되어야 하고 흉추부는 약간 굴곡되어야 함을 기억하라. 척추를 이 중립 위치에 놓고 상체는 바닥과 평행이 되게 한 상태에서 나머지 큐잉에 주의를 기울여라. 고관절은 무릎이 고관절 바로 아래에 올 수 있게 굴곡한다. 양손은 어깨 아래에 오게 한다. 몸통을 제어하기 위해 복부는 적절하게 단단하게 만들고 동작이 고관절과 어깨 주위에서만 나오게 집중한다.

버드 독 테크닉: 이 시작 자세에서부터, 서로 반대되는 팔과 다리를 동시에 들고, 코어의 조절력을 발휘한다. 손발은 몸에서부터 멀리 떨어지게 하며 팔과 다리는 바닥과 수평을 이룬다. 팔을 어깨보다 높게 올리거나, 다리가 엉덩이보다 높게 올라가지 않는다. 목표는 이 자세를 약 10~15초간 유지하는 것이다. 손과 발을 들고 유지하는 동작 사이와 다시 원래 자세로 돌아오는 동안 고개는 바닥을 응시하는 것이 좋다. 이렇게 손과 다리를 원래 위치로 바닥을 쓸 듯이 가져오는 동작은 '바닥 쓸기'라고 부르는데, 이때 움직이는 손과 발에는 어떠한 하중도 가하지 않는다. 어깨와 고관절을 움직이는 동안 척추는 잠겨 있어야 한다.

이 운동을 하는 동안 들어 올린 손의 주먹을 꽉 쥐면 등 상부의 근수축을 향상시킬 수 있다. 그리고 발목을 배측 굴곡한 상태에서 뒤꿈치를 뒤로 멀리 뻗는 동작은 허리, 둔근, 그리고 햄스트링을 활성화시킨다. 이 동작은 또한 척추를 비트는 '힙 하이킹'과 같은 경향을 줄여 주기도 한다.

기본 패턴인 '홀드 앤 스윕'을 마스터했으면 이제 '사각형 그리기'로 진행할 시간이다. '홀드' 위치의 팔을 편 상태에서 주먹이 몸 중심에서 멀어지게 한다. 발 역시 손과 같은 방법으로 몸의 중심선에 멀어지게 하지만 주먹과는 반대 방향으로 움직인다. 손과 발이 몸에서 멀어지게, 그리고 아래로, 그리고 몸 중심선 안쪽으로, 마지막으로 원래 위치로 가져온다. 이렇게 그리는 정사각형의 크기는 30cm(1피트)보다 크지 않아야 한다. 주먹을 꽉 쥐면서 하는 이러한 동작으로 상부 신전근, 능형근, 광배근 및 하부 승모근의 활성화가 크게 향상될 것이다.

처방: 코어의 균형을 유지하기 위해, 컬업 및 사이드 플랭크와 같은 방법으로 세트/반복 프로그램을 만든다.

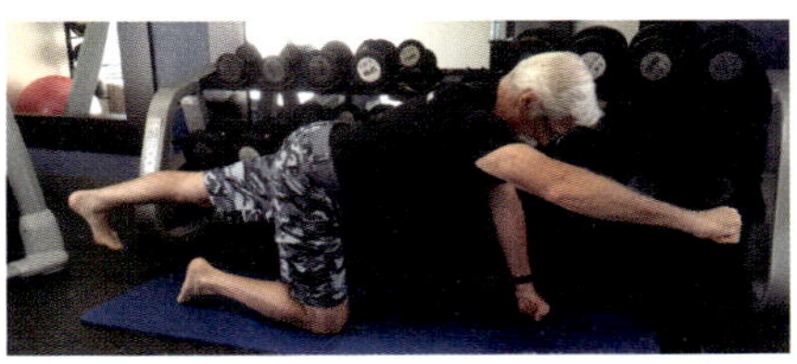

버드 독을 할 때 일부 사람들은 다리를 너무 높게 들어 척추가 비틀어지는 경향이 있다. 다리를 올리는 것에 집중하는 대신 "뒤꿈치를 밀어내세요"라는 큐잉에 집중한다. 또한 이러한 지시 사항을 통해 등, 엉덩이, 그리고 다리의 근육에서 더 많은 활성화가 발생한다는 것을 느낄 수 있다. 게다가 몸통 압축 또한 추가된다.

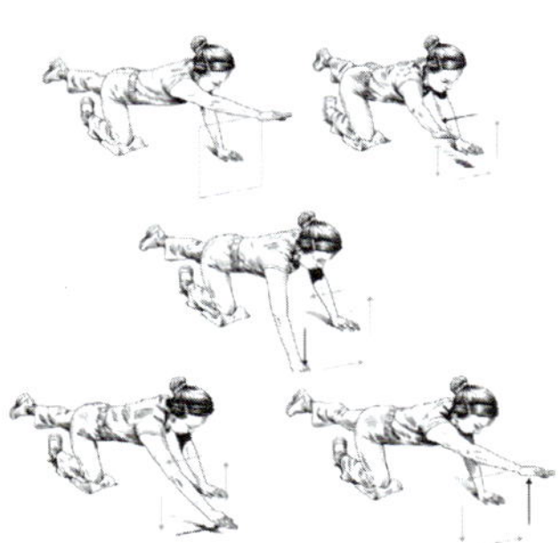

손과 발을 이용한 '사각형 그리기'로 운동 난이도는 높아진다. 손/발은 몸의 중심선에서 멀어지고, 아래로, 중심선을 지나 안쪽으로, 그리고 위쪽으로 올려 정사각형을 만든다. 모든 움직임은 어깨와 엉덩이에서 발생하며 척추에서는 발생하지 않는다.

'빅 3'로 몸통 주변의 균형 잡기

다양한 집단을 대상으로 실시한 우리의 연구에 따르면 세트/반복수 측면에서 빅 3 운동들 사이의 균형을 유지하는 사람들은 미래에 문제가 발생할 위험이 낮고 리프팅과 같은 대칭성 스포츠에서 더 나은 운동 능력을 보였다. 예를 들어 6, 4, 2회 컬업을 한다면, 양쪽에 동일한 숫자로 사이드 브릿지와 버드 독을 수행해야 한다(예: 세트 1. 양측 6회, 세트 2. 양측 4회, 세트 3. 양측 2회). 세 운동을 할 때마다 이 수치를 동일하게 진행해야 한다.

프로그램을 처음 시작할 때, 일부 사람들은 단 한 번의 운동으로 내재된 부족함을 발견할 것이다. 균형 잡힌 세트수/반복수를 수행할 때 빅 3 사이에서 난이도 측면에서 동일한 균형을 회복하기 위해 노력하라.

스트렝스의 기반을 구축하는 기본 움직임 패턴

여기에서는 통증 없는 움직임과 패턴의 측면에서 스트렝스 훈련을 시작하기 위한 기반을 쌓는 몇 가지 제안을 소개할 것이다. 이러한 패턴들은 스트렝스를 생성하는 능력을 자연스럽게 균형 맞추고 동시에 최대 효과를 위해 신체 연결로 능숙히 힘을 조종하게 할 것이다.

당기기

다음 그림은 당기기 운동 프로그레션의 예시이다.

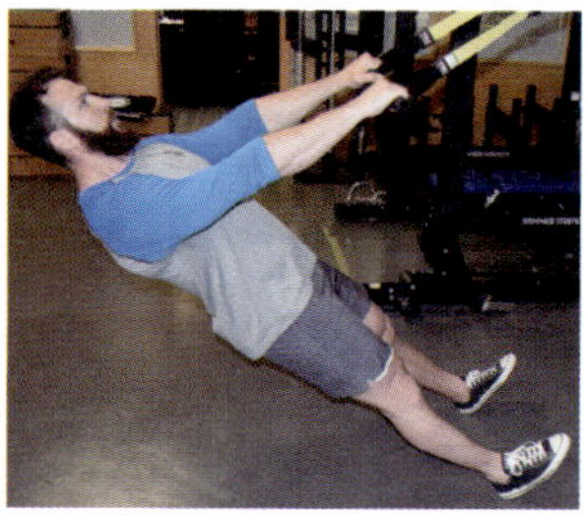

TRX 풀은 당기기 운동 프로그레션 초기에 매우 적합한 운동이다. 척추에 가해지는 전단 부하(shear load)는 없으며, 압박 부하는 매우 낮은 수준이다. 몸을 단단하게 만들고, 어깨를 아래로 내린다. 손은 동작 시작 시에는 회내 상태(pronated position)에서 시작하고 겨드랑이까지 당기면서 회전시켜 해머 그립(hammer grip) 위치로 가져온다.

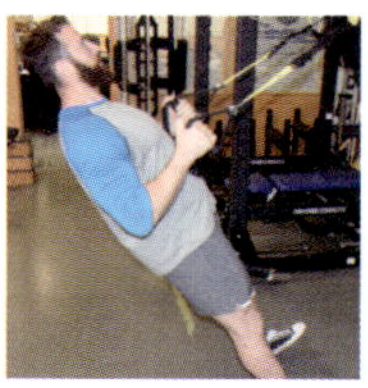

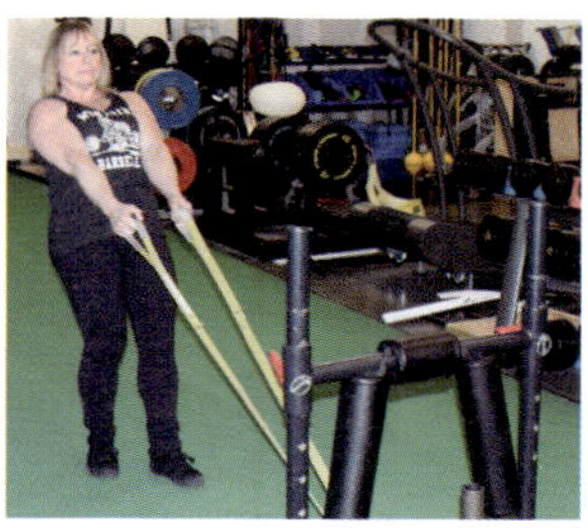

슬레드 운동
밀어내는 힘은 무릎을 통해 만들고 몸통을 단단하게 한다. 아래를 보지 말고 목을 들어 시선을 고정한다.

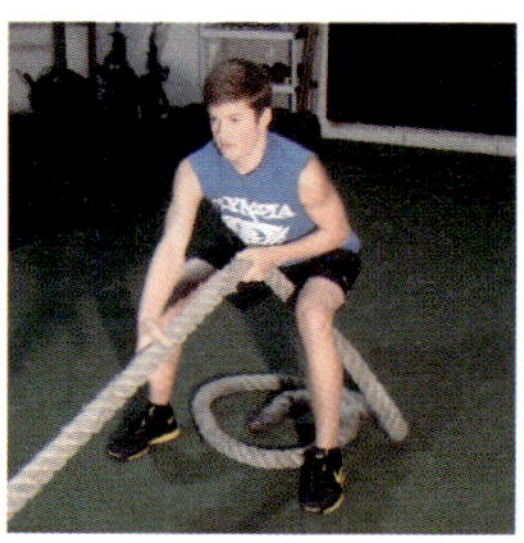

로프 풀
필수적인 훈련인 핸드-오버-핸드 로프 풀 운동은 악력을 테스트하는 동시에 훈련시키는 운동이다.

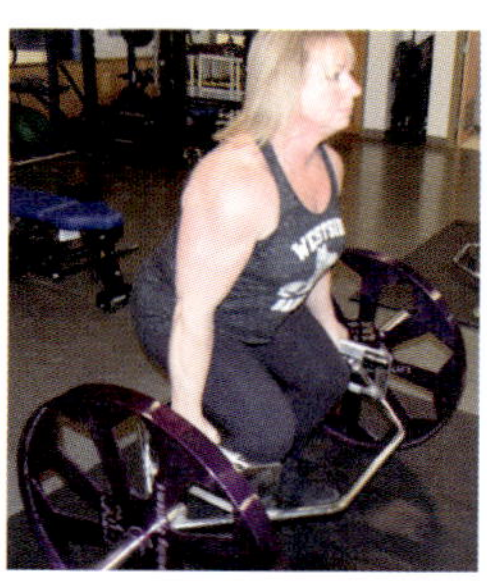

'수레바퀴'를 사용하여 **높은 위치에서 당기면(데드리프트)** 신체에 가해지는 스트레스의 위치가 바뀐다. 이러한 역학적인 이점은 견딜 수 있는 부하를 높인다. 높이와 같은 변수들을 조정하는 방법들을 선택하라.
바벨 아래 블록을 놓는 것도 같은 작용을 한다.

밀기

하프 벤치 푸시와 교정 케틀벨 프레스는 이미 소개하였고, 그 뒤에는 슬레드 푸시를 추가할 수 있다.

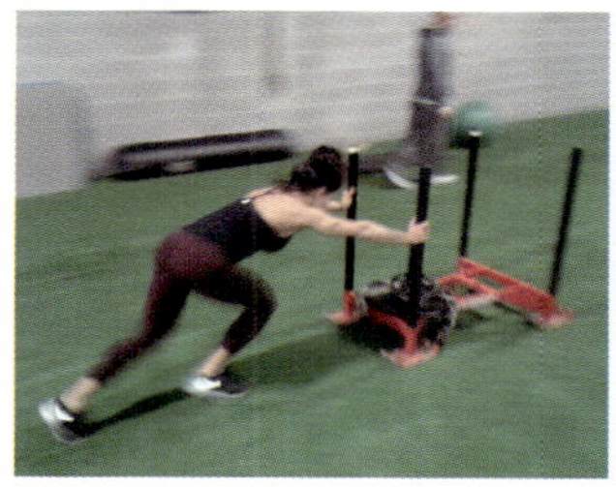

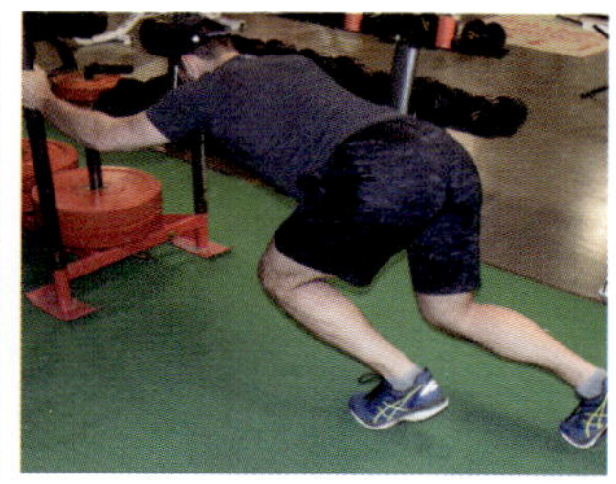

슬레드 푸시에서 그립의 위치는 항상 높은 곳이어야 한다. 척추를 통해 지나가는 밀어내는 힘은 구동선(line of drive)을 만든다. 발은 절대로 고관절보다 앞에 위치해서는 안 된다(이는 밀어내는 힘을 낮추고 허리에 스트레스를 가한다). 중립적인 허리 커브를 유지하라.

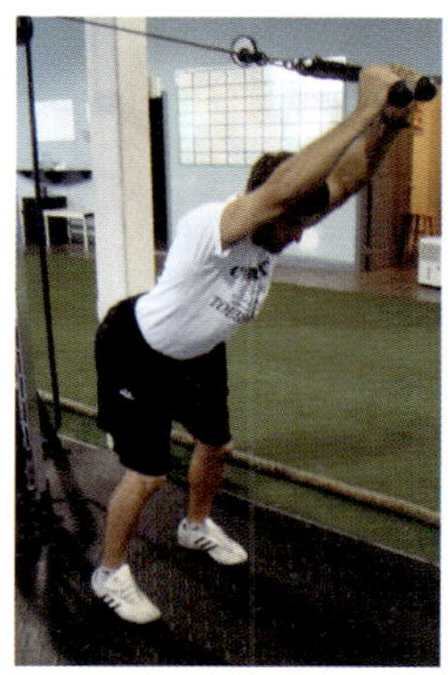

전방 사슬 푸시 운동
고관절에서만 힌지 움직임을 만들고, 전방 사슬 전체에 부하가 가해지고 하면서 단단하게 만들어라. 전단력에 의해 통증이 유발되지 않는 사람들이 시작하기 좋은 운동이다.

힙 힌지

이 움직임에 대한 운동을 시작하기 전, 고관절 굴곡의 깊이와 고관절의 넓이를 조정하는 것이 굴곡 깊이에 어떻게 영향을 미치는지 결정하기 위해 항상 고관절 평가를 먼저 수행해야 한다. 고관절 움직임 탐색 평가와 골반을 움직이는 테스트에 대해서 떠올려 보라. 부상에서 벗어난 일부 선수들은 풀 쓰루Pull through에서부터 시작하여 훈련을 진행한다. 스트렝스 선수를 위한 스쿼트에 대한 내용은 섹션 3과 4에 소개하겠지만, 현재 회복 중인 선수는 트랩 바, 요크 바, 백/프런트 스쿼트로 진행한다. 일부는 케틀벨 스윙이 도움이 될 수 있지만 이 때에는 통증 유발에 대한 엎드린 자세 불안정성 테스트를 통과해야 한다(허리 장애 참조. 이 검사는 훈련된 임상의가 수행해야 한다).

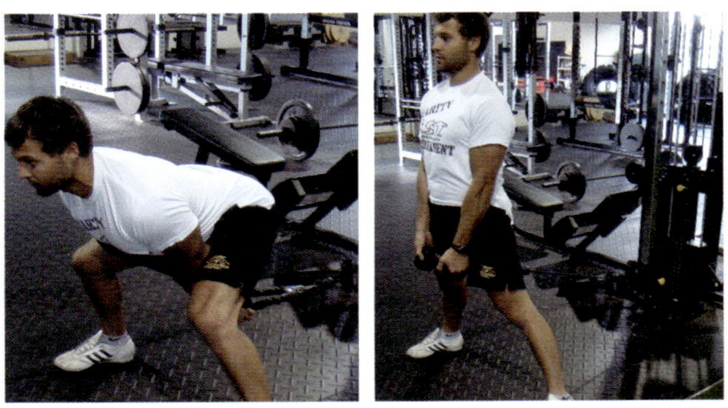

풀 쓰루는 훌륭한 고관절 힌지 드릴이다.

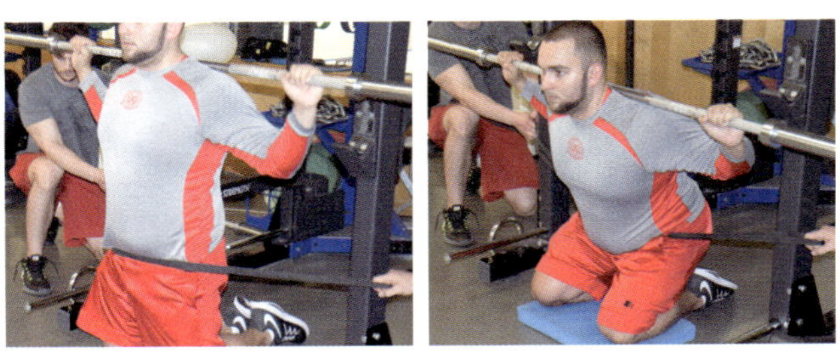

무릎을 꿇고 하는 밴드 힙 쓰루. 밴드로 저항을 만든다.

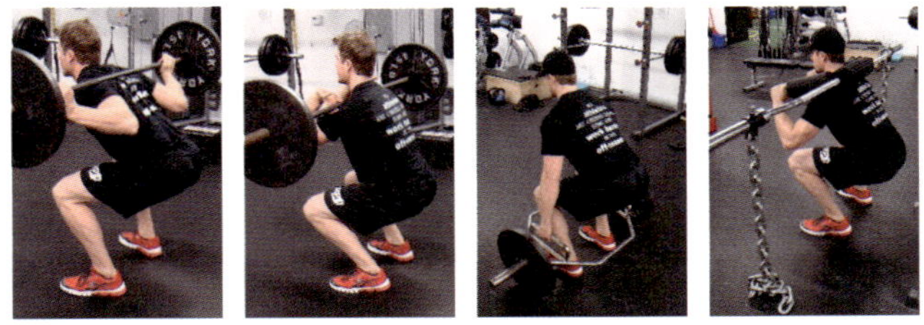

백 스쿼트는 허리와 고관절에 부하를 가하고 무릎에 부하는 없다. 프론트 스쿼트는 허리와 고관절의 부하가 적게 가해지지만 무릎에 부하가 높은 운동이다. 트랩 바와 요크 바는 이러한 요소들을 강화한다. 목표와 신체 상태에 맞게 테크닉을 조정하라.

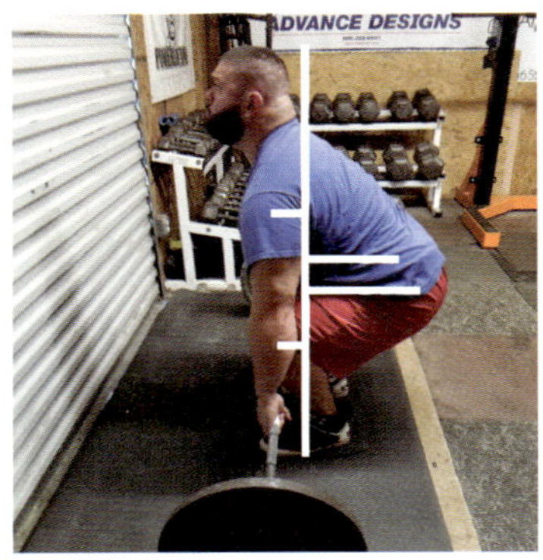

수직 추력선(vertical thrust line)에서 관절까지의 수평거리가 길수록, 관절에 가해지는 하중이 커지고 해당 관절에서 요구되는 스트렝스도 커진다.

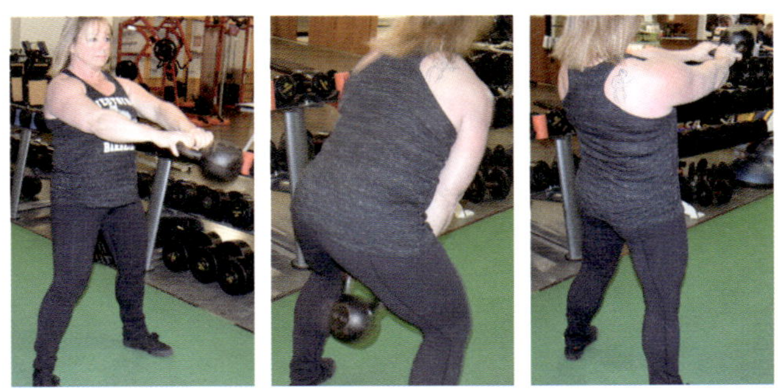

케틀벨 스윙은 어떤 카테고리에 속하는가? 사실 스윙은 스쿼트의 힙 힌지, 악력, 비틀림과 토션(twist and torsion)을 멈추는 작용, 코어의 강성, 그리고 유산소 역량에 대한 요소를 담고 있다. 궁극의 콤보 운동이다! 하지만, 통증의 병력이 있다면 복와위 불안정성 테스트(prone instability test)를 통과해야 한다.

균형 잡기

다음 운동들은 모두 전신의 균형 능력을 강화시키는 운동들이다. 전신 균형을 잡는 능력은 부하 아래에 신체 부위들이 쌓여 있을 때 관절들의 위치를 조정하는 데 도움을 준다. 한 다리로 서기(눈을 뜨고, 그다음에 눈을 감고), '큰 발big feet'(발가락과 뒤꿈치로 바닥을 움켜쥠으로써 강화된다), 탑 기울이기, 다이내믹 마칭dynamic marching(신호에 맞춰 움직이고 정지에서는 정적인 자세로 멈춘다).

캐리 운동

전두면의 스트렝스를 위해서 캐리 운동을 반드시 해야 한다. 일반적으로는 슈트케이스에서 시작하여, 파머스 워크, 그리고 바텀 업 캐리로 진행한다.

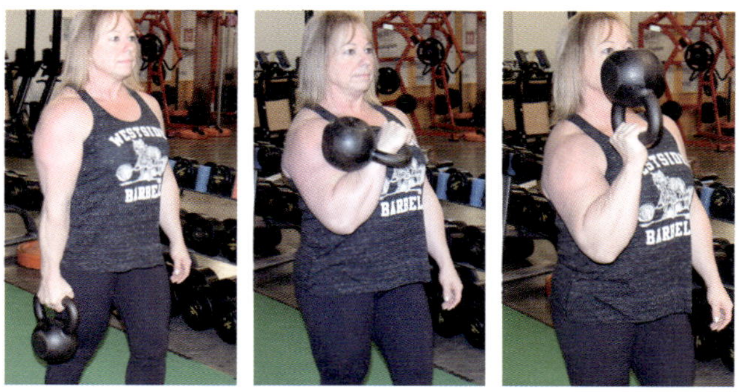

셰리 웨담이 케틀벨 캐리 프로그레션을 시연하고 있다. 왼쪽부터 차례로, 슈트케이스, 랙 자세, 그리고 바텀 업.

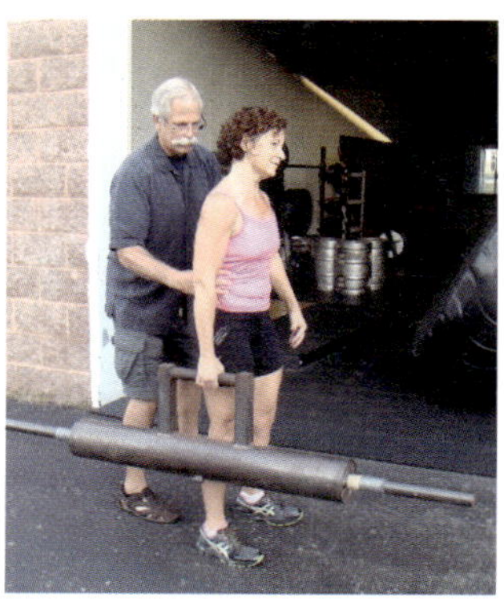

전두면 코어 역량, 그리고 악력을 훈련시키는 스트롱맨들의 캐리 훈련 도구.

스트렝스 선수의 가동성

일부 선수들의 수행능력을 향상시켜 줄 수 있는 특정 가동성 운동들이 있다. 여기서 우리는 흉추와 관련된 두 가지 문제를 비교해 볼 것이다. '가슴을 내밀고 자랑스러워하는 자세'를 가진 사람을 생각해 보자. 이들은 리프팅을 할 때마다 흉추를 신전시켜 가슴을 들어 올린다. 이러한 과도한 척추 움직임은 불편함이나 통증을 유발할 수 있을 정도로 많이 일어날 수 있으며, 그나마 나은 경우일지라도 스트렝스와 퍼포먼스가 떨어질 수 있다. 이러한 움직임은 수년간에 걸친 습관의 결과일 수도 있고, 단순히 형편없는 자세와 코칭 때문일 수도 있다. 이와는 반대로, 가슴이 '오목하게 들어간' 자세를 만드는 것은 흉추 후만을 만드는 흉추 굴곡 동작에서 발생할 수 있다. 즉, 흉추와 관련된 문제는 두 종류가 있는 것이다. 하나는 지나친 굴곡이고 다른 하나는 지나친 신전 문제를 포함한다. 흉추가 후만된 경우에는 9장에서 보여 준 흉추 신전 가동성 드릴을 할 것을 권한다.

체스트 리프터를 위한 교정

여기에서는 카렐 르윗Karel Lewit의 이름을 딴 앙와위 드릴supine drill을 소개한다. 이 드릴은 몸통 압축, 척추 커브 조절 능력, 그리고 파워 브리딩을 가르친다. 이 드릴을 수행한 결과 '가슴을 내미는' 움직임 없이 스트렝스를 지탱하는 하중 지지 자세를 만들 수 있다.

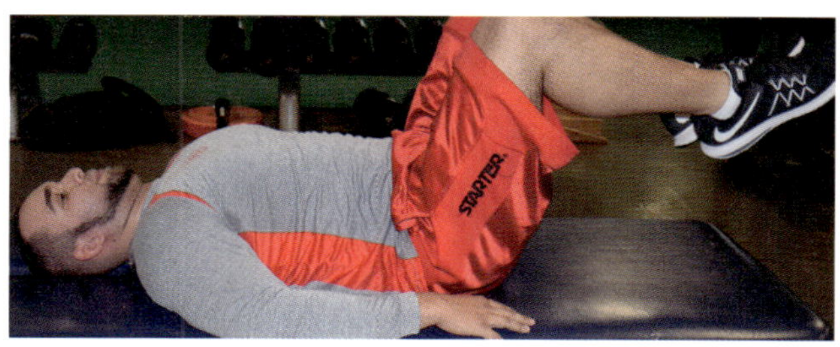

르윗(Lewit) 드릴은 '크룩 라잉(crook lying)' 자세로 시작한다. 천골을 앞뒤로 움직이며 요추를 중립 위치로 놓는다. 이 자세는 드릴을 하는 내내 유지한다. 일반적인 호흡으로 숨을 내쉰다. 이제부터 드릴을 시작한다. 입술을 오므려 폐에 남은 공기가 빠져 나갈 수 있을 정도만의 구멍을 만든다. 이제 입술을 오므린 저항에 대항하면서 모든 공기를 폐 밖으로 밀어낸다. 이를 통해 몸통이 압축됨에 따라 가슴이 아래로 당겨질 것이다. 이 동작을 몇 번의 호흡 주기 동안 반복한다.

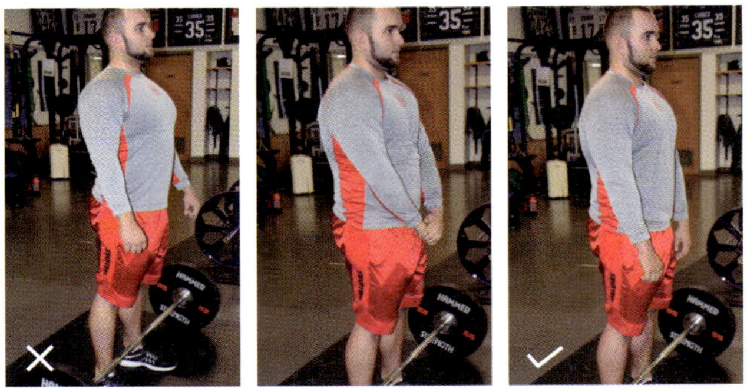

이제 서서 운동을 반복한다. '가슴을 자랑'하는 리프터에게서 스트렝스 손실이 발생한다면 몸통 압축에 파워 브리딩을 하는 기술을 연습해야 한다. 선 자세에서 입술을 오므리고 폐에서 모든 공기를 배출하면서 흉곽을 아래로 당긴다. 이때의 초점 역시 압축과 강성 만들기를 돕는 복부, 가슴, 그리고 광배근에 있다. 공기가 다시 폐를 채우겠지만, 단단해진 압축 상태는 유지한다.

유산소 운동을 해야 한다면…

일부 스트렝스 선수들은 유산소 능력을 강화해야 할 수도 있다. 만약 유산소 운동을 해야 한다면, 줄넘기가 매우 도움이 될 것이다. 몸을 단단하게 만드는 것에 초점을 맞추고 몸 안에 '잘 조절되는 스프링'을 만든다. 줄을 돌릴 때마다 손목은 정확하고 최소한의 움직임으로 돌려야 한다. 권투 선수들은 수년 동안 이러한 스타일의 줄넘기를 통해 많은 도움을 받았다.

프로그램 예시

브라이언이 수행했던 프로그램은 다음 섹션에서 소개할 것이다. 아래의 예시는 당신이 시작해 볼 수 있는 일반적인 프로그램에 대해 간략히 정리한 것이다.

1) 통증 민감도 감소시키기
   a. 척추 보호 움직임 연습: 힙 힌지 스쿼트
   b. 빅 3: 10초간 동작 유지, 좌우로 번갈아 가면서 수행. 5회-3회-1회로 하강 피라미드 방식으로 수행
   c. 고관절, 어깨, 흉추 가동성 운동
   d. 인터벌 워킹: 하루에 3차례, 각각 15분씩, 몬스터 워크monster walk, 뒤로 걷기, 오르막 걷기, 그리고 앞으로 걷기로 진행

2) 통증 없는 훈련을 위한 기반 구축
   a. 워밍업
   b. 푸시 움직임: 바벨 랙에서 선 자세 푸시업
   c. 풀 움직임: TRX 풀 운동(등허리를 단단하게 하고)
   d. 캐리 움직임: 케틀벨 슈트케이스 캐리, 그리고 나서 바텀 업 캐리
   e. 리프팅: 힙 힌지 풀 쓰루

CHAPTER 10

SECTION THREE

브라이언의 프로그램 및 변화에 대한 기록

이번 섹션은 척추를 재건하고 선수를 재프로그래밍하였던 속 이야기를 제공하며,
마지막으로 어떻게 진행하는지에 대한 내용까지 다룰 것이다.
브라이언이 스트렝스를 되찾았을 뿐만 아니라,
심지어 부상 전보다 향상된 능력을 가지게 된 과정의 매일매일의 개인적 기록들을 담았다.
이 개인적인 이야기들은 이전 섹션에서 제공한 프로그래밍의 '교과서적인' 내용에서는
담을 수 없었던 맥락을 제공할 것이다.

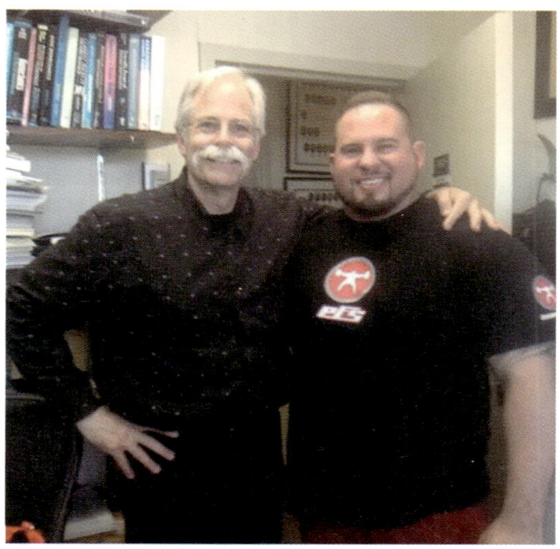

CHAPTER 11
한 스트렝스 선수의 부활

브라이언

2013년 5월, 플로리다로 돌아왔을 때, 나는 새로운 삶을 시작하였다. 수년간 내 몸을 얼마나 잘못 다뤄 왔는지 깨닫게 되었다. 마치 학교에서 새로운 교과목을 배운 기분이었다. 나는 캐나다에서 돌아온 비행기에서 내리면서 내가 가진 문제에 대한 실마리를 찾았다고 확신하였다. 하지만 맥길 박사와의 만남은 그 이상의 결과를 내게 가져다주었다.

내게는 계획이 생겼고, 새로운 활력과 결심이 넘쳐나게 되었다. 나는 이미 며칠 만에 잘 움직이게 되었고 신경통들이 안정되면서 회복탄성을 느낄 수 있었다. 이 작은 안도감들은 나에게 많은 동기부여와 추진력을 가져다주었다. 이번 챕터는 블로그 게시물, 훈련 기록, 논평 및 브레이크아웃 박스로 구성되어 있다. 통증 없이 움직일 수 있게 되고 다시 경기장에서 경쟁할 수 있는 스트렝스를 되찾기까지의 2년간의 경과를 기록하였다.

블로그 게시물

2013년 7월 20일

"나는 다시 리프팅을 시작해도 괜찮다는 허가를 받았으나, 부상 부위가 세션들 사이에 충분한 시간을 주면서 굳건해지고* 회복되고 있었기 때문에 주의해서 진행해야 했다. 나는 다시 고중량을 들기 위한 스트렝스 훈련의 속도를 느리게 진행하기로 했다. 2014년 3월 아놀드Arnold XPC 결승전에 출전할 계획을 가지고 앞으로 몇 달 동안 3단계에서 어떻게 진행시키게 될지 더 많이 알게 될 것이다."

* 맥길의 프로토콜에 따라 골절된 천골이 다시 단단히 굳어짐.

2013년 8월 해설

프로그램 조정

나의 훈련 스케줄은 조금씩 수정을 거듭하였고 내 허리가 궁극적인 퍼포먼스를 회복해 나감에 따라 다음과 같이 진행되었다. 내 훈련 스케줄은 주 3일 훈련, 그리고 추가로 1일 회복으로 구성되었다. 나는 스쿼트와 데드리프트를 하루에 같이 하는 이 방식을 '콤보 데이'라고 불렀다. 스쿼트를 1일, 벤치를 2일, 데드리프트를 3일에 나눠 하는 전통적인 3일 스플릿에서는 스쿼트와 데드리프트 사이의 기간이 며칠 되지 않는다. 지난주를 데드리프트로 마무리하고 다시 이번 주에 바로 스쿼트를 하는 것은 몸에 무리가 갈 수 있다. 이는 특히 리프팅 연령이 높고 다스려야 할 손상이 많은 사람들에게 해당되는 말이다. 나의 훈련은 다음과 같은 양상을 보였다.

토요일: 1일차 - 스쿼트 및 데드리프트
일요일: 휴식일 - 24시간 회복
월요일: 2일차 - 벤치 프레스
화요일: 휴식일 - 24시간 회복
수요일: 3일차 - 스쿼트 및 데드리프트 보조 운동
목요일: 휴식일 - 24시간 회복

금요일: 4일차 – 플러프 & 버프Fluff & buff. 이날은 추가적인 코어 훈련을 하고 느슨한 부분들을 매만지는 날이다. 고관절과 흉추 가동성 운동은 근육들에 혈액을 보내는 목적에 집중한다. 여기에 슬레드 드래그/푸시 운동을 추가로 한다. 모든 훈련은 매우 가벼운 중량을 사용하고 빠른 움직임을 사용하며, 다른 무엇보다 회복에 중점을 둔다.

3단계에 대한 참고 사항(궁극의 수행능력으로 돌아가기): 나는 계획에 따라 중량을 적용하지 않는 빈 바벨로 훈련을 시작하였다. 그러니 리프팅에 사용한 중량은 불과 45~55파운드인 것이다. 기억을 상기시키면, 단 6개월 전인 2013년 3월, 나는 대회에서 1,100파운드가 넘는 중량의 스쿼트를 했었다. 하지만 더 이상 자존심을 부려야 할 여지는 없었고, 빈 바벨로 하는 리프팅은 내게는 선물이자 또 다른 기회였다. 나는 빈 바벨 리프팅을 나의 다음 세계기록 도전을 하듯 대했다. 재활 초기 단계에서도 고블릿 스쿼트로 진행할 때는 체육관에서 가장 가벼운 케틀벨(12kg)을 사용했다. 초보자 리프터로 완전히 재설정했다. 내 훈련 분할(스플릿)이 발전하고 신체가 진행을 허용함에 따라 나는 대회에서 하는 리프팅(즉, 블록 풀에서 바닥에서 시작하는 풀)으로 돌아올 수 있었다.

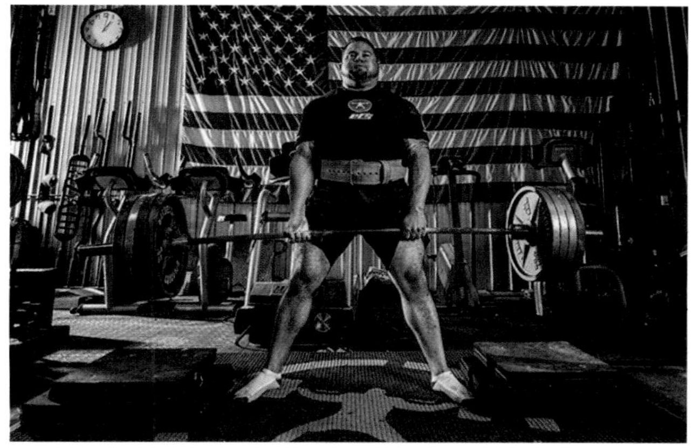

EliteFTS HQ에서 부활의 신호가 울렸다! 마침내 블록에서 400파운드 이상을 뽑아냈다.

2013년 9월 해설

새로운 목표

파워리프터로서 다시 한 번 나아가면서, 아놀드 2014 대회를 목표로 삼고, 궁극의 수행능력을 되찾기로 결심했다. 이는 맥길 박사를 만나 계획을 세우고 이를 실행한 지 1년(약 10개월)이 채 지나지 않은 때였다. 지금까지는 앞선 섹션들에서 설명한 원리들을 활용해 왔지만, 지금부터는 스트렝스 훈련에 대한 구체적인 지표를 설정하고 맥길 박사로부터 얻은 풍부한 지식들을 통합하였다. 과거에는 이러한 규칙들을 느슨하게 따랐지만, 이제는 24/7 내내 완벽하게 선수의 삶을 적용시키고 있다.

그런 다음, 나는 다시 한 번 인간이 다룰 수 있는 선에서 상당한 수준의 바벨 중량 자극을 더해, 체중이 285파운드의 최고치에서 295파운드 이상으로 급증했다! 나의 덩치가 한결 더 커진 것이다!

2013년 10월 논평

다시, 워털루 대학에서

2013년 10월의 마지막, 6개월 간의 경과를 보기 위해 워털루 대학으로 다시 찾아갔다. 미팅은 순조롭게 진행되었고 맥길 박사는 내가 그랬듯이 나의 회복 정도를 보고 매우 놀라워했다. 그는 몇 가지 시험들과 평가 등을 반복하고 후속 조치들을 수행시키고 비교했다. 맥길 박사는 몇 가지 '유서 깊은' 방법(많은 거장들로부터 전해진)을 보여 주었고 회복탄성을 유지하면서 수행능력을 발휘하는 방법에 대한 기술적인 단서들을 공유해 주었다.

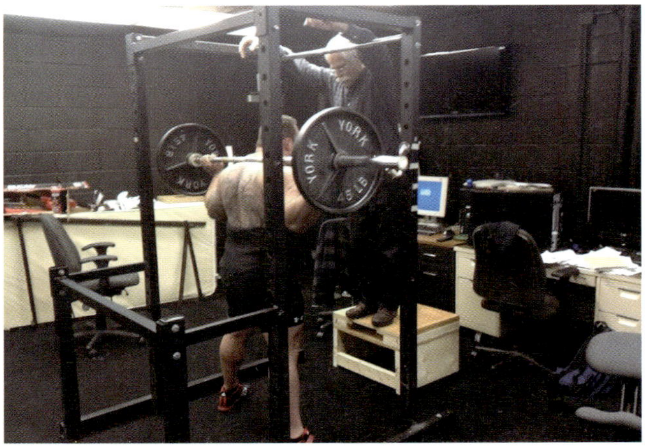

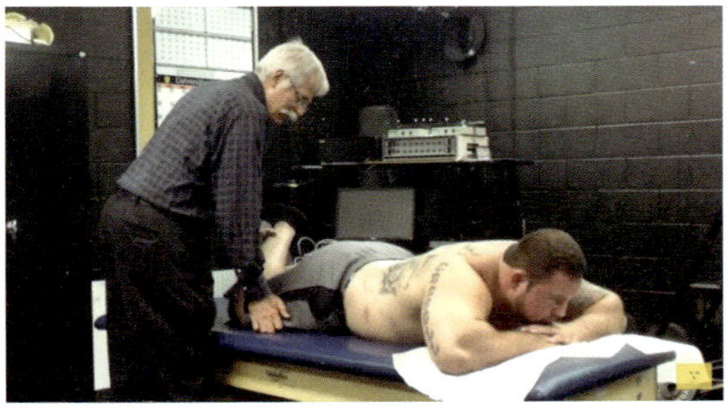

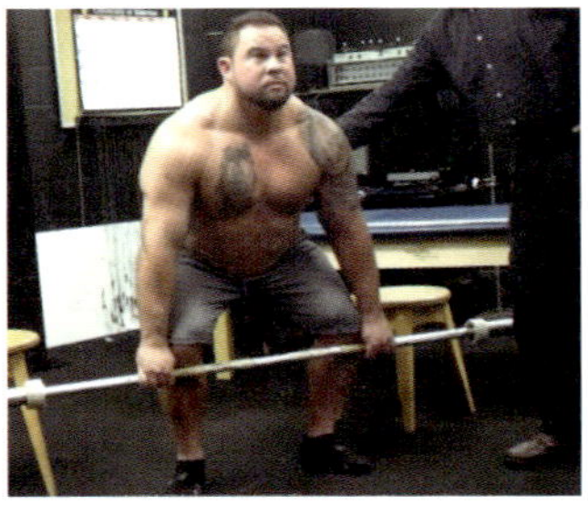

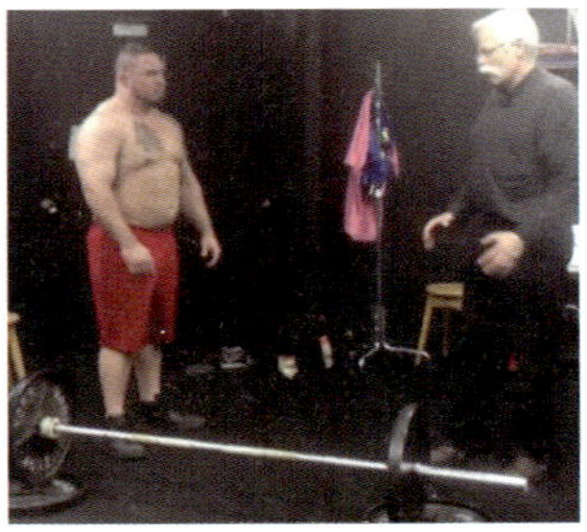

보다시피, 2013년 4월과 2013년 10월의 방문 사이에 나의 덩치와 체중에 상당한 차이가 있었다. 곧 알게 되겠지만 여기에는 장단점이 있었다.

2013년 11월 논평

두 번째 워털루 방문 이후 다음 5주 훈련

2014년 아놀드 대회 우승이라는 높은 목표를 향해 달려가기 위해 스트렝스 훈련에 돌입하였다. 스트렝스와 자세는 꾸준히 발전하였다. 스쿼트에 대한 자신감과 파워는 코어 훈련이 큰 성과를 거두면서 거의 즉시 돌아왔다. 그 어느 때보다 안정적이었고 잘 잠겨진 몸을 가지게 되었다. 벤치 프레스도 근육과 덩치가 커지면서 예상보다 빨리 돌아왔지만 뭔가 빠졌다. 데드리프트가 신통치 않은 느낌이었다. 완벽한 웨지를 박는 데 어려움이 느껴졌고 이 때문에 느리고, 어색했으며 뭔가 어긋난 느낌이 들었다.

나는 자신감을 쌓고 테스트 날에 750파운드의 스쿼트, 500파운드의 벤치, 600파운드의 데드리프트를 기록하며 오프 시즌의 시험을 마쳤다. 10주간의 정점 주기peaking cycle로 전환할 수 있는 상태에 도달했고, '진정한' 테스트(대회)를 향한 많은 긍정적인 추진력을 얻게 되었다.

2014년 1월 논평

아놀드까지 10주간의 카운트다운

대회 전 훈련을 진행하면서 시작이 아주 좋았다. 나는 스쿼트에서부터 좋은 성과를 보였는데, 심지어 1,000파운드 이상을 꽤 빨리, 확실히 아주 빨리 들 수 있었다. 커진 몸 덕택에 벤치 프레스는 그 어느 때보다 좋아졌고 600파운드, 700파운드 대를 매우 쉽게 밀 수 있었다. 하지만 데드리프트가 다시 한 번 문제였다. 나의 '경력을 단절시킨' 부상에 가장 큰 영향을 받은 것이 바로 데드리프트였다. 반응이 느려 정말 답답했다.

2014년 3월 논평

아놀드 2014년 대회와 현명한 결정을 내림. 더 이상의 자존심을 세우지 않고 새로운 교훈을 배우다

이번 대회에 참여하는 컴백 과정 전체를 기록하고 있었고, 맥길 박사와 함께한 1차/2차 평가와 간련한 몇 개의 영상들을 공개하였기에 많은 사람들의 주목을 끌었다. 나는 맥길 박사가 공인해 주는 복귀 과정에 대해 여기저기에 알렸고 책을 썼는데, 나의 성공을 바라는 사람만큼이나 실패하는 모습을 보고 싶어 하는 사람도 많다는 사실을 알고 있었다.

나는 이러한 시선에 무관심했다. 그 이유는 다음과 같다. 사람들이 내가 실패하길 바라거나 나를 의심할 때, 나는 설명할 수 없는 극단적인 지점까지 동기가 부여된다. 그러나 내 경험에 따르면 현명한 사람은 다음 사항을 고수한다. 당신을 반대하는 사람들에 반한 감정과 생각이 당신으로 하여금 목표를 향해 나아가는 동기를 부여하고 더 밀어붙일 수도 있지만, 그들이 당신의 목표를 결정하게 하거나 접근 방식, 방향을 바꾸지는 못하게 해야 한다.

의심하는 사람들에 반한 감정에서만 연료를 공급받을 때, 우리는 계획 없이 맹렬히 차를 뒤쫓는 개가 될 뿐이다. 자신의 목표를 달성하기 위한 동기를 부여받지 못하고 '증오자'가 되어 자신의 길을 잘못 결정함에도 불구하고 의심하는 사람들이 잘못되었음을 증명하려 들기 때문이다.

이러한 상황에 매몰되면 자신의 길과 목적을 잃고 결국 당신을 적대하는 사람들이 바라는 대로 내몰릴 뿐이다. 그렇게 되어서는 안 된다. 따뜻한 마음과 당신이 잘되길 바라는 생각이 없는 이들에게 영향받지 말라. 분노의 감정은 GPS 내비게이션이 아닌 탱크의 연료로만 사용하라.

2014년 3월 논평

대회 날

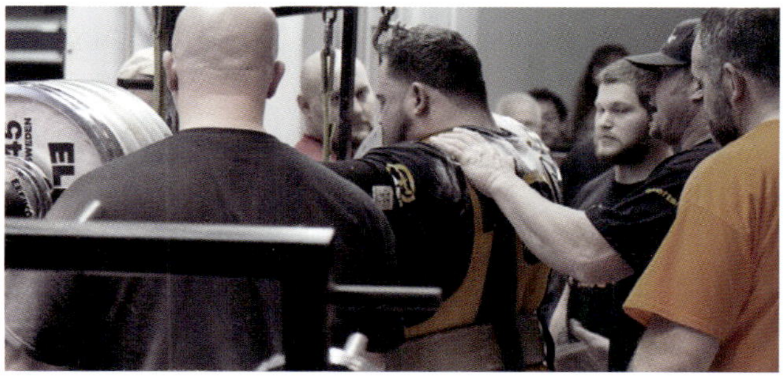

리프팅을 할 시간이 되자 나는 종합적인 준비 운동을 시작했고, 바닥에서 버드 독을 하였다. 주변에서 낄낄거리고, 질문들을 하는 등, 많은 방해들이 나를 둘러싸고 있었다. 하지만 이제 스트렝스의 세계에서 벌어지는 일들을 보라. 이와 같은 많은 '맥길식 운동'은 이제 '일반적인' 운동이 되었다. 이전에는 이런 운동을 하면 비웃음을 당하고 놀림을 당했다. 4년 전만 해도 아무도 이런 종류의 운동을 하지 않았다. 그들은 바쁘게 폼롤러를 하고, 스트레칭을 하거나, 혹은 준비 운동을 전혀 하지 않았었다!

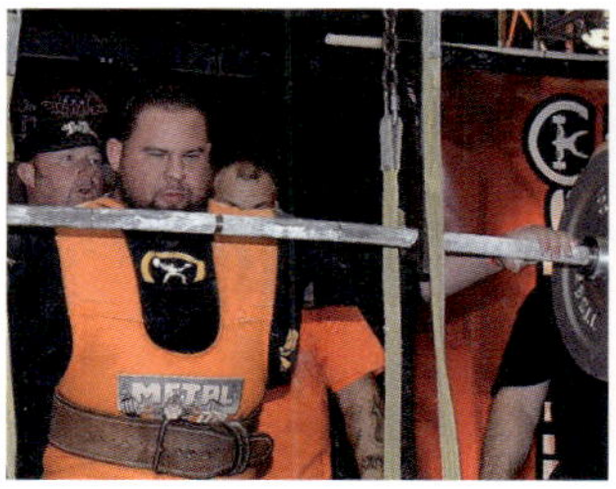

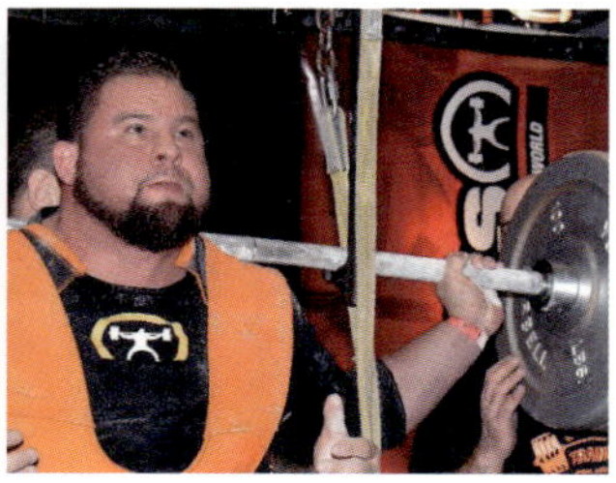

275파운드 체급을 위해 체중을 줄였던 이후, 이번 대회에서 나는 역대 가장 덩치를 키웠고 몸무게는 295파운드였다. 나는 '좋은 몸'을 만들었고 자신감이 느껴졌다. 대부분의 사람들은 그동안 대회에 출전하지 않고 건강에 신경을 쓰던 지난 1년간 나를 보지 못했었다.

2014년 3월 해설

종합 순위 2위를 차지한 후의 1년의 시간

대회의 시작은 꽤 좋았다. 하지만 나는 꽤나 긴장했고 보수적인 생각이 들었다. 스쿼트의 경우 1,070파운드를 쉽게 리프팅하고 나왔는데 비록 기록을 세우지는 못했지만 좋은 방향으로 나아간다는 신호이기도 했다. 벤치 프레스의 경우, 825파운드로 최고 기록을 갱신했다. 벤치 프레스를 마치면서 훌륭한 복귀전을 치르게 됐을 뿐만 아니라 대회 자체로도 좋은 기록을 낼 수 있었다.

벤치 프레스를 마친 뒤 한두 시간 후, 나는 지나친 프레스로 인해 재활의 첫 번째와 두 번째 단계에서와 마찬가지로 허리가 약간 타이트해짐을 느끼기 시작했다.

이는 벤치 프레스를 하면서 생긴 과도한 신전과 스쿼트를 하면서 발생한 약간의 굴곡, 신전 때문이라고 생각했다. 하지만 이는 해결될 수 있다고 여겼다.

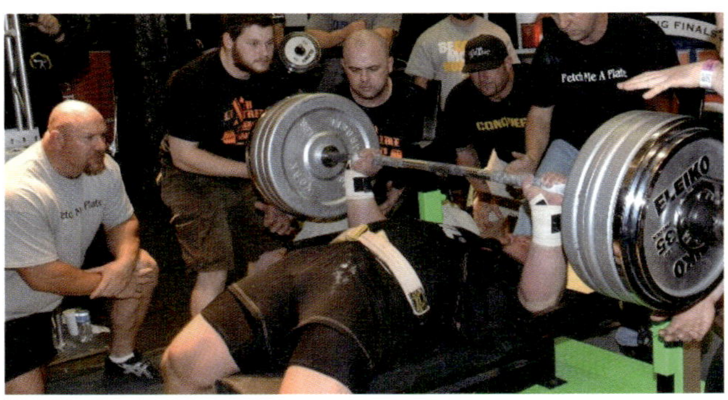

몇 분이 지나고 결국 한 시간이 더 지나자 기분이 더 나빠지기 시작했다. 아직 데드리프트 종목이 남아 있었고 오랜 고민에 빠졌다. 내년 리프팅 커리어, 그리고 나의 인생에 영향을 미칠 가능성이 분명히 있었기에 무엇을 해야 할지에 대한 생각이 분명해졌다. 나는 더 이상 과거처럼 감정적인 결정을 내리지 않도록 매우 조심해야 했다.

2014년 3월 해설

데드리프트 포기. 실패한 것인가, 전문성이 있는 결정인가?

데드리프트를 할 시간이 다가오면서 무리하는 것은 현명하지 않다는 생각이 들었다. 몸이 조금 식었기 때문에 평소 했던 준비 작업을 하고 웨지를 연습했다. 맥길 박사에게 배운 몇 가지 방법들과 허리의 문제를 느꼈을 때의 훈련 경험을 사용해 보았다. 약간의 가벼운 견인은 때때로 유용했기에, 데드리프트 세트 사이에 풀업 바에 매달려 보기도 했고, 고관절 신전을 좋게 할 목적으로 버드 독도 해 보았지만, 불행히도 더 나아진 기분은 들지 않았다. 사실, 더 나빠졌다. 나는 이걸로 몇 분 동안이나 씨름했고, 700파운드 데드리프트를 하고 우승을 차지한 뒤 가까스로 대회를 마칠 수 있다고 하더라도 올바른 선택이 무엇인지 알았다. 내 남은 인생과 10개월 동안의 노력에 대해 다시 생각했다. 과연 이 시도가 지금까지 이룬 모든 진전과 교훈들을 버릴 만한 가치가 있는 결정인가? 내가 다른 사람들에게 "몸이 보내는 소리에 경청하고, 좋은 태도를 취하라"고 했던 말들은 주워 담을 수 있을까? 앞에서 언급했듯 많은 사람들이 나를 지켜보고 있었다. 말 그대로 시간이 멈춘 듯한 순간이 지나갔다. 내 허리는 파워리프팅 대회의 특성 때문에 극도로 타이트해져 있었고 바닥에서 225파운드만 리프팅을 하고 경기장에서 내려왔다. 리프팅 장비를 벗고 코치들에게 여기까지 하겠다고 하고 그 이유를 설명했다. 이로 인해 사람들은 내가 변했다는 것을 알아차렸다. 예전의 브라이언은 물불 가리지 않던 사람이었지만, 그런 태도가 나를 절망으로 이끌었었다.

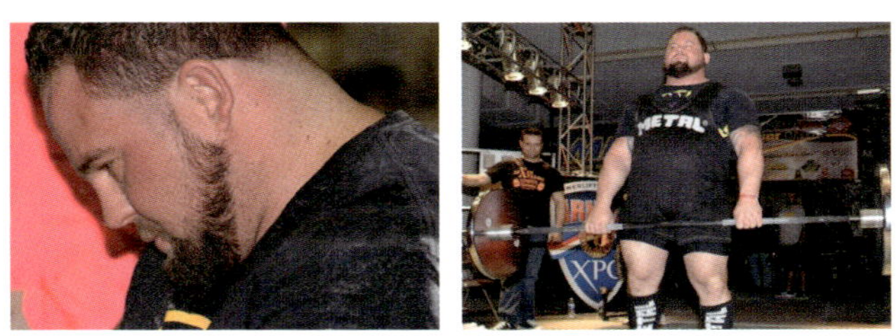

내 인생에서 가장 어려운 데드리프트 중 하나였다.

한편, 스쿼트와 벤치 프레스의 기록을 '유효'하게 하기 위해선 매우 가벼운 데드리프트(145파운드)를 해야만 했다. 그리고 대회 일정을 마무리지었다.

사실, 이 결정은 여러모로 지금까지 중 가장 힘든 선택이었다. 내가 원하던 목표를 이룰 수 없었고 큰 대회를 치르던 중이었다. 불쾌한 기분과 많은 생각이 머릿속에서 떠나지 않았다. 절대 잊을 수 없는 시간이었으며 700파운드 데드리프트를 한 번만 성공하면 쉽게 종합 우승을 할 수 있는데 하지 않았던 이유에 대해서 사람들에게 설명해야 했다. 매우 힘든 날이었지만, 힘든 날들을 겪어야 강한 남자가 된다. 쉬운 날과 환경은 연약한 사람을 만들 뿐이다.

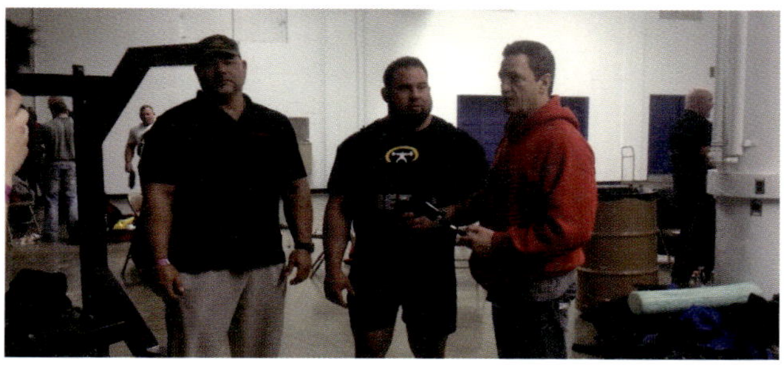

데이브 테이트와 함께한 인터뷰(이때 인터뷰를 하고 싶지 않았다)

시간이 증명해 줄 것이다. 이러한 생각을 마음에 두고, 섣부른 결정을 하지 않고 아놀드 대회의 남은 시간을 최대한 즐겼다.

2014년 3월 해설

다시 한 번 멘토에게 컨설팅을 받을 시간이 왔다

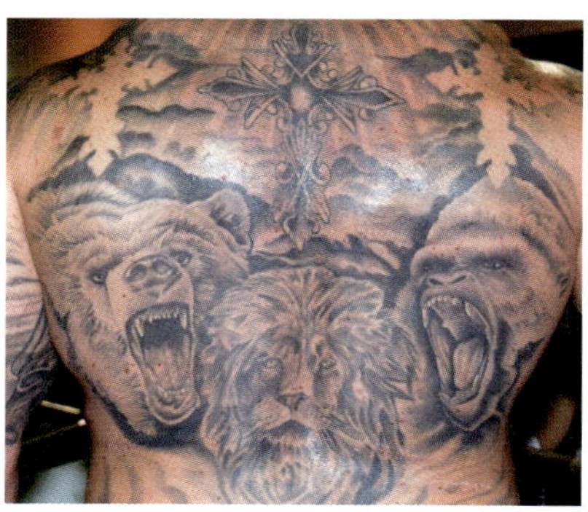

"당신이 현명한 선택을 한 것이 기쁩니다. 물론 부상 없이 데드리프트를 성공했으면 더 좋았겠지만, 당신은 현명하고 경

스트렝스를 만들 때, 밀어붙여야 할 때와 조절해야 할 때를 잘 알기: 우리의 이야기를 읽을 때 염두에 두어야 할 매우 중요한 점은 아무것도 선형적으로 진행하지 않는다는 것이다. 적절히 나아가기도 하고 어떤 경우에는 약간의 퇴보를 거듭하면서 스트렝스 훈련의 기반을 확립하는 과정과 마찬가지로, 부상으로 인한 재활에서 돌아와 마침내 본격적인 스트렝스 훈련으로 돌입할 때는 시간을 들여야 한다. 건강, 또는 재미를 위해 매일 운동하는 것과 세계 최고 수준의 수행능력을 만드는 훈련 사이에는 매울 수 없는 큰 격차가 있다. 맥길 박사는 그러한 시기가 내게는 2013년 5월쯤이라고 하였고 분명 나도 그에 공감하였다. 돌이켜 보면 스트렝스를 기르기 위해 본격적인 스트렝스 훈련 주기에 뛰어들었다가 곧장 심각한 부상을 입고 재활을 시작한지 10개월 만에 다시 원래 스트렝스의 정점에 이르게 하려던 생각은 현실적이지도, 이성적이지도 않는 생각이었다.

2014년 아놀드 대회에서의 실망을 뒤로 하고, 우리는 다른 방법을 시도해 보고 '점보 데이'를 적용해 보기 시작했다.

험 있는 프로들이 내리는 결정을 하였습니다. 파워리프팅을 준비하는 것은 하중을 견딜 수 있는 능력을 키우는 것인데, 지난 10개월 동안 우리는 이를 충족시켜 왔으니 이제 다음 단계로 넘어가도록 합시다. 이에 대해선 몇 주 뒤에 이야기하도록 합시다." – 스튜어트 맥길, 2014년 3월

맥길 박사에게 이메일을 보내기 전, 내 기분은 이전보다 훨씬 좋아진 상태였고, 앞으로 어떻게 나아갈지에 대한 아이디어가 있었다(하지만 계획을 세운 건 아니다). 내 속에서는 이미 감정의 격류와 소용돌이가 몰아치고 있었지만 흘러가는 대로 내버려두고 어떤 식으로든 내게 영향을 주게 하진 않았다. 자칫하면 이성적인 판단을 하지 못할 뻔도 하였지만, 이러한 시기가 터닝포인트가 되어 더 많은 시간과 노력이 필요하다는 것을 깨닫고 있었다.

2013년으로 돌아가서, 나는 그에게 대회가 임박했고 그에 대한 계획에 대해 이야기를 했었는데, 맥길 박사는 명확하면서도 간결하게 우려를 표했다. 1. 최상의 수행능력은 아직 획득하진 못했으나 나의 정신력에 대해서는 이해가 간다, 그러므로 이 부분은 가이드가 필요하다. 2. 재활을 시작한 지 10개월 이내에 대회를 치르는 것은 신체를 혹사시키는 것이고 이번 대회는 너무 이르다.

우리는 함께 '점보 데이Jumbo day' 계획을 만들었다. 3대 리프팅인 스쿼트, 벤치, 데드리프트를 하루 동안 수행하는 것인데, 이는 대회에서 요구되는 사항과 역량을 만들기 위해서이다. 시작은 기준점을 세우기 위해 아주 가볍고 쉽게 시작한다. 앞서 설명한 것처럼, 스쿼트는 굴곡이 최소한으로 나와야 하고, 벤치는 신전이 최대한으로 나와야 하며, 데드리프트의 경우 굴곡과 신전이 약간 더 나와야 한다. 이 계획의 핵심은 각 리프팅에서 너무 강하게 밀어붙이지 않고, 가볍게 해야 하며, 힘든 훈련 부하를 척추에 싣기 전에 일주일을 완전히 쉬는 것이다. 점보 데이의 효과는 엄청났으며, 역량이 늘어남에 따라 다양한 부하가 가해지는 상황을 버틸 수 있는 능력도 증가하게 되었다.

훈련 기록 2014년 3월

오프 시즌 '점보 데이' 적용

주	토요일 스쿼트/벤치/데드리프트	월요일 스쿼트/벤치/데드리프트 보조 훈련	수요일 플러프 & 버프
10	**스쿼트:** 5×5 (탑 세트는 1세트×5회) **벤치:** 5×5 (탑 세트는 1세트×5회) **데드리프트:** 5×5 (탑 세트는 1세트×5회)	**스쿼트 보조 훈련** b. 3×12 c. 2~3세트 **벤치 보조 훈련** b. 3×12 c. 2~3세트 **데드리프트 보조 훈련** b. 3×12 c. 2~3세트	*매주 다양하게 수행한다.

'점보 데이' 훈련 스케줄 예시. *점보 데이는 회복 상태와 시기에 따른 특정 요구 사항에 따라 달라진다.

'점보 데이'는 다음과 같이 진행된다.

- 토요일: 1일차. 스쿼트, 벤치 및 데드리프트. 보조 훈련 없이
- 일요일: 휴식일. 24시간 내내 휴식에 집중
- 월요일: 2일차. 스쿼트, 벤치 및 데드리프트. 보조 훈련
- 화요일: 휴식일. 24시간 내내 휴식에 집중
- 수요일: 3일차. 플러프 & 버프
- 목요일 및 금요일: 토요일 훈련일에 중량을 싣기 전, 최적의 회복을 위해 48시간 동안 아무런 부하도 싣지 않는다.
- '휴식일'은 걷기, 코어 훈련 등, 오랜 시간 동안 일상적으로 해 온 평범한 일들을 하면서 보낸다.

이 접근법은 여전히 미세한 조정이 필요하긴 했지만, 확실히 무슨 일이 일어나고 있었다. 나는 본능적으로 알 수 있었다. 3번의 3주간의 작은 주기 훈련과 1주의 테스트 주간(총 10주) 모두에서 데드리프트를 제외한 모든 수치가 증가하였다. 통증은 없었고 다만 타이트함/어색함이 남아 있긴 했는데, 내가 원하는 것보다는 폭발력이 부족했다. 뭔가 놓치고 있는 것이 있었는데, 나는 아주 어리석은 상황을 통해 그게 무엇인지 발견하려고 했었다.

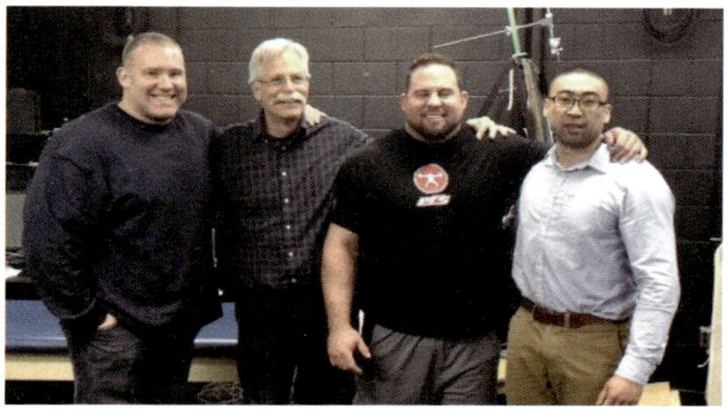

작고한 밥 일렌펠트(Bob Ihlenfeldt), 맥길 박사, 브라이언, 그리고 벤 리(맥길 박사의 대학원생)와 함께.

2014년 5월 논평

밥의 죽음과 깊은 성찰

2014년 5월 아놀드 대회로부터 두 달 후, '점보 데이' 접근법을 사용한 나의 첫 번째 오프 시즌 중, 나의 좋은 친구 중 한 명인 밥이 갑자기 세상을 떠났다. 그는 42살에 불과했고, 남들보다 '덩치가 큰 것' 외에는(스트렝스 경기를 하는 우리는 모두 덩치가 크다) 겉보기에 건강하였다. 이 소식은 내게 큰 충격을 주었다. 그가 죽기 몇 주 전, 나는 훈련 파트너들과 주차장을 가로질러 걸으며 예전과 비교하면 현재 체중인 295파운드로 주차장을 걸어가는 것은 죽음 맛이라는 농담을 주고받고 있었다. 이때 새로 깨달을 사실에 정신이 번쩍 들었다. 체중 및 식단 관리에서 소홀히 한 부분이 있었던 것이다.

2014년 5월 논평

이전 242파운드 체급으로 체중 낮추기

체중 감량에 대해 의논하기 위해 맥길 박사에게 전화를 하였고 그 역시 체중을 낮추는 것이 전반적으로 좋을 것이며, 부하를 견디는 능력load tolerance에도 도움이 될 것이라는 의견을 전했다. 이에 따라, 나는 건강을 위해서라도 30파운드를 감량하기로 결심했다. 나는 체중 감량이 전반적인 건강 측면뿐만 아니라, 데드리프트와 같은 리프팅에도 도움이 될 것이라고 생각했다. 지금의 덩치는 자세를 잡기 어려운 부분들이 있기 때문이다.

웨스트사이드 바벨의 설립자인 루이 시몬스는 "당신의 데드리프트가 힘들어질 때까지 체급을 올리다가 한 체급 낮춰라"라는 프로토콜을 가지고 있었다.

나는 이 현명한 지혜를 받아들이고 적용하였다.

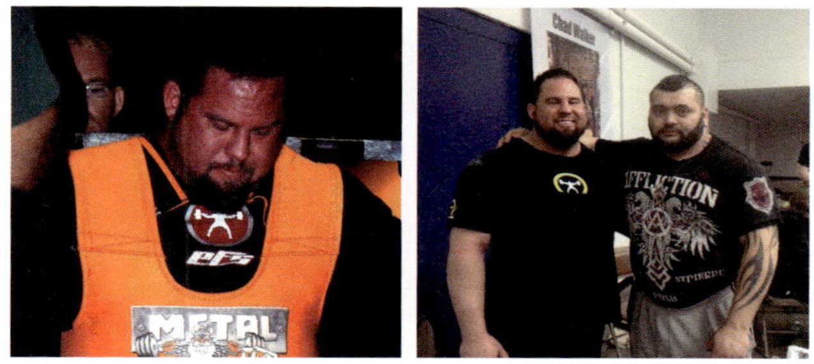

너무 무겁고, 건강하지도 않으며, 내 몸에 너무 많은 요구를 했던 체중

2014년 7월 논평

다이어트에 투자를 확대하니, 리프팅에서 배당금이 늘어났다

놀랄 일은 아니지만, 식단을 깨끗하게 정리하자 체중이 줄어들었다(탄산음료, 디저트, 과자와 같은 저품질의 쓰레기 음식을 퇴출시킴). 훈련 프로그램에 전반적인 컨디셔닝을 추가하니 체중 감량은 더욱 활성화되었다. 그 후 내 몸은 더 좋아지고, 데드리프트 기록은 올라가고, 어색했던 타이트한 느낌도 사라졌다. 모든 리프팅이 좋아졌는데, 특히 데드리프트를 폭발적으로 할 수 있는 힘이 돌아왔다. 심지어 부상 전보다 더 좋아졌다!

좋은 음식을 선택하고 효율적으로 균형이 잡히며, 수행능력에 도움이 되는 식단을 구성한 지 약 15주 만에 지방과 불필요한 살을 걷어 낼 수 있었다. 나는 이전보다 훨씬 엄격히 단련해야 했기에, 주변에 있는 모든 것을 게걸스럽게 먹는 대신 계획된 식사를 하기 시작했다. 과거에는 체급을 관리하기 매우 편했기에 오랜 기간 동안 먹고 싶은 것을 먹는 사치를 누렸고, 어떤 훈련을 하느냐에 따라 280~290파운드의 체중을 유지할 수 있었다. 하지만 이러한 점 역시 나의 허리가 고장나게 된 이유 중 하나이면서 동시에 완전한 회복을 이룩하는 데 걸림돌이 된다는 것을 깨달았다. 의학 분야는 너무나도 빠르게 발전하고 있어서 아직도 배워야 할 것이 산더미처럼 쌓여 있긴 하지만, 의사들은 한 번도 다음 두 가지 제안을 해 준 적이 없다. 1. 전반적으로 좀 더 잘 움직이기 2. 본인 스스로가 의료인이 된 것처럼 여기고, 자신의 몸을 잘 관리하기. 의사들은 리프팅이 아니라 그 빌어먹을 살을 좀 빼자고 제안할 생각을 하지 않았다! 기본적인 사항들을 고치거나 다루지 않고 수술만을 생각하는 것은 일종의 범죄이다! 그들은 무지한 편견에 빠져 있고 기본적인 척추 생체역학에 대한 이해가 부족했으며, 약이 없으면 건강하게 만드는 법을 몰랐다. 살을 빼고, 어떻게든 더 잘 움직이게 해야 하는 것이 아닌가? 그래서 나는 이러한 기본을 달성하고, '가상 수술virtual surgery'을 수행하여 매일의 고통을 즉시 없애 버렸다.

2014년 7월 논평

가을의 시험/조정

'뚱뚱한' 290파운드 체중에서 내려와 매우 균형 잡힌 접근방식으로 식단을 조정하여 체중을 260파운드 대까지 낮춘 뒤, 일상의 활동에서 훨씬 좋은 기분으로 움직일 수 있게 되었고, 오프 시즌 단계로 접어들면서 리프팅 역시 매우 좋아지고 있었다.

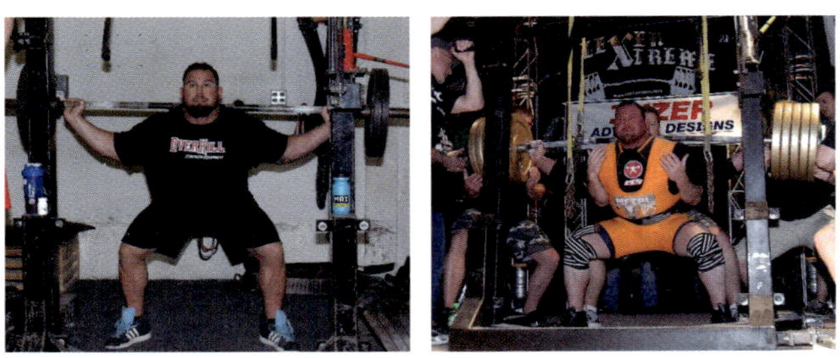

왼쪽 260파운드 대 체중, 오른쪽 290파운드 대 체중

물론, 270파운드 이하의 체중에서 훨씬 컨디션이 좋긴 했지만, 스트렝스는 체중이 280파운드를 넘었을 때 한 번 빠르게 상승했다. 그럼 체중을 높이는 것이 좋은 컨디션(가용성)에 우선해야 할까? 가용성availability은 능력을 대체한다. 스트렝스가 아무리 높아져도, 우리의 몸은 매일같이 무거운 중량을 견딜 수 없다. 매일 가해지는 하중들은 신체에 누적되기 때문이다.

모든 부품들을 향상시키는 새로운 오프 시즌

오프 시즌offseason은 한발 물러서서 평가를 하고 개선점을 만들며, 정신적/육체적으로 회복하고, 약점을 공격하고 스티킹 포인트를 극복하는 시기이다. 이제 변수들을 확인하고 실험을 해야 할 때이다. 노력의 강도는 볼륨이 높아질수록 낮춰야 한다. 진전을 이루고, 역량을 만들며 부상을 피하려면, 연중 내내 스트렝스를 최고치로 찍을 수peaking strength는 없다.

신체를 완전히 조절하고 계획을 조정하기 위해서, 대회는 4개월은 지난 뒤에 참가하는 것이 현명할 것 같다. 이로써 지난 7월부터 10월 25일까지의 20주(오프 시즌 10주, 피킹시즌 10주)가 주어져, 2013년 흡수한 모든 것뿐만 아니라 실패와 성공을 통해 2014년 지금까지 얻은 중요한 교훈들을 다시 되새기는 기회를 가지게 되었다.

훈련 기록 2014년 7월

10월 대회 계획. 오프 시즌 '점보 데이' 수정

주	토요일 스쿼트/벤치/데드리프트	월요일 스쿼트/벤치/데드리프트 보조 운동	수요일 플러프 & 버프
10	**스쿼트**: 6×2 (탑 세트는 1세트×2회) **벤치**: 6×2 (탑 세트는 1세트×2회) **데드리프트**: 6×2 (탑 세트는 1세트×2회)	**스쿼트 보조 운동** b. 피스톨 스쿼트: 3×6 c. 싱글 레그 굿모닝: 3×12 **벤치 보조 운동** b. 인클라인 덤벨 프레스: 3×12 c. 스컬 크러셔: 3×12 **데드리프트 보조 운동** b. 바벨 로우: 3×6 c. 슬래드 드래그: 300야드	*매주 다양하게 수행한다.

설명: 이전과 동일함. 단, 세트당 반복 횟수는 적지만, 총 세트 수는 늘어난다. 보조 훈련은 맞춤형으로 설정하고 이에 대해서는 섹션 4에서 설명한다.

* 이날은 현재 회복 상태와 당시 특정 요구 사항에 따라 달라진다.

다시 만든 '점보 데이'는 다음과 같다.

- 토요일: 1일차. 스쿼트, 벤치 및 데드리프트. 보조 훈련 없음.
- 일요일: 휴식일. 24시간 회복
- 월요일: 2일차. 스쿼트, 벤치 및 데드리프트 보조 훈련
- 화요일: 휴식일. 24시간 회복
- 수요일: 3일차. 플러프 & 버프
- 목요일 및 금요일: 부하를 싣지 않는 날이다. 이를 통해 '중요한' 토요일 훈련 전 48시간 동안 최적의 회복을 취할 수 있다.
- '휴식일'은 걷기와 코어 작업 등 오랜 시간 동안 나에게 일상적인 활동이 되어 온 평범한 일들을 하면서 보낸다.

10월 대회를 위한 10주 오프 시즌 '점보 데이'

1. 내가 2014년 아놀드 대회로의 컴백을 서두른 이후로, 훈련 역량을 키우고 스스로에게 충분한 시간을 주면서 3개의 리프팅 훈련 모두를 지속하고 있었다. 이번 오프 시즌에서는 세부 사항을 정확하게 파악하는 과정이 훨씬 용이해졌다. 2013년과 2014년에 이미 배운 것들은 특히 그러했다.
2. 10월 대회는 두 가지 매우 중요한 조정변수(점보 훈련 및 새로운 체중)에 대한 또 다른 실험이기도 했다. 그리고 2015년 3월에 다가오는 큰일에 대해 조정해야 할 것들이 몇 가지 있었다.

오프 시즌을 통해 빨리 감기. 계획한 것 외에는 아무것도 더할 것은 없었다. 나는 통증 없이, 그리고 어색한 타이트한 느낌 없이 전체 훈련 주기를 통과할 수 있었다. 그리고 새로운 '몸매'는 나를 훨씬 건강하게 만들었을 뿐만 아니라 외형적으로도 만족감은 주었는데, 이는 단지 보너스였을 뿐이다. 진정한 이점은 내가 다시 한 번 경쟁력 있는 선수가 될 수 있는 회복력을 만들어 주었다는 것이다!

대회 전 기간 '콤보 데이'

주	**토요일** 스쿼트/데드리프트	**월요일** 벤치	**수요일** 스쿼트/데드리프트 보조 운동
10	**스쿼트:** 70%×1×5 **데드리프트:** 70%×1×5 b. 정지 스쿼트 3×3 b. 블럭 데드리프트 3×3	**벤치:** 70×1×5 a. 인클라인 프레스: 3×5 b. 맥길 원암 벤치: 3×10 c. 스컬 크러셔, 밴드 플라이, 파머스 캐리	맥길 풀업: 20회 싱글 반복 바벨 로우: 3×5 바벨 슈럭: 3×10 피스톤 스쿼트$_{\text{piston squat}}$: 3×5 원레그 데드리프트: 3×10 슈트 캐리, 스터 더 팟

2014년 10월 대회를 위한 대회 전 훈련은 다음과 같이 계획하였다.

- 토요일: 1일차. 스쿼트 및 데드리프트
- 일요일: 휴식일. 24시간 회복
- 월요일: 2일차. 벤치 프레스
- 화요일: 휴식일. 24시간 회복
- 수요일: 3일차. 스쿼트 및 데드리프트 보조 운동
- 목요일: 휴식일. 24시간 회복
- 금요일: 4일차. 플러프 & 버프 데이(앞에서 설명한 바와 같이 동일한 목표를 염두에 두고 수행)

대회 전 피킹 단계peaking phase 10주 훈련

대회를 앞두고 정점을 찍는 훈련은 상대적으로 여유로운 오프 시즌보다 훨씬 까다롭다. 무리하게 밀어붙이지 않으면서도 적당한 자극이 필요하지만, 한편으론 대회를 치르기 위한 충분한 컨디셔닝을 위한 만큼은 강도가 있어야 한다. 회복탄력성Resilience은 이 책에 서술한 대부분의 다른 개념들과 마찬가지로 절충적인 성격을 가진다. 대회 전 단계 동안, 볼륨은 충분히 낮아야 하지만, 강도는 훨씬 높아지고, 신체(특히 척추)에 요구되는 사항도 높아진다.

대회 전 훈련을 진행하면서, 나는 스쿼트와 데드리프트를 묶은 '콤보 데이combo day'를 사용했지만, 4주마다 디로딩(즉 10주간의 주기화 기간 동안 2차례)을 가지고 이때에는 '점보 프리-컨테스트 데이Jumbo pre-contest day'를 사용했다. 일반적인 오프 시즌 기간보다 훨씬 더 높은 강도를 만들어 주어 대회에 적합한 컨디션을 자극해 주기 때문이다. 이는 대회 당일 어떻게 진행될 것인지 보여 주는 좋은 지표가 될 것이다. 오프 시즌을 지나면서, 나는 이 계획이 성공할 것이라고 확신했다. 6개월 이상이 지난, 이 시기쯤 모든 것이 훨씬 더 자연스럽게 다듬어져 있었다.

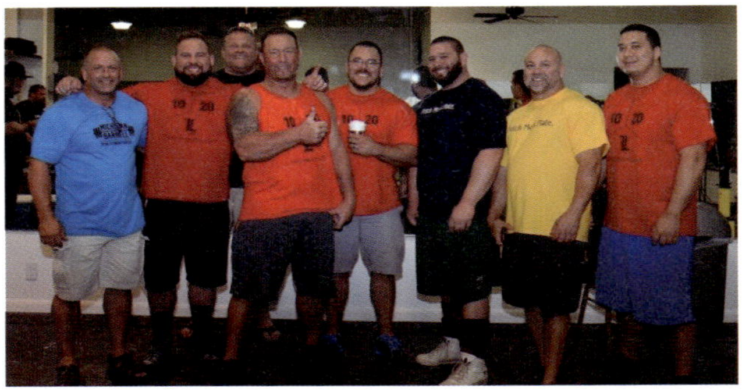

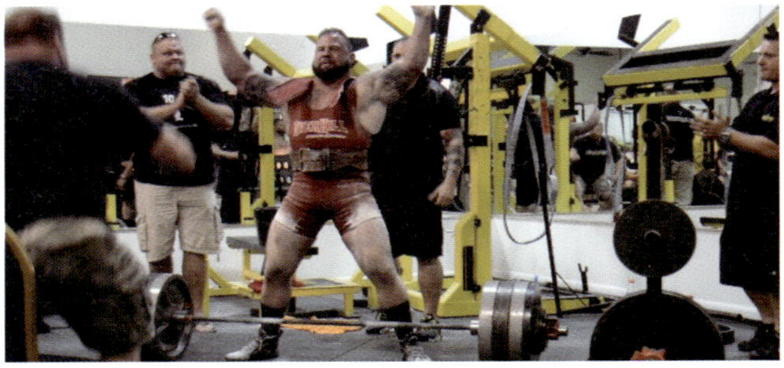

2014년 8월 논평

이번 대회의 3가지 목표

1. 가장 큰 목표: 그 어떤 통증이나 타이트함 없이 대회를 마무리하고 지난 3월에 치른 대회와 달리, 대회 후반부에 수행하는 데드리프트에 대한 육체적 준비가 됨.
2. 높은 목표: 242파운드 체급으로 대회를 치른 지는 꽤 오래되었지만, 대회에서 우승하고 개인 종합기록을 세우기. 충분히 가능하다고 생각한다.
3. 훨씬 더 높은 목표: 미국과 세계에서 242파운드 체급 현 #1위를 기록하기.

2014년 10월 논평

어느새 대회가 끝났고, 그 어떤 때보다도 잘 치렀다. 지난 몇 달간의 노력은 보상을 받았으며, 아놀드 2015 대회로 이어지는 계기가 되었다. 나의 기록은 1,050파운드/780파운드/770파운드였다. 242파운드 체급에서 생애 첫 2,600파운드 합계 기록을 갱신하였는데, 허리 통증이 없던 2008년 동일한 체급의 2,570파운드 기록은 깬 것이다.

통증도 없었고, 엄청난 개인 기록도 갱신하였으며, 242파운드 체급에서 세계 1위도 하였다. 이는 나에게 엄청난 일이었다. 그리고 내가 이번 대회에 설정한 3가지 목표를 모두 달성하였다.

2014년 12월 논평

아놀드 2015를 목표로 설정

10월은 나에게 나 자신, 나의 허리, 그리고 나의 원칙에 대한 확신을 주었던 시기였다. 11월은 척추에서 부하를 내리고, 휴식을 취하고, 몇 주 동안 나의 몸에게 약간의 회복할 시간을 주는 시기로 하였다.

2014년 12월 초, 나의 오프 시즌은 짧은 기간으로 시작되어 대부분의 경우 이상적인 10주간의 오프 시즌을 수행하진 못했지만, 회복에 시간을 투자하는 것이 훈련으로 바로 뛰어드는 것보다 현명한 경우가 많다. 부상 이력이 있다면 더욱 그렇다. 여기서의 목표는 전반적으로 더 나은 몸매를 유지하고, 나의 자세를 계속하여 다듬는 것이지, 지나치게 욕심을 내어 스트렝스를 밀어붙이는 게 아니다.

2015년 1월 논평

아놀드 2015 대회를 위한 정점 찍기와 관리

마지막 10주는 스트렝스의 정점을 찍어야 하기에 중요한 시기이며 오프 시즌의 접근 방식과 섞여서는 안 된다. 이 시기에 대한 영양, 보충적인 부분, 그리고 훈련에 대한 몇 가지 아이디어에 대해 알려줄 것이지만 이러한 요소들은 잘 화합되어야 하며 신중한 태도를 취해야 함을 잊으면 안 된다. 다음은 각 3주 미니 사이클(총 10주의 피킹 기간)에 대한 기본적인 지침들과 함께 내가 컴백하는 과정에서 직접 적용한 세부사항들과 이번 대회를 위해 정점 찍기$_{\text{peaking}}$ 준비에 대한 내용들이다.

- **기준선 만들기.** 기준선은 어디서 시작할 것인지, 그리고/또는 어떤 기준에서 뒤로 물러날 것인지에 대한 척도를 알려준다. 당신의 훈련(예: 강도, 볼륨), 보충제(용량, 타이밍), 그리고 식단(다량, 미량 영양소의 공급원과 타이밍)에서 기준을 설정하는 것은 매우 중요하다. 기준점은 시작점, 그리고 당신만의 고유한 참고점이 되며 재설정 버튼으로 사용할 수도 있다. 이는 시간에 따라 확립되며 앞으로 나아갈 지침 역할을 할 것이다. 좋은 결과를 만들기 위해 진짜로 작동하는 것과 그렇지 않은 것을 완전히 이해하기 위해선 기준점으로부터 그 차이들을 추적하고 따라야 한다. 기준선과 관련하여 진행 상황을 모니터링함으로써 훈련, 영양, 보충제의 변화가 당신에게 어떻게 작용하고 있는지 쉽게 추적할 수 있다. 변수를 추적하지 않으면 무엇이 효과가 있었는지, 무엇이 효과가 없었는지 정확히 알 수 없다. 쓸데없는 것을 버릴 때 중요한 것을 함께 버리면 안 된다! 기준선을 설정하지 않고 있었다면 지금 당장 만들어라.

- **매 3주마다 디로딩을 하라.** 3주마다 평가를 하는 주간을 가져라. 이 주간에는 부하량과 강도를 낮추고, 흠결 없는 리프팅 자세를 재정비하며, 신체의 이상들을 확인하고 치료하라. 이러한 것을 바로 디로딩이라고 한다(홈에 기름칠$_{\text{grease the groove}}$을 하기 위해 중량과 볼륨은 모두 50% 범위에서, 싱글 랩으로 훈련한다). 이렇게 하면 심신에 휴식을 주고 (손상, 잠재적 부상 및 퇴행으로 이어질 수도 있는) CNS에 과도한 자극이 쌓이는 것을 방지할 수 있다.

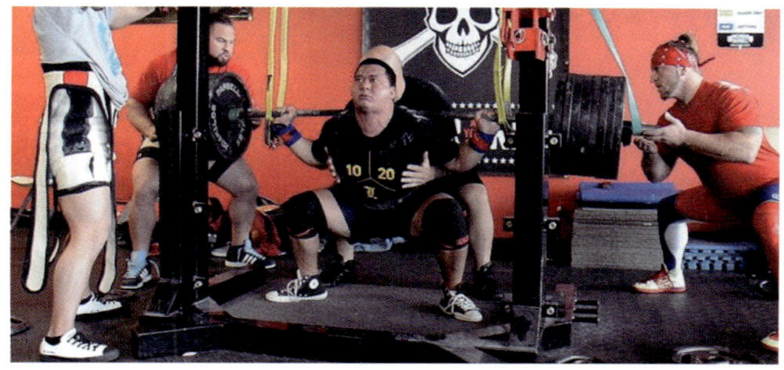

경량화 방법(lightened method)을 수행하는 모습(리버스 밴드)

- **경량화 방법(리버스 밴드라고도 부름).** 이 방법은 정점을 찍는 단계에서 사용하여 신체적 · 정신적으로 긍정적인 도움을 주며, 앞으로 진행되는 몇 주간 동안 더 무거운 부하를 견딜 수 있는 자신감을 형성한다. 랙, 벤치, 또는 천장에 밴드를 고정하고 바벨의 칼라 끝에 연결하여 중량의 일부를 지탱하고 바벨의 무게를 가볍게 한다. 중량을 들어 올리면 밴드의 탄성이 원래 위치로 더 가까이 돌아가므로 리프팅이 진행되면 보조되는 힘이 줄어들어 탑 위치가 바텀 위치보다 훨씬 무겁게 된다. 이 방법은 전환 속도, 자신감을 키워 주고 앞으로 진행되는 고중량 훈련 주간을 보조한다.

- **3가지 주요 리프팅에 대한 세트와 반복수, 그리고 제한.** 나의 경우는 개인적인 부상 이력으로 인해 스쿼트, 벤치 및 데드리프트에서 1회 반복, 가끔은 2회 반복 이상으로 반복 횟수를 늘리는 위험을 감수할 수 없었다(특히 대회에서 사용하는 중량의 85%가 넘는 중량을 다루는 경우). 각 반복은 완벽해야만 한다. 그렇지 않으면 부상이 재발하거나 또는 더 나빠질 위험이 있기 때문이다. 한 세트에서 더 많은 볼륨을 실을 만큼의 보상 가치가 없다. 그래서 나는 '싱글 랩' 방식으로 볼륨을 높였다(예: 70% 부하에서 3×3 대신 70%에서 5~6개의 싱글을 한다). 하지만 만약 이상적인 일이 벌어져, 과거의 부상이 당신의 역량에 제한을 가하지 않는 상황이라면, 높은 반복/볼륨 접근 방식을 따라도 될 것이다.

- **볼륨과 강도.** 모든 사람들의 신체는 각각 서로 다른 요구 조건을 가지고 있으며 다양한 볼륨, 강도 및 자극에 다르게 반응한다. 이는 모두 개인적인 요소가 반영되는 것으로, 약

피킹은 예술이다

대회를 위해 스트렝스의 정점을 찍는 것peaking은 예술과도 같은 과정이기에, 이를 위한 프로그램 설계는 쉬운 일이 아니다. 잘못하면 CNS를 소진하고, 정신적인 피로, 부상, 이윽고 패배를 맞이하게 될 것이다. 많은 선수들이 5주간의 정점 찍기 훈련을 마치고 대회 직전에 추락하여 끔찍한 하루(대회)를 보내는 것은 우연이 아니다.

어떤 서퍼라도 좋은 서퍼가 되기 위해서라면 '스위트 스팟'을 찾을 수 있어야 한다고 말할 것이다. 스위트 스팟은 서핑 보드의 균형점이면서도 파도가 잘 밀어 줄 수 있는 각도가 적용되는 지점이다. 스트렝스 선수도 훈련할 때 이와 같은 '스위트 스팟'을 찾아야 한다. 만약 당신이 어느 한 지점에 오래 머무르려고 한다면, 결국 오버트레이닝, 부상 또는 퇴보가 일어나 나락으로 떨어지게 될 것이다. 항상 당신의 연료 탱크에 무언가를 남겨 두어 앞으로 나아가기에 충분한 여력을 비축하고 있어야 한다.

테스트 또는 대회 일에 가까워지면 적합한 조정을 통해 스트렝스를 정제하고 정점을 찍을 수 있게 해야 한다. 5회, 4회, 3회 반복 세트들로 구성된 높은 볼륨 훈련보단, 훨씬 낮은 볼륨으로 훈련해야 한다. 이는 3회 이하의 세트로 훈련하는 것이고 스트렝스의 피크를 찍는 길은 싱글 혹은 더블 랩으로 훈련해야 함을 의미한다.

2015년 1월, 대회 전 단계에 들어가면서 훈련에 대한 통찰력이 깊어지고 있었다. 이는 긍정적인 모멘텀을 크게 더하는 것이었고, 통제된 집념과 훌륭한 계획을 가지고 마지막 10주를 공격할 준비가 되어 있었다는 것은 말할 필요도 없었다.

다음 페이지에서는 훈련의 큰 틀을 제시할 뿐만 아니라 정확한 중량 수치, 퍼센티지, 세트수, 반복수, 그리고 각각의 작은 주기들을 수행했을 때 세세하게 느낀 점들에 대해 간략히 설명할 것이다. 또한 2015년 아놀드 대회에 대비하여 242파운드 체급을 만들기 위해 활용된 다이어트와 체중 감량 프로토콜을 자세히 설명할 것이다. 훈련표를 실어 놓긴 했지만, 요점은 '콤보 데이'를 했다는 것이다. 콤보 데이는 토요일에 수행하는데, 이날은 스쿼트와 데드리프트를 하는 날이다(하루에 3가지 리프팅을 모두 하는 '점보 데이'와 차이가 있다). 토요일에는 보조 훈련은 최소한으로만 하고 스쿼트/데드리프트의 보조 훈련은 수요일에 주로 하게 될 것이다. 이는 스쿼트/데드리프트를 본격적으로 훈련하기 전에 일주일 간의 시간을 두어 충분한 휴식/회복 시간을 가질 수 있게 해 준다.

점, 리프팅 경험, 나이, 부상 이력, 그리고 이 책에서 논의된 많은 다른 요소들에 달려 있다. 다시 한 번 강조하지만, 하중을 지지할 수 있는 능력tolerance과 훈련 요소의 최적 수준을 설정하는 데 있어 기준선을 필수적인 도구로 사용해야 한다.

- **보조 움직임 및 워밍업 운동.** 부상 이력, 약점 등에 따라 개인에 맞게 조정해야 한다. 섹션 4에서 구체적인 지침을 제공할 것이다.

- **대회 전 단계 훈련에서, 사용하는 중량 비율은 베스트 리프팅 기록의 비율을 사용한다.** 대회에서 가장 좋은 기록을 냈던 기준을 사용하는 것을 권한다. 만약 당신이 대회에 출전하는 사람이 아니라면, 평소 체육관에서 운동할 때의 가장 좋았던 기록을 사용하라.

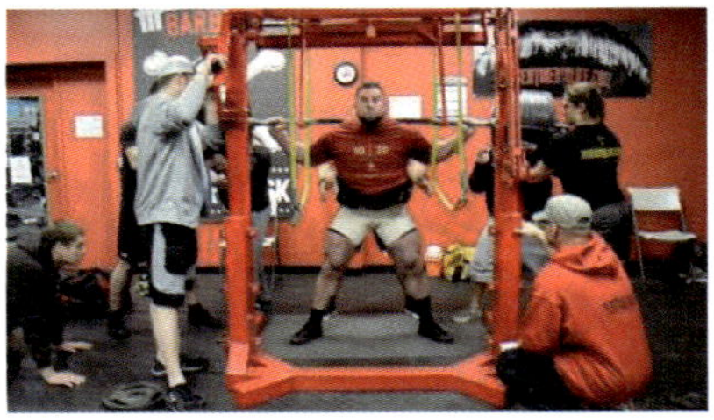

2015년 1월 10주간의 훈련 중 735파운드 스쿼트를 하고 있다.

훈련 기록 2015년 1월

2015 아놀드 대회를 위한 조정

2015년 3월 14일에 참가하는 2015 아놀드 대회를 위해 1월 초 나만의 맞춤 '콤보 스플릿' 훈련 계획표이다. 총 10주간.

주	토요일 스쿼트/데드리프트	월요일 벤치	수요일 보조 훈련
10	스쿼트: 70%×1×5 데드리프트: 70%×1×5 b. 정지 스쿼트 3×3 b. 블럭 데드리프트 3×3	벤치: 70×1×5 a. 인클라인 프레스: 3×5 b. 맥길 원암 벤치: 3×10 c. 스컬 크러셔, 밴드 플라이, 파머스 캐리	맥길 풀업: 20 싱글 바벨 로우: 3×5 바벨 슈럭: 3×10 피스톤 스쿼트: 3×5 원 레그 데드리프트: 3×10 슈트 캐리 스터 더 팟

주	토요일 스쿼트/데드리프트	월요일 벤치	수요일 보조 훈련
10	스쿼트: 70%×3×3 데드리프트: 70%×3×3 b. 스쿼트 3×10 b. 데드리프트 3×10	벤치: 70%×3×3 a. 2×3 b. 3×12 c. 2~3세트	B: 2 스쿼트 B: 2 데드리프트 C: 3 혼합 운동

표는 부하가 실린 상태에서도 여러 반복 횟수를 할 수 있는 선수에게 제안하는 방법이다. 어떤 선수들에게는 이러한 방법이 효과가 있을 수 있다. 다만 부상/회복 중인 나에게는 맞지 않았을 뿐이다. 보조 훈련 및 선택은 섹션 4에서 소개한다.

2015년 1월 논평

2015년 아놀드 대회를 위한 식단 및 보충제에 대한 세부 사항

나의 식단과 보충제 섭취는 지난 몇 년간 상당히 발전해 왔지만, 이 특정 기간 동안에는 다음과 같은 방법이 내게는 잘 맞았다. 나의 평소 체중은 242파운드 체급에 도달하기에는 상당한 265파운드 언저리에 머물러 있었지만, 이 식단은 원하는 체중을 유지시켜 주었다.

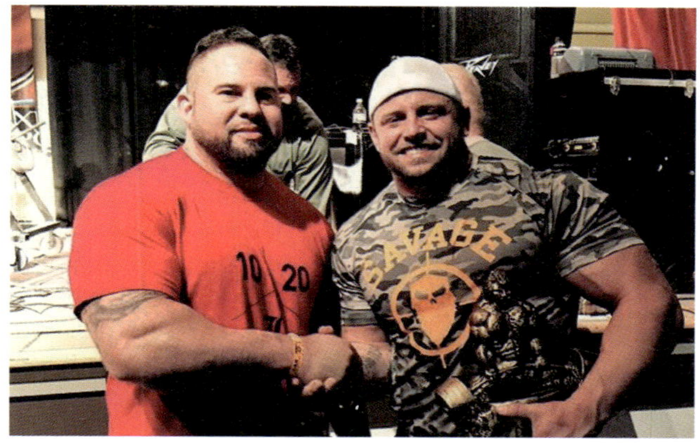

242파운드 체급의 리프터로서의 기준점을 정하기 위해 참고했던 경쟁자이자, 또 다른 242파운드 체급의 리프터, 위대한 챔피언인 맷 미누스(Matt Minuth)와 함께.

10주간의 체중 목표: 267파운드(이것보다 더 높아지지 않게 할 것이다).

시각적인 신체 지표: 복근을 눈으로 확인할 수 있을 정도를 유지, 얼굴과 신체 전반적인 붓기 정도는 최소화, 좋은 피부톤과 수분 상태를 보임(체중을 270파운드 미만으로 유지하는 것이 내 허리를 위한 마법의 숫자였다. 허리는 체중이 높은 것을 좋아하지 않았다).

대회를 위한 목표 체중: 242.5파운드(안전한 계체 컷을 위해 체중 범위는 25파운드 이내에 있어야 한다).

내가 설정한 바람직한 체중 범위는 이미 훈련 첫 3주 동안 고정되었기 때문에, 커팅을 시작할 시간인 마지막 주까지는 많은 것을 바꿀 필요가 없었다.

최종 10주. 계체 1주 전까지 나의 체중을 조절한 식단

- 기상 직후: 커피 2컵 – 헤비크림, 코코넛오일
- 아침 식사: 계란 5개, 소시지 3개, 조리된 오트밀 1컵
- 점심: 쇠고기 8oz, 흰밥 2컵, 브로콜리
- 간식 1: 그릭 요구르트 2컵과 과일, 혼합 견과류 4oz
- 간식 2: 매그넘 콰트로 단백질 쉐이크 2스쿱
- 저녁: 닭가슴살 또는 쇠고기 8oz, 흰밥 2컵, 브로콜리
- 스낵 3(선택 사항): 오레오 8~10개 또는 아이스크림 1파인트, 또는 시리얼 한끼. 체중에 따라 달라짐

변수와 지표: 이 기간 동안 체중이 265파운드 이하로 떨어지면, 즉시 하루 한 번에 약 100g씩 탄수화물 섭취를 늘릴 수 있다. 만약 몸무게가 265파운드를 넘거나 아침에 일어났을 때 얼굴이나 몸통이 부은 것처럼 보인다면 탄수화물 하루 섭취량을 100g씩 줄여 보기 시작할 것이다. 이러한 조정은 대개 저녁 간식(#3)에 적용한다.

보충제: 기본적인 종합 비타민. B3, B6, B12, D3, 비타민 C, 생선 기름, 마그네슘 · 칼슘 · 칼륨(이 세 가지 미네랄은 큰 감량 시 중요하다), 아연, 섬유질. 보통 총 용량의 절반을 나눠 점심과 저녁 사이를 기준으로 나눠 복용하였다.

스트렝스 선수들은 겉으로 보이는 것보다 스트렝스를 발휘하는 것이 중요하다는 것을 명심하라. 퍼포먼스를 위한 식단은 선수가 특정 체급에서 가능한 강하고 건강할 수 있도록 음식, 비타민, 보충제 및 휴식/회복을 제공하는 균형 잡힌 접근법으로 구성해야 한다. 결코 한 자릿수의 체지방을 만들어 주거나 잘 갈라진 근육질 몸매만을 위한 식단이어서는 안 된다. '육체에 연료를 주입'해야 하는 것이다. 이러한 식단은 '전통적인' 다이어트 식단과 달라 보일 수 있다. 하지만 피지크 선수에게 도움이 되는 식단은 스트렝스 선수의 스트렝스를 빼앗을 수도 있기 때문에, 당신이 어떤 길을 가기로 했는지 다시 한 번 생각하라. 이 식단은 실패했었던 컴백에서 했던 것만큼 커지기 위한 식단이 아니며, 또한 보디빌더처럼 되기 위한 식단도 아니다. 식단은 사람마다 다르게 작용한다. 당신의 지표 변화와 신체가 말하는 것을 추적하라.

훈련 기록 2015년 1~2월

1/3 웨이브: 10주 중 첫 3주(1, 2, 3주) – 트레이닝 웨이브 1 – 기반 만들기.

첫 3주는 '정점으로 향하는 모멘텀을 구축하는' 단계이며, 이 뒤에 따르는 가장 중요한 단계를 향한다. 부하는 최대 부하를 사용해서는 안 되고 70%(가장 낮은 경우)에서 80%(가장 높은 경우)로 여러 세트와 반복수를 구성한다. 나의 경우에는 높은 반복수 대신 싱글 반복들을 더 많이 사용했다. 이러한 범위 안에서, 당신이 얻는 이득의 대부분이 만들어지긴 하지만(70~85%), 적절하게 스트렝스의 정점을 찍기 위해선 몸을 조정하고 준비시키기 위해 범위 내에서 높은 곳에 머물러야 한다. 모든 것은 주고받는다. 당신이 주기화의 파도(웨이브)의 작용을 체감하면 명백하게 알게 될 것이다.

나의 훈련 중량 비율은 2014년 10월 대회에서 기록한 스쿼트 1,050파운드와 데드리프트 770파운드 수치를 기반으로 하였다.

훈련 1, 2, 3주

- 1주차 프로토콜: 70%×1×5
- 1주차 리프팅: 스쿼트 735파운드×1×5,
  데드리프트 545파운드×1×5
- 2주차 프로토콜: 75%×1×5, 80%×1×2(경량화 방법)
- 2주차 리프팅: 스쿼트 785파운드×1×5,
  840파운드×1×2(경량화 방법),
  데드리프트 580파운드×1×5, 615×1×2
  (경량화 방법)
- 3주차 프로토콜: 50%×1×5(디로딩)
- 3주차 리프팅: 스쿼트 525파운드×1×5,
  데드리프트 385파운드×1×5

이번 웨이브에 대한 훈련 기록 노트: "이번 기간에는 여행이 끝나가는 시기였고 미시간에서 훈련을 하였는데 꽤 좋았다. 수면 상태는 별로였지만, 대회가 끝난 후까지 이러한 여정은 지속될 것 같다. 이번 단계에서 모든 중량들은 가볍게 느껴졌고, 이전에는 8주차의 디로딩을 건너뛰었겠지만, 지금의 나는 그렇지 않다. 식단과 보충제 섭취는 고정되어 있고, 체중은 현재 265파운드(267파운드에서 감소)이며, 모든 것이 매우 가볍고 유연하게 진행되어 변경할 것이 없었다. 이번 훈련 주기를 매우 신선하고 준비된 상태에서 시작했으며 그 결과를 얻었다고 생각한다. 다음 몇 주간은 더 큰 중량을 들 수 있길 기대한다. 데드리프트는 이전보다 더 기분 좋게 들렸고 부상 상태도 전보다 훨씬 좋았다."

웨이브 2/3: 10주간 훈련의 두 번째 3주간 훈련(4, 5, 6) – 훈련 웨이브 2 – 최대치를 높이기 시작한다. 이 시기에 훈련의 정점을 찍기 시작할 것이다.

이 시기에 이룬 성과가 대회에서 거의 완벽하게 이어져야 한다. 주의를 분산시키거나 훈련 일정을 변경할 여유가 없는 기간이다. 그런 일은 첫 번째 웨이브에서나 허락된다. 4, 5, 6주차 훈련은 한계까지 밀어붙이고 마지막 3주간을 위한 톤을 맞추도록 설계되었다.

훈련 4, 5, 6주

- 4주차 프로토콜: 85%×1×2, 90%×1×2(경량화 방법)
- 4주차 리프팅: 스쿼트 895파운드×1×2, 945파운드×1×2

(경량화 방법),
데드리프트 655파운드×1×2, 690파운드×1×2(경량화 방법)

- 5주차 프로토콜: 90%×1×2, 95%×1, 99%×1(경량화 방법)
- 5주차 리프팅: 스쿼트 945파운드×1×2, 1,000파운드×1, 1,030파운드×1(경량화 방법),
  데드리프트 695파운드×1, 730파운드×1, 760파운드×1(경량화 방법)
- 6주차 프로토콜: 50%×1×5(디로딩)
- 6주차 리프팅: 스쿼트 525파운드×1×5,
  데드리프트 385파운드×1×5

이번 웨이브에 대한 훈련 기록 노트: "이번 웨이브에 완전히 신선한 상태로 들어왔고 다시 고중량을 다루게 되어 기분이 좋았다. 이 단계는 언제나 육체적으로 어렵긴 하지만 나는 준비가 되어 있었다. 첫 3주에서 무리한 바가 없었기에, 이 두 번째 단계는 효과가 있었고 6주차의 디로딩 역시 필요하다고 다시금 생각이 들었다. 1,000파운드가 넘는 중량도 잘 다룰 수 있을 것 같은 느낌이 들었고 특히, 262파운드까지 체중이 내려가고 유지하고 있음에도 그랬다. 식단과 보충제 섭취도 문제가 없었으나, 조금 더 많은 음식(탄수화물 100g)을 추가해 먹었다. 이 단계에서 육체적, 정신적인 스트레스가 높아지는 것은 드문 일이 아니다. 수면 상태는 이제 좋아졌고 작년부터 수행한 코어 작업은 성과를 거두고 있다. 부상으로 가장 손실을 본 데드리프트의 경우 지금은 최고의 리프팅을 보이고 있다. 800파운드를 730파운드와 760파운드 정도의 느낌으로 뽑을 수 있을 것이기에 많은 사람들을 놀라게 할 것이다. 누가 나타나더라도 나를 이기기가 힘들 것이다. 자신감이 되살아났다. 이제 강인하게 밀고 나갈 시간이다."

인내심을 가져라.

지나치게 생각하거나, 걱정하거나, 패닉에 빠지거나, '일찍 정점에 이르려고' 몰아붙이거나, 계획에 맞지 않게 먹거나, 계획보다 더 무겁게 들려고 하거나, '보충제'를 지나치게 많이 먹으려 하지 마라. 이전 훈련 주기에서 기록한 지표들(체중, 신체 구성비, 몸을 찍은 사진 등)을 따라라. 체육관에서의 숫자들은 그리 중요하지 않다. 특히 6~10주의 기록은 더욱 그렇다. 중요한 것은 대회 당일이다. 정점 찍기와 조정peak and taper을 할 마지막 3주 전의 웨이브인 이번 2단계에서 대부분의 모멘텀을 구축하게 될 것이다. 인내심을 가져라! 경기장에서 보여야 하는 모습이 아닌 남들의 호감과 관심을 갈구하는 소셜미디어 인사들의 잘못을 자처해서 따라가지 않도록 하라.

웨이브 3/3: 마지막 3주(기술적으로는 조정taper을 위해 1주를 더 추가한다) 웨이브. 가장 결정적인 시간으로, 대회를 위해 훈련 강도를 낮춘 후 정점을 찍는다.

여기서부터는 대회까지 완벽함을 지속시켜야 하고 지난 웨이브처럼 신성한 의식을 치르듯 진행해야 한다. 대회까지 시간은 얼마 남지 않았으면서, 중량은 무거워지고 볼륨은 내려가면서 강도는 정점을 찍는다. 이는 지난 웨이브도 마찬가지였긴 하지만 첫 2주간은 훨씬 무거운 중량을 사용하기에 실수는 용납되지 않는다. 이 3차 웨이브에서 부하는 최대치에 더욱 가까워진다. 95~100% 범위에서 훈련한다. 여기에서는 1차/2차 웨이브에서 만든 긍정적인 모멘텀을 이어 나가는 것이 핵심이다. 2차 웨이브의 디로딩 주를 보낸 후 어색함을 느꼈지만 이는 계획상 예상했던 바이다.

훈련 7, 8, 9, 10주

- 7주차 프로토콜: 90%×1, 97%×1, 101%×1(경량화 방법)
- 7주차 리프팅: 스쿼트 945파운드×1, 1,020파운드×1, 1,050파운드×1(경량화 방법),
  데드리프트 695파운드×1, 750파운드×1, 780파운드×1(경량화 방법)
- 8주차 프로토콜: 90%×1, 95%×1, 101%×1.
  대회 당일에 더 좋은 기분이 들 것이고 활력을 되찾게 되리라는 점을 염두에 둔다. 그리고 회복하기 위한 시간이 21일(현시점에서) 남았다.
- 8주차 리프팅: 스쿼트 945파운드×1, 1,020파운드×1, 1,055파운드×1,
  데드리프트 695파운드×1, 720파운드×1, 720파운드×1, 765파운드×1
- 9주차 프로토콜: 디로딩 50%×1×5
- 9주차 리프팅: 스쿼트 525파운드×1×5,
  데드리프트 385파운드×1×5
- 10주차 프로토콜: (대회까지 14일) 85%×1 그리고 끝
- 10주차 리프팅: 스쿼트 900파운드×1,
  데드리프트 655파운드×1

(지금까지 경험으로 보건대 공식적인 첫 리프팅 시도 전, 백스테이지에서 하는 준비 운동은 항상 85%까지만 하는 것이 좋았다.)

대회를 앞두고: 나머지 작업은 매우 가벼운 중량을 사용하고 신선함을 유지하기 위해 50% 미만의 중량을 사용한다. 나는 '플러프 & 버브'를 했고 활동성을 유지했으며, 걷기를 했고, 혈액 순환을 잘 시키기 위한 웜업과 코어 작업을 하였다.

이번 웨이브에 대한 훈련 기록 노트: "지난 몇 주는 힘들긴 했지만 예상하긴 했었다. 육체적인 부분보다는 정신적인 부분이 더 힘들었다. 이쯤 되면 매일매일 반복되는 일상에 싫증이 나고 매일 지름길로 가고 싶은 충동이 생긴다. 이전 웨이브보다 중량이 훨씬 무겁게 느껴졌고, 심지어 가벼운 웜업 시의 중량도 그러했다. 어떤 중량도 놓치진 않았지만, 몇 번은 너무 힘들었다. 특히 전체 주기에서 가장 무거운 중량을 다루는 8주차가 힘들었다. 온몸이 두들겨 맞는 느낌이었다. 8주차가 보통 주기화 훈련 중 가장 힘든 한 주라는 것을 알고 있었지만 그다음 주는 디로딩 주간이었기 때문에 잘 통과할 수 있었다. 훈련 마지막 주인 10주차에서 한 900파운드 스쿼트를 할 때 내가 원하는 것보다 느리게 느껴지긴 했지만, 이미 2주 전부터 회복되기 시작하고 정점에 도달하고 있다는 것을 느낄 수 있었다. 마지막 10일 정도는 나의 루틴을 유지하고 경로를 유지하는 데 매우 중요한 시기이다. 대회가 기대되긴 했지만, 먼저 체중을 큰 폭으로 감량해야 했다. 체중이 늘고 있었고 267파운드에 머무르고 있었기 때문에 식단을 좀 더 정리하고 가능한 한 쉽게 242파운드로 계체를 통과하고 싶었다. 이제 식단표에서 오레오를 뺄 차례였다."

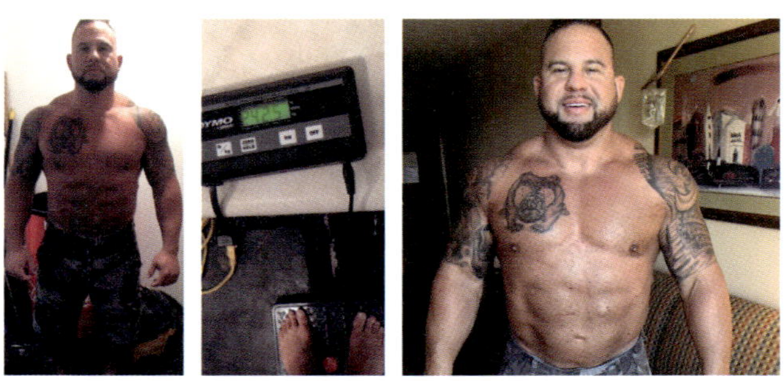

왼쪽 242파운드, 오른쪽 265파운드

2015년 3월 논평

아놀드 대회 계체를 위한 체중 감량

목표: 일주일 안에 수분 25파운드를 빼고, 242파운드로 2분 동안 이루어지는 계체량을 통과한 뒤, 대회까지 남은 하루 동안 훈련 시의 체중으로 돌아가기 위해 노력한다.

계체량까지 1주일, 체중은 265파운드(7일 남음). 모든 탄수화물을 끊었다. 노 카브 식단(녹색 야채류는 제외).

월요일부터 금요일까지 물 2갤런 마시기. 하루에 물을 2갤런씩 마신다. 몸에 의도적으로 로딩을 하기 위해서이다.

월, 화, 수요일에 글리코겐을 소진하기 위해 5개의 운동으로 3세트 20회 반복을 하였다. 이를 통해 나는 바싹 마르게 되었고 일시적으로 소진 상태에 빠졌으며, 결과적으로 더 많은 체중이 빠졌다. 이는 또한 계체량과 대회 사이에 탄수화물로부터 글리코겐을 빠르게 흡수하는 과정을 촉진시키는 데 도움이 되었다. 이는 일종의 '플러프 & 버프'로 친다.

나는 수분 부하water load와 탄수화물 부족의 작용으로 매일 평균 2파운드씩 체중을 낮추었다. 식단에서는 지방과 단백질이 대부분을 차지했지만(탄소화물은 하루에 20g 미만), 수분 부하와 함께 식욕을 관리하는 것이 힘들었다. 이러한 과정은 오직 체중을 급하게 줄여야 할 때에만 시도해야 할 것이다.

컷팅 식단 요약: 토요일~수요일, 저탄수화물 식단, 지방과 단백질은 적당량.

- 아침 식사: 통달걀 4개, 베이컨 4조각. 물 반 갤런.
- 점심: 쇠고기 8oz, 체다 치즈, 브로콜리. 물 반 갤런.
- 간식: 혼합 견과류, 그리스 요구르트. 물 반 갤런.
- 간식 2: 완숙 계란 4개, 아보카도 1개.
- 저녁: 8oz 쇠고기, 체다 치즈, 브로콜리. 물 반 갤런.
- 금요일 계체량 전까지 수요일 밤: 마지막 식사가 소화된 후 그리고 잠자기 직전에 대장을 깨끗하게 하기 위해 구연산 마그네슘 2병.
- 목요일: 기상 후 체중을 측정하니 253파운드였다. 약 11파운드가 남았다.

하루 언제라도 먹을 수 있는 단백질만 있는 간식: 이번에는 오믈렛을 간식으로 선택했다. 물은 오전 11시쯤부터 줄이고 입만 축일 정도로 마셨다. 이날은 어쩔 수 없이 원하는 체중이 될 때까지 밤낮으로 땀을 빼고 소변을 보면서 차분하고 여유 있게 보냈다.

훈련 기록 2015년 3월

금요일의 수분 섭취 및 식사

컷팅을 시작한 지 일주일 만에 몸무게는 오전 10시에 측정했을 때 242.5파운드였다. 이날은 많은 전해질 음료, 게토레이, 그리고 물을 마시면서 많은 양의 탄수화물과 나트륨을 먹으며 몸속으로 영양과 수분을 공급하는 것으로 시간을 보냈다.

체중 감량: 계체량을 하기 전 '다이어트'를 하겠다는 마음으로 체중을 줄이는 것은 바람직하지 않다. 이는 몸에 필요한 영양소들을 박탈하고 실제로 수행능력을 약화시키기 때문이다. 이보다는 체수분량을 자연스럽게 줄이도록 몸을 준비시켜야 한다. 우리는 일반적으로 평소보다 많은 물을 마셔 몸에 수분 과부하를 일으키고 한 번에 모든 수분을 과도하게 배출하도록 하는 방법을 쓰면서 동시에 대장에 있는 노폐물을 빼면서 이를 달성한다. 하지만 이 과정은 분명 탈수 상태를 일으키기 때문에 이 기간을 가능한 짧게 잡고, 계체량을 통과한 뒤 잠재력을 최대한 발휘하기 위해 가능한 빨리 다시 채워 넣어야 한다. 이는 좋은 경기를 치르는 데 있어 가장 어려운 부분이긴 하지만 좌절하거나 지치면 안 된다. 체중 감량에 대한 전체적인 가이드를 보려면 'Cutting Weight - The ultimate guide to making weight in powerlifting and any weight class sport'를 참고하라.

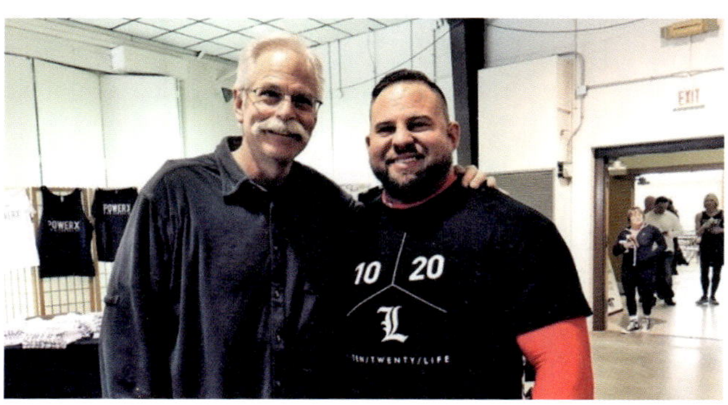

대회 날 더 이상 어떤 압박감을 주지 않으려 했으나, 맥길 박사는 우연히 아놀드 대회에 참석하였다.

2015년 3월 논평

2015년 아놀드 대회

기대감으로 가득 찬 날이었다. 긴장된 공기가 대회장을 가득 채웠다. 관중들로 가득 찼고 모두가 자리에 가만히 앉아 있지 못했다. 내가 다시 돌아왔다는 목소리를 높이고 싶었고 그렇게 되리라는 것에 의심은 없었다. 일단 내 차례가 오고 코치들이 내게 고개를 끄덕이면 어떤 사람들의 눈은 휘둥그레지고 어떤 이들은 입을 다물지 못할 것이다. 이제 '그곳으로' 갈 시간이 되었다.

부담은 있었지만 서포터, 헬퍼, 핸들러, 그리고 코치 들로 구성된 훌륭한 팀 덕분에 도전의 불씨를 지필 수 있었다. 물론, 나의 아내 리아가 그 중심에 있었다. 그녀는 나의 가장 큰 보물이자 매 단계마다 내 곁에 있어 줬다.

나는 나만의 의식인 걸어 나가기, 기도, 그리고 집중적인 의식을 통해 정신적인 준비를 하면서 앞으로 일어날 일에 대한 이미지를 그렸다.

그리고 10월 대회와 마찬가지로, 3가지 목표를 달성했다.

1. 아무 문제 없이 대회를 마치고, 데드리프트를 잘 수행하는 것. 2012년 이후 데드리프트는 항상 되풀이되는 문제였다.
2. 내 체급에서 우승하고, 최고의 리프터가 되는 것. 이것이 가장 중요한 목표였다.
3. 기록을 세우는 것.

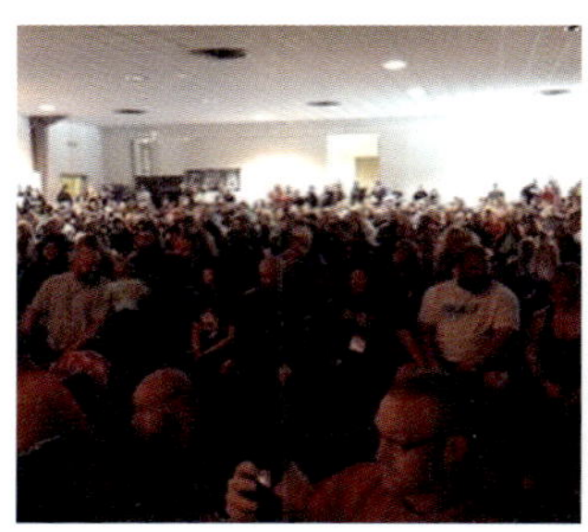

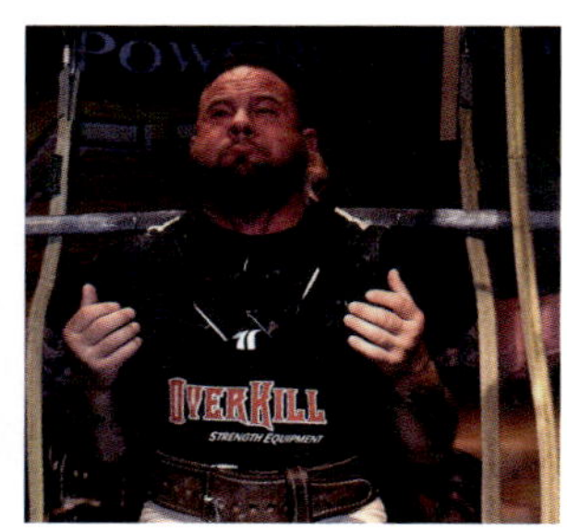

경기가 시작된다. 스쿼트를 하는 모습.

스쿼트의 첫 시도인 1,020파운드는 매우 쉽게 하였고 이어서 두 번째 시도인 1,065파운드도 빠르고 부드럽게 성공하였다. 242파운드 체급에서는 나의 PR이었다. 시작이 좋았고, 내가 가진 긍정적인 모멘텀으로 더 큰 성공을 거두기 위해 노력했다. 세 번째이자 마지막 시도에서 1,100파운드라는 어마어마한 중량을 시도했지만 실패했다. 1,100파운드로 실패했는데도 통증이 발생하거나, 타이트한 느낌이 들거나, 무너지는 느낌은 전혀 없었다. 우리가 해 왔던 컨디션 조절, 코어 강화와 고된 훈련 들로 성과를 거두고 있었다.

한 시간이 지나고 맥길 박사, 리아, 그리고 코치 들을 만났고, 어떤 일이 일어나고 있는지, 그리고 승리를 보장하기 위해 필요한 것들에 대한 육체적, 정신적, 전체적인 목록을 작성했다. 기분이 좋았다. 벤치 프레스를 할 시간이었다. 이제부터 본격적인 테스트의 순간이다. 작년에 벤치 프레스 기록은 나를 깜짝 놀라게 했기 때문이다.

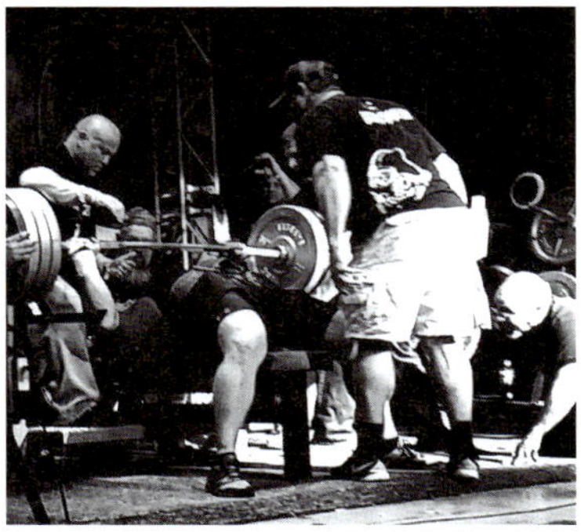

800파운드에 매우 근접했다!

벤치에서 기대만큼의 성과를 내진 못했지만 좋은 순위에 올랐고, 종합 2위에 자리 잡고 있었다. 종합 우승을 놓고 나와 경쟁을 하는 선수는 벤치와 스쿼트에서 자신의 평소 기록을 웃돌았다. 하지만 나는 나의 몸에 집중하고 있었다. 기분은 최고였다! 데드리프트를 할 준비가 되어 있었고 그 어느 때보다 열의에 가득 찼다. 데드리프트에서 진정한 정신적/육체적 시험을 치를 것이다. 나는 몸의 소리를 듣고 그 순간에 일어나는 구체적인 지표를 집어내는 법을 배웠기 때문에, 필요한 만큼을 당겨 1위로 뛰어오르게 될 것이라는 것을 알았다. 데드리프트로 들어가기 전까지 70파운드 정도 뒤지고 있었다.

대회 일정은 길었고, 맥길 박사와 캐서린은 신시내티에서 열리는 행사를 위해 아들 조니를 방문해야 했기 때문에 떠나야 했다. 그가 떠날 때 작별인사를 하였지만, 그전에 "우승 한 뒤에 메일을 보내겠습니다"라고 말하였다. 그는 미소를 지으며 "좋아요. 당신의 연락을 기다리겠습니다"라고 말했다.

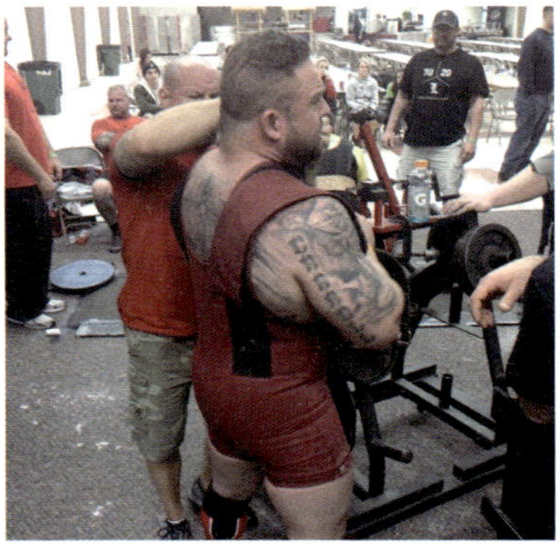

진실의 순간, 데드리프트를 할 시간, 불타오르기 시작했다.

풋볼/하키 경기의 4쿼터 종료, 그리고 야구의 9회 말과 마찬가지로, 파워리프팅에서는 데드리프트까지 마쳐야 경기가 끝난다. 스쿼트와 벤치에서도 멋진 승리를 거둘 수는 있지만, 데드리프트가 끝날 때까지는 공식적인 승리를 가져갈 수는 없다. 승리에 필요한 요소들이 잘 준비되지 않으면 데드리프트를 할 때 많은 엉뚱한 일들이 벌어진다. 이를 위한 많은 전략들이 있지만 자세한 내용은 나의 책『10/20/Life – The Professional's guide to building strength』에서 다룬다.

2015년 3월 논평

드디어… 데드리프트를 할 시간이다

이제 태세를 전환하고 워밍업과 준비 작업을 한 다음 데드리프트를 할 준비가 되었다. 첫 번째 시도로 720파운드를 들었고 박살내 버렸다. 이제 두 번째 시도로 어떤 무게를 선택할지 결정해야 했다. 우리는 다른 팀이 705파운드로 다음 시도를 하는 것을 보았다. 그리고 나는 이를 쉽게 이겨 낼 수 있다고 여겼다. 그래서 우리는 780파운드를 들겠다고 정했다. 두 번째 시도에서 종합 기록으로 뒤처진 70파운드를 만회하기 위해서였다. 팀과 충분한 대화를 나누었고, "저는 팀과 좋은 대화를 나누었고, 우리는 '의학적 문제'를 일으키지 않으면서도 열심히 훈련했습니다. 이제 그 결과를 쟁취할 시간입니다"라는 말로 모든 게 설명되었다. 우리는 모든 것이 준비되었고 결국 성공하였다!

이제, 다시 선두에 서게 되었다. 이날의 마지막 리프팅은 사실 할 필요가 없게 된 것이다.

경쟁 선수가 마지막 데드리프트에서 실패를 하거나, 또는 내가 마지막 데드리프트에서 성공을 하는 경우에 승리를 거머쥘 수 있었다. 결국 나의 운명은 내 손에 달려 있었다. 나는 그가 마지막 데드리프트를 시작할 때 강렬한 시선으로 그를 지켜보았다. 그러나 그는 결국 마지막 시도를 실패했다. 솔직히 말하자면 이제 대회가 끝났고 내가 우승하게 되었다는 사실을 알았을 때, 마지막 시도는 할 필요가 없다는 생각에 긴장감을 놓쳤고, 실패하였다. 마음이 육체가 하는 일을 어떻게 조절하는지 뒤늦게 깨닫게 되었다. 승리를 위해 간절함이 있었다면 실패하지 않았겠지만, 이미 대회가 끝난 만큼 그 시도는 영영 사라져 버리고 말았다.

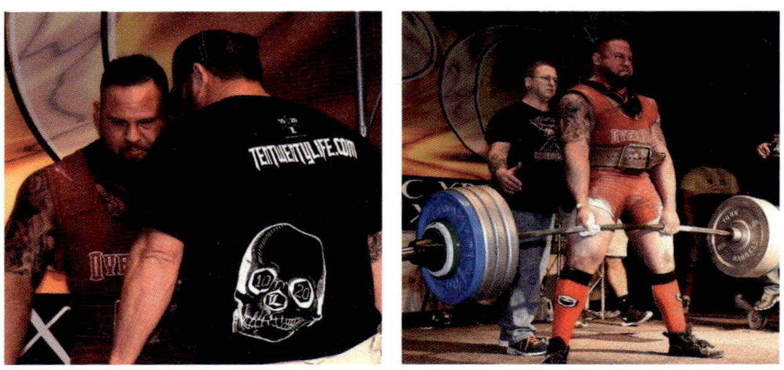

780파운드 데드리프트 시도 전에 무엇을 해야 하는지 상기시켜 준 나의 좋은 친구와 코치.

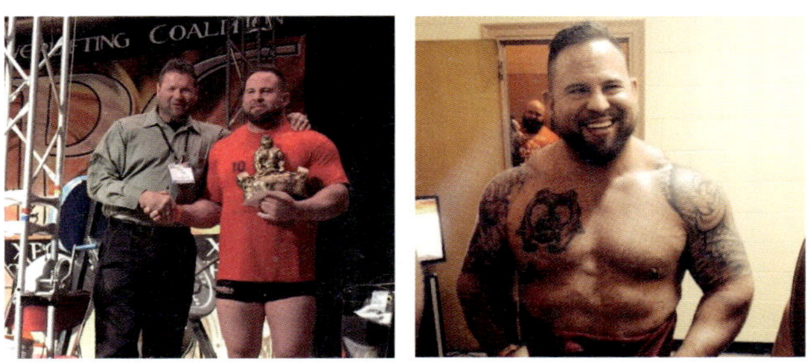

총 2,610파운드. 아놀드 2015 대회의 종합 우승은 단지 올바른 방향으로 나아가는 또 다른 한 단계일 뿐이었다. 먼지가 가라앉고 목표를 달성하고 그것이 얼마나 가치 있었는지 깨닫는 순간.

그렇게 초크 가루들이 가라앉고, 그 하루가 끝난 뒤, 나는 세 가지 목표를 모두 달성했다. 약속한 대로 즉시 맥길 박사에게 이메일을 보내 좋은 소식을 알렸다. 우리는 몇 마디 말을 나누었고, 친구들/가족들과 좋은 시간을 함께했다. 꿈같은 순간이었다.

한 10분 동안, 내 머릿속에는 지난 2년간의 기억들이 모두 흐릿하게 떠올랐다. 2013년 4월 병원 주차장에서 느낀 절망에서 시작하여 맥길 박사를 만나고 난 뒤 훈련하는 법, 회복하는 과정, 그리고 정신적으로 강인함을 유지하려는 노력, 그리고 나 자신에 대해 이전보다 훨씬 더 많이 배울 수 있게 되었다. 그리고 불과 1년여 만에 지금 이 대회를 치를 수 있는 상태에 가까워졌다. 그만두는 것은 쉬웠을 것이다. 하지만 그 대신 나는 변화하기 위해 노력했다. 가장 중요한 것은 매우 어려운 상황이라도 포기하지 않는 것이다. 그리고 마침내, 지금 이 순간 그 모든 것들이 가치 있었다는 것을 깨달았다. 많은 숙련된 전문가들과 프로들이 마음속으로 불가능하다고 여겼던 목표를 성취하였다. 이 순간은 결코 잊히지 않을 것이다.

SECTION FOUR

테크닉, 코칭, 트레이닝, 프로그래밍 그리고 절대적인 퍼포먼스로 돌아오는 길

이 섹션에서는 스트렝스와 스트렝스를 응용하는 기술을 다시 만드는 법에 초점을 맞출 것이다.
브라이언이 힘들게 노력해 얻은 지혜들이 담겨 있다.

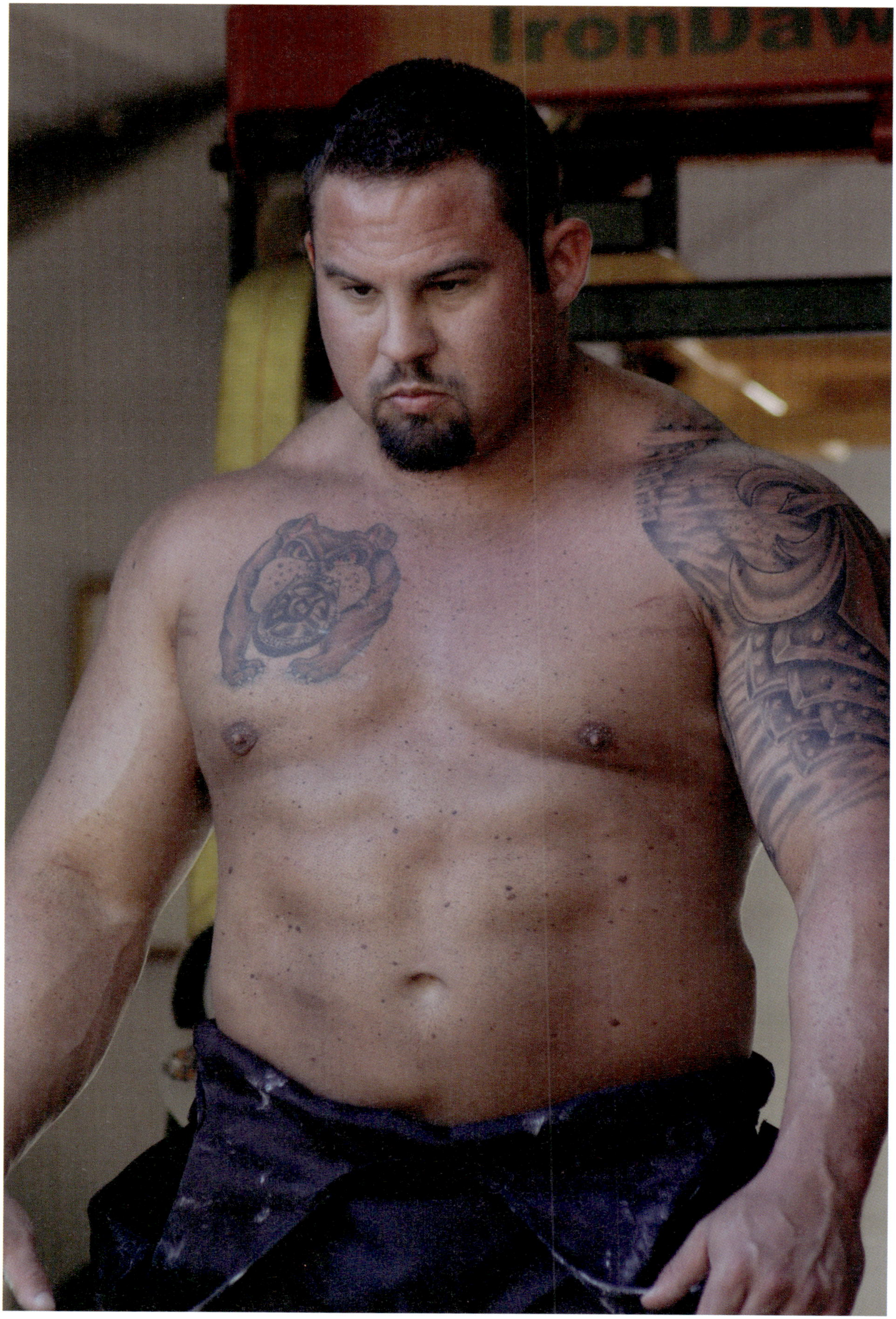

SECTION FOUR

CHAPTER 12
파워리프팅 리마스터

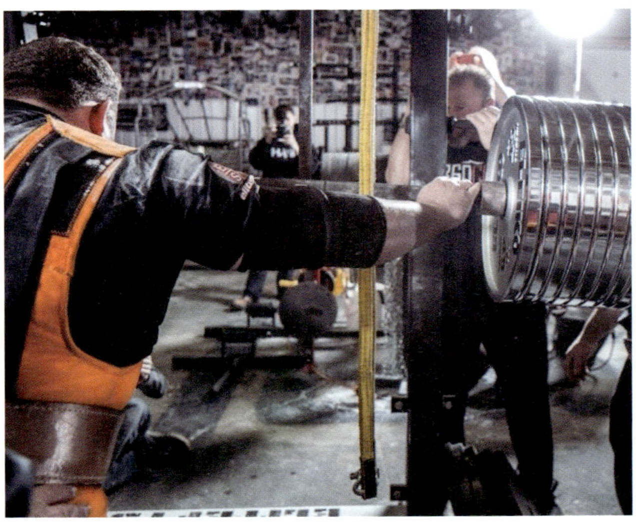

지금까지 일반적인 신체적인 문제를 해결하고 부상에서 회복하는 데 필요한 여러 시스템 간의 균형을 맞추기 위해 노력해 왔으므로, 이제는 한 단계 앞으로 나아갈 때이다. 섹션 2에서는 통증 없이 움직일 수 있는 기반을 만드는 프로그램을 설계했다. 당신은 이제 쉽게 부서지지 않는 몸을 가지게 되었고, 동료이자 친구인 크리스 더핀의 말을 인용하자면, 부서지지 않는 강인한 몸을 가지기 위해 훈련해야 하는 것이다! 이제 과거의 부상을 가져온 실수를 반복하지 않기 위해 파워리프팅을 처음부터 다시 마스터해야 한다.

다음에 이어지는 챕터들에서는 맥길 박사와 브라이언이 제공하는 엘리트 수준의 스트렝스 훈련에 대한 최고의 통찰력을 소개할 것이다. 적절하면서도 효율적으로 워밍업을 하고, 리프팅을 마스터하며, 통증 없이 훈련하는 역량을 망치는 함정을 피하는 방법을 배우게 될 것이다. 이는 절대적인 퍼포먼스에 도달하기 위한 여정의 마지막 조각이다.

너무 빨리 완전한 리프팅으로 돌아가지 않는 것이 중요하다. 부상의 회복 기전 내에서 생물학적 적응 과정을 고려해야 하는데, 이는 곧 진도를 빼는 데 인내심을 가져야 한다는 것을 의미한다. 어느 때이든 통증이 다시 나타나거나 퇴행을 경험하는 경우, 섹션 2에서 확립한 기본 사항으로 되돌아가야 한다는 점을 기억하는 것도 마찬가지로 중요하다. 뒤로 물러나는 시간을 가지지 않고, 몸을 재설정하고 회복시키는 기본적인 움직임을 다루지 않는다면, 당신의 선수 능력은 줄어들 것이다. 현명하면서도 효율적인 최적의 방법으로 노력해야 한다. 다시 말해, 만약 시상대 위로 복귀할 수 있는 가능성을 높이고 싶다면, 24/7 선수 모드에 임해야 한다.

다음과 같은 관점을 마음속에 담아 둬라. 절대적인 퍼포먼스를 향해 노력하고, 경쟁을 위해 한계를 뛰어넘거나, 또는 기본적인 건강과 피트니스 이상의 것을 추구하는 것은 사치에 가까우며 당연하게 가지고 있어야 할 권리가 아니다. 몸을 잘못 다루고 체육관이나 경기장 밖에서도 잘 움직여야 하는 것과 같은 개념을 무시하는 것은 이러한 사치스러움을 매우 빨리 앗아갈 것이다. 절대적인 퍼포먼스는 24시간 연중무휴의 철칙을 지키는 것에 의해 얻게 된다.

이번 섹션은 5가지 기본적인 트레이닝 원칙들로 시작하며, 이를 통해 절대적인 퍼포먼스로 되돌아가는 과정에서 필요한 무결성을 유지할 수 있을 것이다. 뒤이어 당신의 성공에 도움이 되는 훨씬 더 많은 정보와 통찰력을 소개할 것이다.

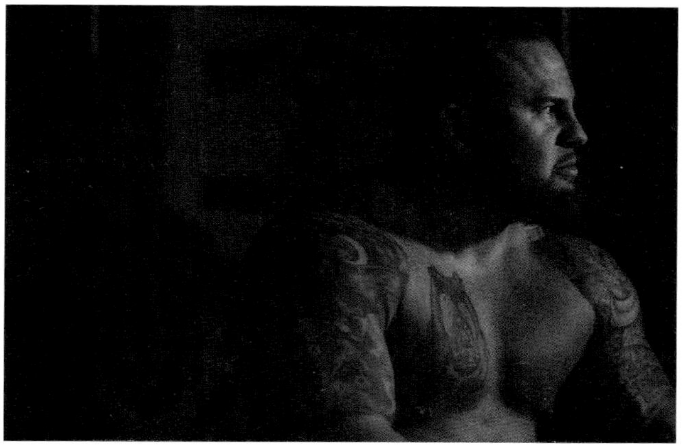

5가지 기본적인 스트렝스 훈련 원칙

이 원칙들은 나의 컴백에 있어서 가장 중요했고, 요통에서부터 벗어나 다시 경쟁의 무대로 돌아오고 싶어 하는 이들에게 알려주는 것들이다. 현재 통증이 없는 사람들에게도 이러한 원칙들은 내가 저지른 나쁜 실수들을 피하게 함으로써 그들이 통증 없는 움직임을 지속할 수 있게 할 것이다. 분명, 나는 이러한 원칙들을 한순간에 모두, 또는 부상 전이나 부상 중에도 어겼던 적이 있다. 일단 통증이 없어지고 이러한 과정으로 나아가게 되면, 이러한 원칙들은 언제나 확인하고 유지해야 하며, 당신의 궁극적인 목표가 스트렝스라면 이 원칙들을 통합해야 한다.

의식 있는 스트렝스 선수들을 위한 5가지 스트렝스 훈련 원칙은 다음과 같다.

1. **건강한 움직임을 24/7 내내:** 이 원칙은 최대한 많은 훈련 역량을 배양하기 위한 것이다. 당신이 부상을 입었거나, 통증이 있거나, 그렇지 않거나 선수로 존재한다는 것은 체육관 안팎에서 24/7 내내 방심하지 않아야 한다. 신발을 묶고, 쓰레기를 버리기 위해 들고, 개를 산책시키는 것과 같은 일상적인 일 중에 적절한 자세를 사용하는 것은 파워리프팅의 기술을 갈고 닦는 것만큼 중요하다. 일주일은 168시간이고 이 시간의 대부분은 체육관 밖에서 보낸다.

지금쯤이면, 이 원칙이 나의 요통에 얼마나 큰 영향을 주었는지 알 것이다. 워털루에 처음 방문한 후 며칠 만에 더 나아진 후에도 이 원칙의 영향은 꾸준히 적용되었다.

2. **적절한 워밍업:** 워밍업은 신체 손상 위험을 줄이고 동시에 움직임의 완성도를 높여 준다. 이 과정은 매일 수행해야 하며 타협의 여지는 없다. 그리고 특정 목적에 필요한 고유한 사항들에 따라 맞춤화해야 한다. 만약 심한 부상이 일어나면 그날이 당신의 마지막 훈련일이 되기 때문에 (재활에 들어가야 하니) 제대로 몸을 달구기 전에는 절대로 바벨 아래로도 들어가면 안 된다. 나는 부상을 당하기 전에는 매우 불완전한 리프터였고, 이 원칙을 적용하는 것이 복귀의 열쇠였다.

3. **자세:** 팀에서 코치로 활동할 때, 종종 선수들이 움직일 때의 자세를 약간 고쳐 주거나 개선시키는 것만으로 즉시 리프팅 중량이 10% 가까이 높아지는 것을 경험하였다. 단지 역학적 지렛대를 더 잘 사용하게 하거나, 더 좋은 시작 자세를 취하게 하거나, 혹은 전반적으로 몸을 더 타이트하게 만든 것만으로도 이러한 효과를 보았다.

슬프게도, 단지 부적절한 리프팅 폼 때문에 부상/통증을 겪은 한 선수를 본 적이 있다. 맥길 박사와 나는 엄청난 자세 신봉자이고, 자세가 퍼포먼스, 수명, 그리고 안전에 얼마나 중요한지 잘 알고 있다. 모든 스쿼트, 모든 벤치, 모든 데드리프트는 매일-매일, 매주-매주, 그리고 세팅-세팅마다 똑같이 보여야 한다.

4. **특정한 목적에 맞는 훈련:** 체육관에서 하는 모든 일은 특정한 목표를 달성하기 위한 목적으로만 이루어져야 한다. 예를 들어, 보조 훈련은 하루의 주요 리프팅 이후에 더 많이 운동하기 위해서 무심코 하는 것이 아니라, 당신이 가진 약점을 공략하기 위해서만 해야 한다. 체육관 안에서나 밖에서 하는 모든 일은 신중하게 선택해야 한다. 당신이 좋아하는 인플루언서나 구루들을 무작정 따라하는 것은 탄력적인 성과를 내지 못한다. 같은 맥락에서, 당신이 선천적으로 잘하는 것과 챔피언들이 하는 것을 그대로 따라하는 것은 불행하게도 기존의 것들을 더 지배적으로 강화할 뿐이고 더 나아가 몸의 균형을 망칠 것

이다. 그 대신, 당신이 못하는 것을 하고, 약점을 끄집어 내야 한다. 우리는 이런 것들을 찾아내는 법을 알려주고 찾아내고 공격하여 제거할 수 있도록 도울 것이다.

5. **단계에 맞게 훈련:** 매일 하는 훈련과 식단이 오프 시즌기나 대회 전 기간, 또는 디로딩 기간의 그것과 같게 보여서는 안 된다. 스트렝스 선수들은 훈련을 직선적으로 보지 말고, 대회 스케줄에 연관한 주기화에 초점을 맞추고, 시기에 따른 요구에 따라 조정해야 한다. 유지 기간과 성장을 위한 기간도 마찬가지로 중요하며 어느 것도 당연하게 여겨서는 안 된다. 스트렝스 선수는 훈련을 할 때 3~4주에 한 번씩 휴식을 취하는 주간 또는, 가벼운 하중을 사용하는 주간을 가져야 한다. 가벼운 중량은 약 50% 정도라 생각하면 좋다. 이러한 디로딩 기간, 즉 '디톡스' 주간은 기술을 다듬을 뿐만 아니라 정신적으로나 육체적으로나 다시 회복할 수 있는 기회이다. 이렇게 하는 것을 '근육 기억muscle memory 만들기' 그리고 좋은 움직임 습관으로 여기면 몸속에 내재되어 필요한 시기(대회 경기)에 자연스럽게 발휘될 것이다. 비시즌(대회를 위한 훈련을 하지 않는 시기) 동안에는 세트와 반복수의 강도는 낮아져야 하는데, 기존에 가진 약점에 대한 작업을 하면서 스트렝스를 키우기 위해 볼륨이 높아져야 하기 때문이다. 재활과 궁극적인 퍼포먼스에서도 마찬가지로 훈련 단계에 대해 혼란을 가지고 있으면 안 된다. 언제나 목표의 특수성을 생각하라.

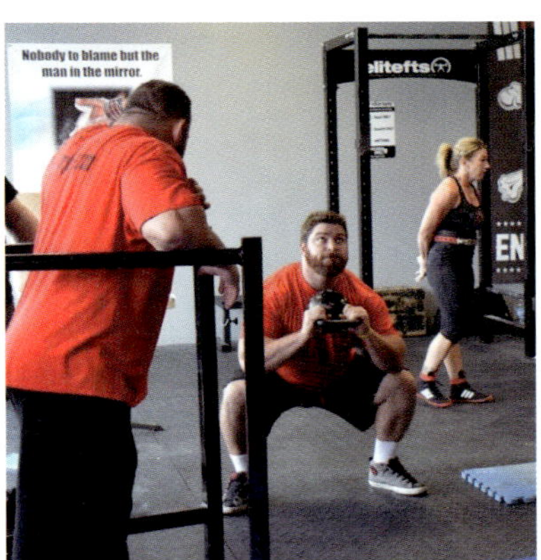

브라이언이 댄에게 준비운동으로 고블릿 스쿼트를 시켜 바벨 밑으로 들어가기 전에 뻣뻣한 고관절을 미세하게 조정하고 있다.

워밍업 가이드

파워리프팅에 대해 이야기하기에 앞서, 종종 가장 간과되고 있는 훈련의 매우 중요한 요소에 초점을 맞추자. 그것은 워밍업이다. 20년간 최고의 대회에서 활약을 해 왔고 지도를 해 온 입장에서 나는 수많은 최고의 스트렝스 선수들이 중요한 날 리프팅에 앞서 의심 없이 적절한 워밍업을 하는 것을 목격해 왔다. 이와는 반대로, 많은 선수들이 경기 전 30분 이상 폼롤러를 굴리고, 스트레칭을 하며 불필요하게 몸을 피로하게 하는 것도 보았다!

만약 당신이 궁극적인 퍼포먼스에 대해 진지하게 고민하는 선수라면, 적절하고 효율적인 워밍업 프로토콜을 고려하라. 스스로에게 다음과 같은 질문을 던져라. 나의 워밍업은 어떻게 구성되어 있고, 나의 특정 목표와 일치하는가? 그렇지 않다면, 다시 생각해 보고 조정하라.

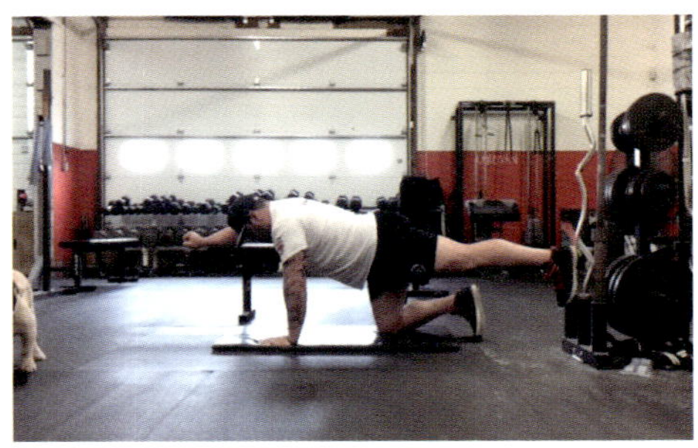

준비의 일환과 건강, 그리고 퍼포먼스에 있어 워밍업은 중요하지만, 총 15~20분 이상 하지는 않는다(이는 리프팅 나이, 부상 이력, 현재 질병 상태에 따라 다르다). 일반적으로 퍼져 있는 생각과 달리, 워밍업은 어떤 상황에 익숙하게 하기 위해서나 유연하고 느슨하게 만들기 위해 설계된 것이 아니다. 느슨함은 파워의 적이다. 워밍업의 핵심(이자 전부)은 충분히 하는 것이다. 만약 정신적/육체적으로 준비될 만큼 충분히 하지 않으면, 긴장과 부상 가능성이 눈앞에 나타날 것이다. 한편 너무 지나치면 세션 전에 지치게 되어 위험률이 높아진다.

버디 모리스Buddy Morris는 다음과 같이 말했다. "가능한 만큼이 아니라, 좋아질 만큼만 충분히 해라."

당신의 목적을 이해하라

워밍업을 해야 하는 이유와 고려해야 할 4가지 영역이 있다. 큰 시합을 시작하기 전, 자신의 순서가 호명되기를 기다리는 선수들로 가득 찬 곳을 본 적 있는가? 어떤 사람들은 패닉에 빠지고, 완전히 열광하고, 어떤 사람들은 너무 일찍, 어떤 사람들은 너무 늦게 워밍업을 한다. 어떤 이들은 워밍업이 필요한데 몸이 차갑게 식어 있고, 어떤 이들은 피곤한 상태이거나 준비를 마치지 못한 상태에서 워밍업을 마친다. 워밍업은 언제나 똑같이 하고 필요한 상황이 생길 때만 바꾼다.

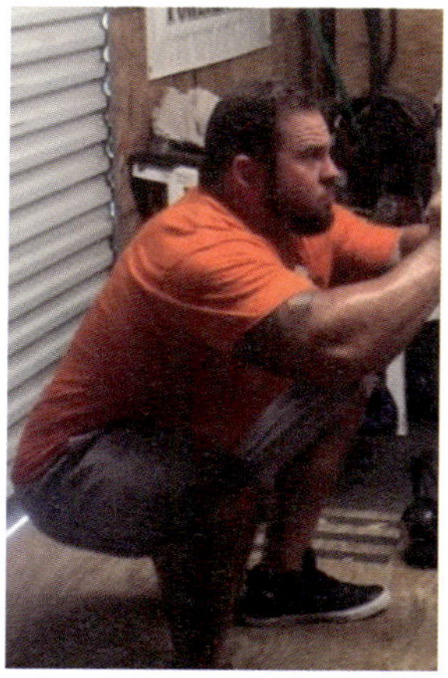

브라이언이 잘 조율된 가동성을 보여 주고 있다.

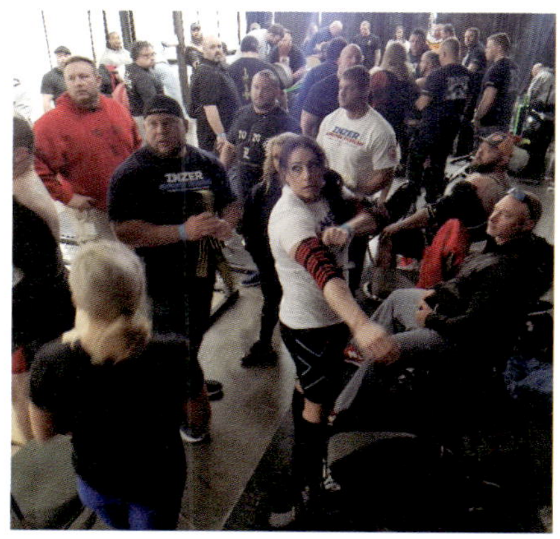

오랜 친구인 아담 드러거스가 말한 것처럼, 어떤 대회에서도 혼돈은 나타난다. 혼돈을 대비한 훈련을 하라!

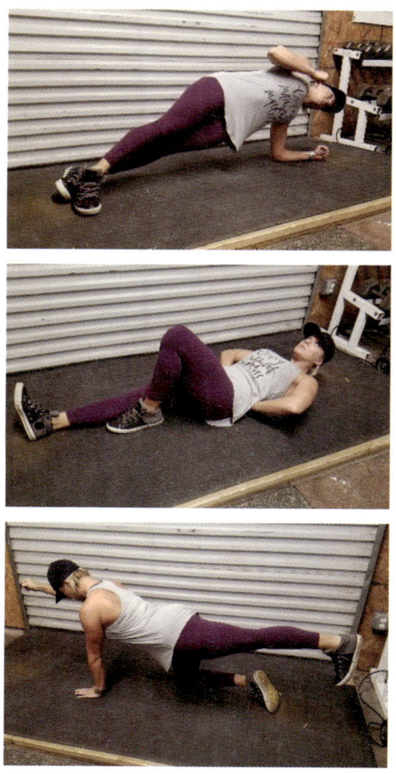

맥길 빅 3의 시범을 보이는 리아.

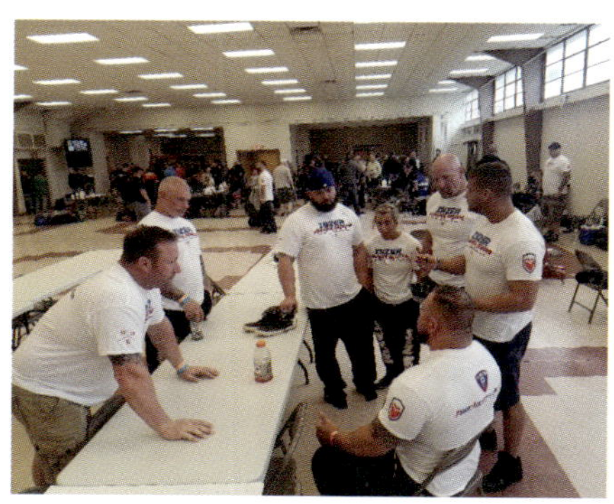

너무 늦기 전에 항상 계획을 세워라.

아래 목록의 알파벳은 이 섹션의 운동 목록의 알파벳과 연관된다.

A. **땀이 난다.** 좋은 워밍업은 혈액순환을 만들고, 몸과 중추신경계(CNS)를 깨울 것이다.
B. **코어를 단단하게 만든다.** 코어를 단단하게 한다는 것은 단기/장기 코어 강성, 스트렝스, 지구력 그리고 회복탄력을 모두 개발하는 것이다.
C. **요구 사항 및/필요에 맞는 '조율된 가동성'**(가동성이 필요한 경우). 당신에게 가해지고 있는 만성적인 부하와 활동, 질병, 약점 및 부상을 평가하고 고려해야 한다. 이러한 부분들은 매일 바뀔 수 있는 것들이다. 매일의 계획에 따라 훈련 내용을 기준으로 움직임을 선택한다. 또한 당신이 잘하지 못하는 것에 대해서도 생각하라. 고관절 가동성이 문제인가? 그럼 고블릿 스쿼트를 해 보라. 아니면, 앉아 있는 시간이 길어 고관절이 타이트해 풀어야 하나? 그럼 몇몇 런지 변형 운동들을 고려한다. 가슴이 빽빽한가? 팔굽혀펴기나 밴드 플라이로 몸을 녹여라. 그리고 그 외 몇몇 가벼운 가동성 작업을 할 수 있을 것이다.
D. **움직임을 워밍업하고 홈에 기름칠을 한다.** 빈 바벨로 운동하는 이유이다. 그리고 정말 쉽다. 이런 방식은 셋업과 자세를 고칠 수 있을 뿐만 아니라, 정신적으로 훈련을 준비할 수 있다. 빈 바벨/가벼운 중량으로 움직임을 수행하면 '어설픈 스트레칭'을 하지 않고 적절한 동작 범위 내에서 교정할 수 있다.

어떤 이들은 단순히 "몸을 데우지 못했다"거나, 앞으로 다가올 일에 대비가 되지 않았다고 생각하여 가동성 작업을 해야 한다고 생각한다.

내 생각에 이러한 사람들은 정신적/육체적으로 제대로 준비가 되어 있지 않은 것으로 보인다. 이러한 일은 매우 흔하며 그들은 스스로 "타이트하고 뻣뻣하다"고 생각하여 바벨에 들어가기 전에 가동성 운동을 30분 정도는 해야 한다고 여긴다. 하지만 그렇지 않다. 워밍업은 단순히 효율적이고 앞으로 진행될 일을 준비하는 것이 핵심이며 해결책이다.

A. **이 중 하나를 선택한다:** 5분 워킹, 슈트케이스 캐리, 파머스 워크, 슬레드 풀, 100~200야드 정도 거리면 어떤 움직임에도 충분할 것이다.

B. **세 가지 모두 한다:** 버드 독, 롤링 플랭크, 맥길 컬업('빅 3'). 섹션 2의 '러시아식 피라미드'에 따른 세트/반복수 지침을 따른다.

C. **하나 또는 두 가지를 선택한다:** 이 운동들은 당신이 가진 질병, 약점, 그리고 훈련일에 배정된 운동과 같은 것에 따라 선택한다. 아래 몇 가지 옵션 중에서 선택하여 3~10회 반복/2~3세트를 수행한다.

스쿼트: 고블릿 스쿼트, 흉추 스트레칭(섹션 2 참고), 맨몸 스쿼트, 힙 에어플레인, 그리고/또는 런지.

벤치: 둔근 브릿지, 덤벨 프레스, 밴드 숄더 디스로케이션band shoulder dislocation, 푸시업 그리고/또는 밴드 플라이.

데드리프트: 고블릿 스쿼트, 흉추 스트레칭, 맥길 풀업, 싱글 레그 굿모닝, 빈 바로 내려가는 리프터의 웨지, 덤벨 로우, 또는 덤벨 슈럭.

D. **무조건 한다:** 플레이트를 올리기 전에, 빈 바벨을 사용하여 20~40차례 반복한다. 플레이트를 추가하기 전에 빈 바벨로 동작을 수행하는 것만으로도 당신의 커리어를 몇 년은 더 이어 나갈 수 있을 것이다.

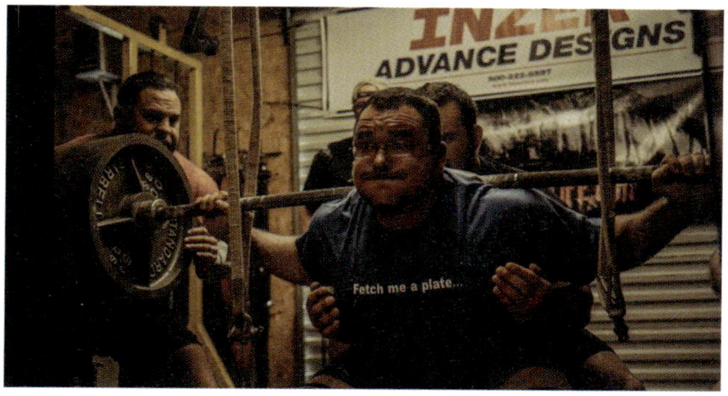

파워리프팅 코칭

이 섹션을 통해 당신은 더 나은 코치, 더 나은 스트렝스 선수가 될 수 있을 것이다. 먼저, 자신의 몸이 디자인된 방식에 맞게 리프팅을 해야 한다. 얼른 진도를 빼고 싶은 마음에 역학적 지레, 몸의 형태 및 부상 이력을 무시하는 것은 일시적인 성공을 거두는 단기 해결법이 될 수는 있지만, 장기적으로 볼 때엔 성과를 거두지 못할 것이다.

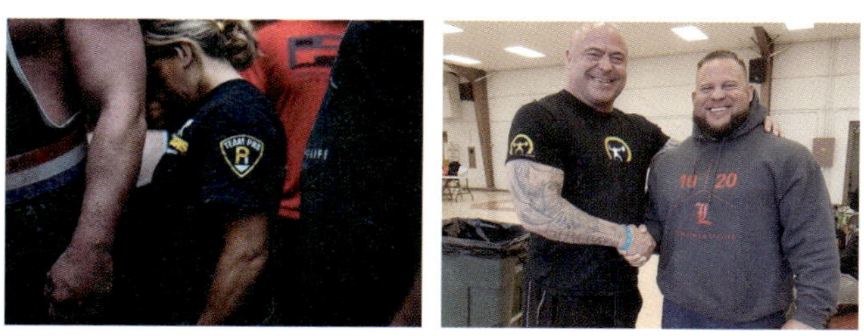

우리의 몸은 모두 매우 다르게 생겼다. 리사의 키는 5피트 정도, 켄은 6피트를 훨씬 넘는다. 브라이언은 리사에 가까운 키를 가졌다! 자세는 여러 변수를 고려하여 조정해야 한다!

이 섹션에서는 기본 스트렝스 운동들로서의 파워리프팅을 완전히 분석할 것이다. 스쿼트/벤치/데드리프트에 대한 기초적인 사항은 스트렝스를 극대화하고 부상을 예방하는 데 유용할 것이다.

모든 리프팅에서 공통 사항

1. 리프팅을 할 때에는 상당히 신중하게 주의를 기울인다. 지금 하는 리프팅 하나하나는 완벽한 근육 기억muscle memory을 만드는 과정이며, 불완전한 패턴으로 오염시켜서는 안 된다.
2. 신체 연결들을 통과하는 구동선line of drive과 추력선thrust line들을 고려한다. 관절들이 이 선에 더 가까울수록 더 많은 중량을 들어 올릴 수 있다.
3. 가장 강력한 근육은 당신의 정신이다. 집중하라.
4. 가장 강한 관절들이 퍼포먼스를 낼 수 있게 몸 안에 캠cam들을 만들어라.
5. 리프팅이 진행되는 동안 벗윙크와 미세한 움직임들을 최소화하여 허리를 보호하라.
6. 중량을 내릴 때나 내려놓을 때, 들어 올릴 때와 같은 좋은 자세를 유지하도록 집중하라. 통제력을 발휘하면서 몸을 단단하게 유지하라. 중량을 내려놓고 바로 선 자세로 돌아간 이후에만 강성을 이완한다.
7. 조절 사항과 적응할 부분들을 인식하고 부상 이력을 신중하게 고려한다. 이러한 것들 중 몇 가지만 언급하자면, 스쿼트의 깊이에 대한 동작 범위, 최적의 뒷굽 높이를 가진 신발, 대칭성을 만드는 바 그립, 관절의 미세한 움직임을 없애기 위한 강성 잠금, 역학 지레와 회복탄성을 위한 적절한 척추 곡선, 적절한 흉추, 고관절 가동성 그리고 자세를 위한 최적의 준비 워밍업이 포함된다.

이제 문제를 해결하기 위한 준비, 움직임, 그리고 전략 들에 대해 검토할 것이다.

스쿼트

기술 및 코칭 사항들

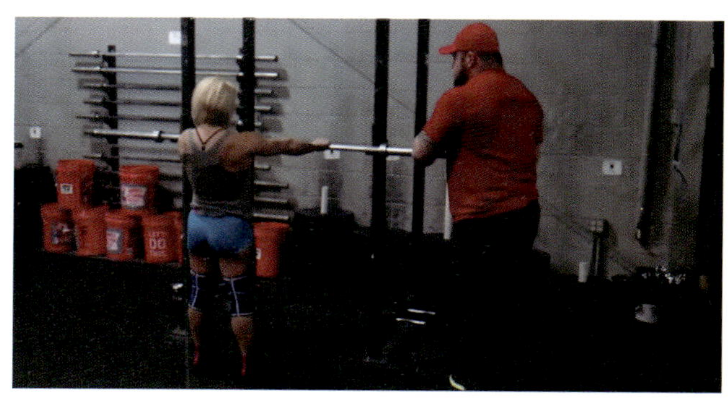

셋업 및 준비

- 움직이지 않아야 하는 관절들을 조이고brace 움직여야 하는 관절들 주변을 단단하게 할 정신적/육체적 준비를 하고 바벨로 다가간다.

- 중량에 관계없이 모든 접근과 수행은 진지하게 임한다.
- 바벨이 놓일 승모근 부위뿐만 아니라 양손에도 초크를 완벽하게 칠한다.
- 항상 신체 부위들이 정렬을 유지하게 하고 바벨을 랙에서 들 때 그 아래에 오게 한다. 그리고 항상 이 중심을 잡도록 노력하라. 당신의 해부학적 한계들에 대해서 인식하면서, 힘이 신체 연결부를 통해 아래로 내려가게 하고, 관절들을 이 선에 가깝게 위치하도록 한다.
- 스쿼트를 시작하기 전 가능한 바벨과 발의 위치가 같은 선상에 놓여 있는지 확인한다.

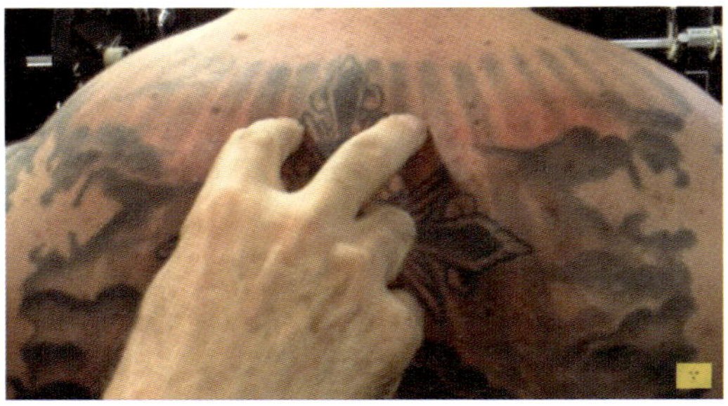

맥길 교수가 브라이언의 선반(바벨이 놓이는 위치)이 어디에 있는지 바벨로 인한 자국으로 가리키고 있다.

등에 있는 '선반'의 위치는 사람마다 다를 것이다. 그 위치가 어디에 있든, 승모근 부위(등 상부)를 안전한 선반으로 사용하여 리프팅을 하는 동안 잘 잠기고 지탱할 수 있는 위치여야 한다. 이상적이라면, 바벨을 편안하게 고정할 수 있을수록 허리에 작용하는 역학 지렛대를 줄이는 측면에서 좋을 것이다. 높지도, 낮지도 않은 최적의 위치로 느껴지는 곳에서 시작한다. 어느 곳이든 자연스럽고 최상의 조절력을 유지할 수 있는 곳을 찾는다. 당신만의 위치를 찾고 바벨 위치를 고정한다.

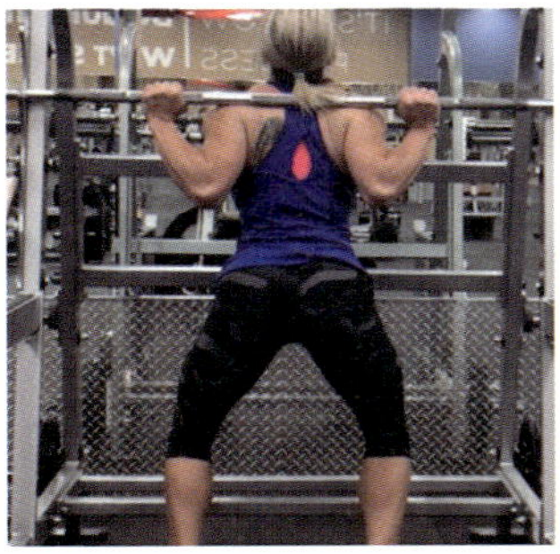

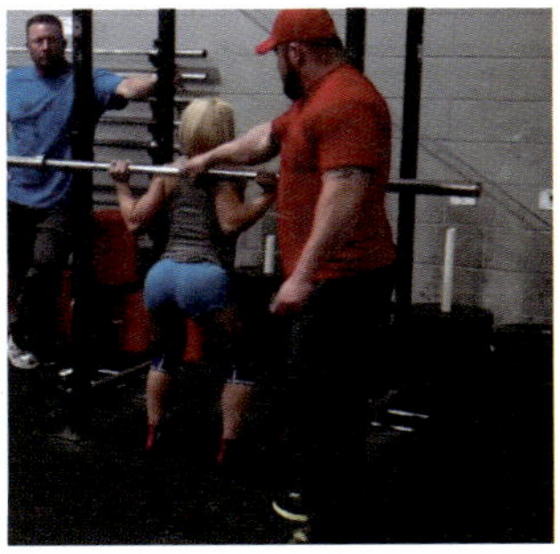

아름답고 견고한 리프터의 웨지. 리사는 그녀의 능형근으로 내 손가락을 꼬집으려고 하고 있다.

리프터 웨지 셋업 하기

웨지를 단단히 박아라. 두 가지 '비틀기 노력'에 집중한다. 이는 하체에서 처음 발생한다. 원숭이처럼 발뒤꿈치와 발가락으로 바닥을 잡고, 고관절 근육들을 사용하여 외회전시켜 발을 통해 바깥쪽으로 퍼지는 느낌을 만든다. 상체에서는 견갑골을 아래로 눌러 팔을 통해 토크를 발생시키고 손 바깥쪽으로 압력을 생성해 '바벨을 구부리는' 느낌을 만든다. 몸통 압축력을 더하기 위해 광배근을 사용하여 바벨을 '아래로 그리고 바깥으로' 밀어내는 이미지를 가져라. 이제 실제로 리프팅을 시작할 순간이 오면 엉덩이를 앞으로 당기는 작용을 통해 파동을 위쪽으로 보내고 이것이 양손 사이의 공간에 적용되는 것으로 동작을 시작하되, 이때 무릎이 앞으로 나가는 것은 막는다.

리프터의 웨지는 스쿼트, 벤치, 그리고 데드리프트를 위한 최고 역학 지렛대를 제공하는 단단한 시작 자세이다. 그리고 중립 척추뿐만 아니라 완전한 코어 강성을 공고히 하기 위한 기반이다. 리프터의 웨지는 마치 원숭이처럼 발로 바닥을 움켜쥐고 '바닥에 뿌리내리는' 것으로 시작된다. 광배근은 아래로 당기고 팔꿈치는 고정한다. 어깨는 안티 슈러그 시키고 양 능형근은 조이는데, 두 손과 광배근, 능형근을 사용하여 바벨을 구부린다. 이는 모든 운동, 특히 스쿼트, 벤치 및 데드리프트에 적용된다. 스쿼트 및 데드리프트에서 머리-목은 중립 위치를 지키고, 목은 패킹한다. 눈은 정면과 벽이 천장과 만나는 곳 사이 어딘가에 고정시킨다(바로 위 또는 바로 정면은 아닌데, 최소한 밑은 보지 않는다). 가슴은 위를 향하고, 척추는 최소한으로 구부러져 있다. 등허리가 웨지 자세에 고정되면 리프팅 전체에 걸쳐 이 커브에는 거의 변화가 없어야 한다. 스쿼트 깊이는 고관절이 허용하는 범위 내로 제한한다. (뒷굽 높이와 발목의 굴곡을 조정하는 적절한 신발을 선택할 수도 있을 것이다.)

그립

- 양손은 어깨에 최대한 가까이 가져온다. 만약 어깨 가동성 문제가 있는 경우, 매 세트마다 끝 가동 범위를 늘려 점차 더 가까워지게 한다. 빈 바벨을 사용할지라도 바벨 아래에 들어가기 전에는 적절한 어깨 워밍업을 하라. 이때를 위한 좋은 움직임은 '밴드 숄더 디스로케이션' 드릴이다. 섹션 2에서 소개한, 신체 전체의 강성과 스트렝스를 향상시키기 위한 그립 드릴을 다시 떠올려라.

발 위치

- 발을 약간 바깥으로 향하게 하고 선다. 뒤꿈치는 안쪽을 향한다. 그다음 고관절, 무릎, 발목이 완벽하게 정렬된 힌지를 형성하기 위해 적절한 테크닉을 사용할 수 있도록 조정한다. 섹션 2의 자가 평가에 따라 발 넓이를 수정한다.
- 이 자세에서 벗어나, 리프팅 바닥 위치에 오면 뒤꿈치를 통해 움직임을 만든다.

머리 위치

- 머리와 목은 중립 자세에서 시작한다. 섹션 2의 사항들을 사용하여 최적의 위치를 결정하라. 이 목 위치는 리프팅 전체에서 변하지 않아야 한다. 몇몇 리프터의 경우 허리를 신전시키려는 일환으로 목을 신전시키는 방법을 사용하기도 하는데, 이는 잘못된 코칭이다.
- 바로 정면이나 위를 쳐다보지 않는다. 머리와 목은 스쿼트를 하는 동안 몸통과 같은 선상에 있어야 한다. 즉 시각적 초점은 움직임과 함께 이동하고 변화할 수 있다는 것을 의미하는 것이다. 머리와 목은 척추에 고정시키고 그 위치를 유지하는 것이 중요하다. 맥길 박사가 언급했듯이, 나와 같이 목이 짧은 사람들은 제 위치에 '패킹'해야 한다. 목이 긴 사람들은 중립 위치를 훼손하지 않고 승모근을 사용해 목에서 시작되는 작은 파동으로 '힘을 유도'하는 방식을 원할 수도 있다.

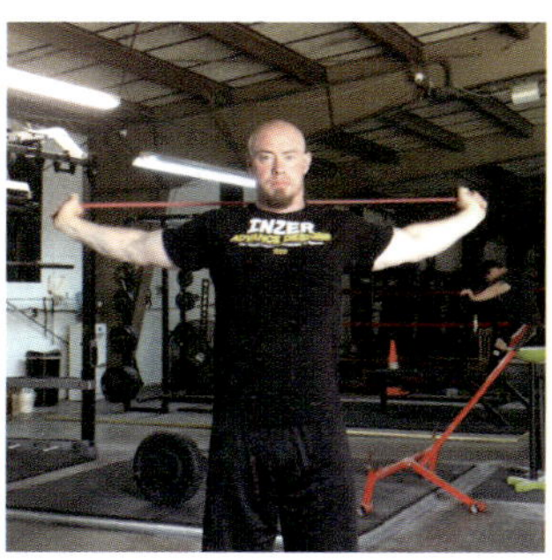

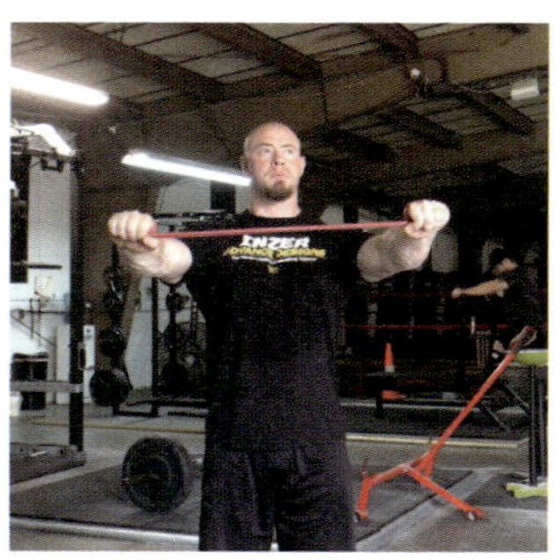

밴드 숄더 디스로케이션

스탠스

- 당신의 역학적 상태를 확인해야 한다. 만약 당신이 대퇴가 짧고 몸통이 길다면 슈퍼 와이드 스탠스(스모 스탠스)가 맞지 않을 가능성이 높다. 아마 어깨너비나 그보다 조금 더 넓은 스탠스에서부터 시작해 보는 것이 좋을 것이다. 반대로, 긴 대퇴와 짧은 몸통을 가지고 있다면, 넓은 스탠스로 스쿼트하는 것이 도움이 될 수도 있다. 당신의 몸에 최적인 리프팅 스탠스가 있을 것이다. 그렇기 때문에 자신의 몸의 특성과 역학을 알아야 한다. 섹션 2의 내용들과 평가법들을 상기하라.
- 와이드 스탠스의 스쿼트는 내로우 스탠스보다 둔근, 고관절, 그리고 햄스트링이 더 많이 개입된다. 근육들을 훈련할 때 이 점을 염두에 두어라.
- 튼튼한 후방 사슬(예: 글루트, 햄스트링, 종아리)을 가지고 있다면 와이드 스탠스 스쿼트가 이 부위의 스트렝스를 이용하는 데 도움이 될 것이다.

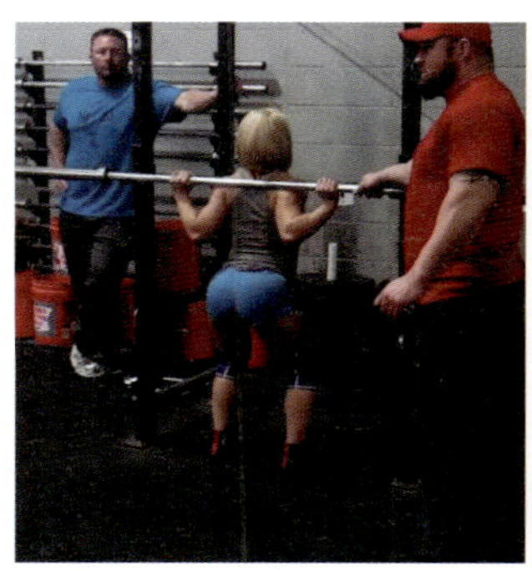
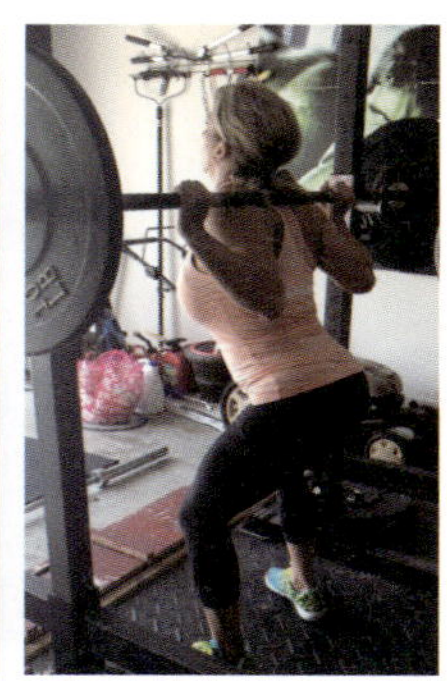

움직임

- 언랙. 바벨을 들기 전, 모든 좌굴 스트레스buckling stress를 줄이기 위해 코어에 텐션을 만든다. 바벨을 더 쉽게 들 수 있을 것이다.

테이크어웨이

- "통제되지만 강하고 단단하게 만든다"고 생각한다. 언랙을 할 때에는 10~20%의 노력을 기울인다. 하지만 바벨을 몸에 실을 때에는 가벼운 느낌이 나와야 하니 그에 맞게 조절하라.
- 한 발이 앞으로 나온 상태에서 바벨을 언랙하지 않는다. 바

의 랙을 한 발로 풀지 않는다. 바벨로 걸어가 바벨 아래 몸을 끼워 넣고 양발을 평행하게 위치시킨다.

- 한쪽 발씩 뒤로 물러서서 바벨을 빼내온다. 이 과정은 총 2~3걸음 안에 마치는 것이 이상적이다. 예: 왼발, 오른발, 그러고 나서 중심을 맞추게 조절. 이 과정(워크아웃walkout)은 허리 부상으로 흔히 이어지는 요소이다. 한쪽 다리에 모든 중량이 실리면서 선수가 만든 전두면 스트렝스의 기반이 시험대에 올려진다. 바벨을 랙에서 꺼내는 이 전 과정에서 몸통의 단단함을 유지하는 것이 중요하다.

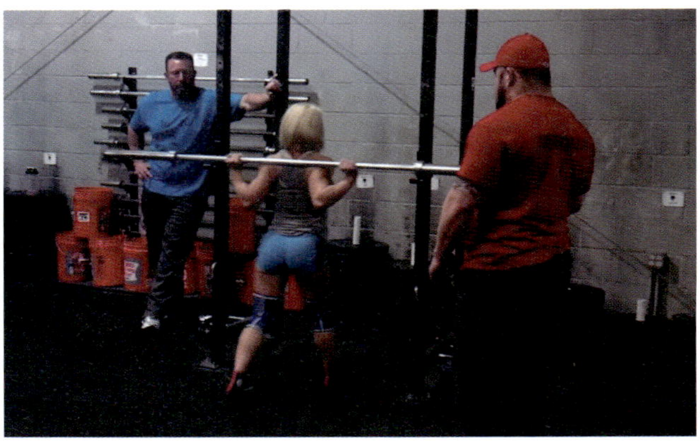

세 걸음이 이상적이다.

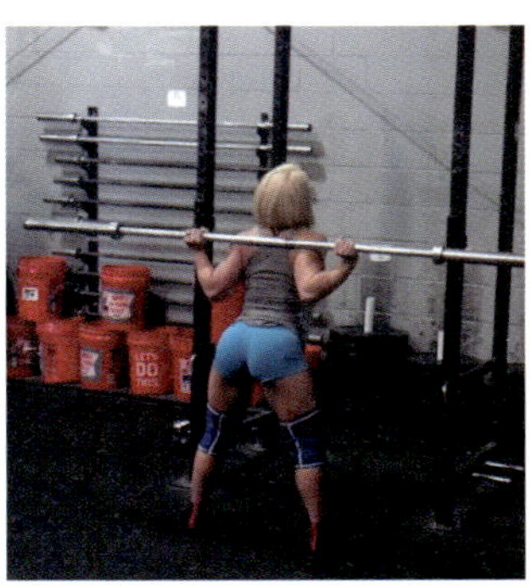
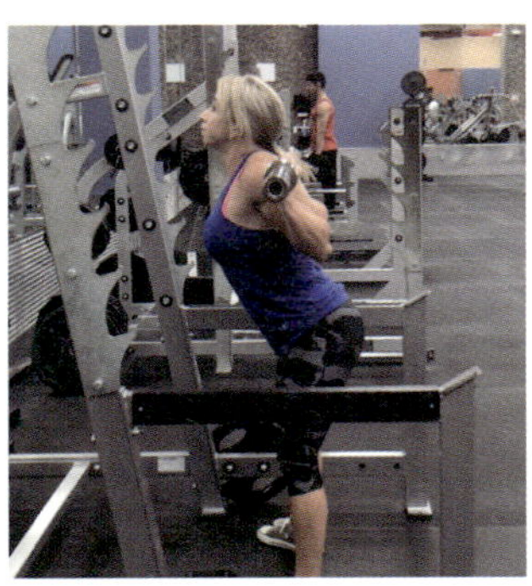

힙 힌지! 이 움직임으로 하강이 시작되며, 힙 힌지가 제대로 나와야 허리와 무릎에 부담을 줄일 수 있다.

뒤로 앉기

- 섹션 2에 소개된 쇼트 스톱 스쿼트 패턴을 상기한다. 이와 같은 기초 자세부터 시작하라. 이제, 바벨은 어깨에 실은 상태에서 광배근을 잠그고 리프터의 웨지를 만들어라.
- 바벨을 빼내었으면, 첫 번째 취하는 행동은 힙 힌지이다. 스쿼트의 무릎 움직임을 시작하기 전에 힙 힌지가 나와야 한다.
- 극도로 짧은 다리를 가지고 있지 않는 한, 고관절에서 먼저 움직임이 나오는 것이 훨씬 더 자연스러운 움직임이다.
- 힙 힌지 훈련을 통해 몸에 새겨진 움직임 패턴을 생각해 보라. 이를 사용하고 당신의 등/허리에 저장하라.

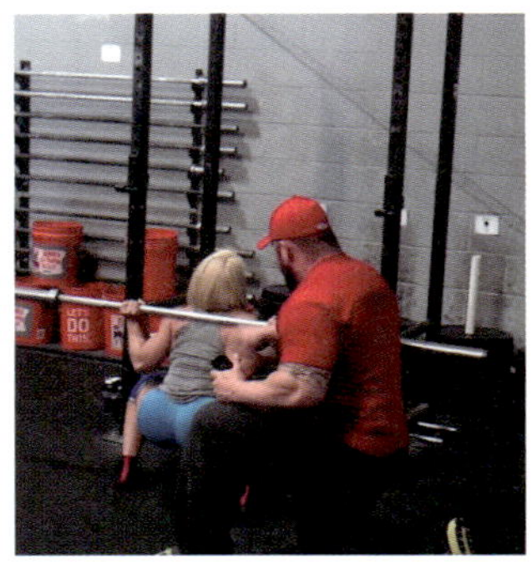
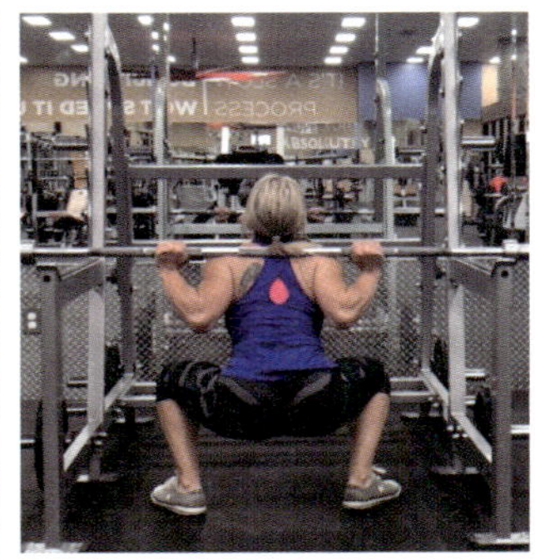
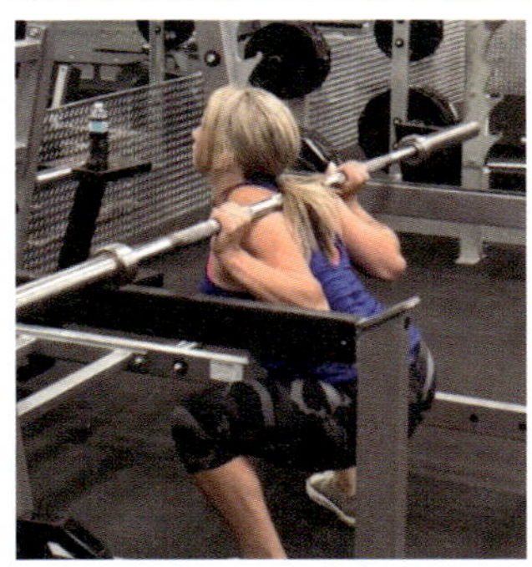
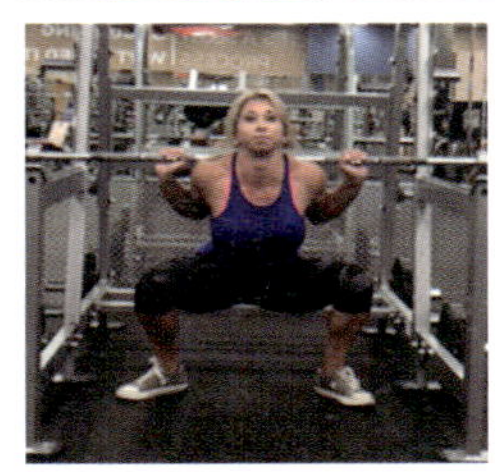

리프터의 웨지를 유지하면서 전반적인 자세를 지키기

- 짧게 호흡을 하거나, "쓰읍" 하면서 재빠르게 호기/흡기를 하되 온몸이 머리에서 발끝까지 단단해지는지 확인하고, 발가락들로 바닥을 움켜쥔 뒤, 더 크게 숨을 들이마시고 하강을 시작할 때 이를 그대로 유지하라.
- 내려가는 내내 호흡을 멈추고, 전신의 '초강성superstiffness'을 유지하면서 누가 배를 때리는 것을 막듯, 배를 벨트 쪽으로 밀어낸다.
- 일어나기 위해, 추력선과 허리 사이의 간격을 줄이도록 발가락의 그립을 강화한다. 그런 다음 추진을 시작할 때, 광배근으로 잠그고 아래로 당겨 내리는 것과 같은 뒤꿈치 밀

기 전략으로 전환한다. 이 전체 과정의 핵심은 강성이다.

약점 교정하기

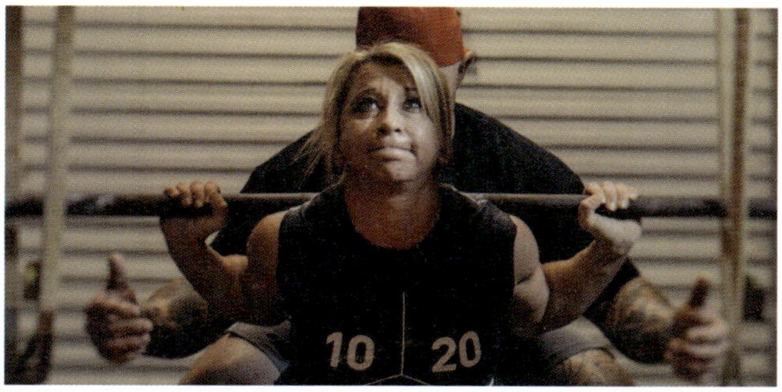

스쿼트 바닥 자세가 제대로 나오지 않음

자, 이제 당신의 햄스트링, 고관절, 그리고 둔근에 대해서 말할 때가 되었다. 최소한의 부하로도 제대로 된 스쿼트를 할 수 없다면, 최대 부하에 가까운 부하에서는 다를 것이라고 기대해서는 안 된다. 가벼운 부하에서 발생하는 가장 단순하고 분명한 문제를 해결하는 것부터 시작하여, 자세와 퍼포먼스의 복잡한 측면들을 확인하는 단계로 넘어간다. 문제는 단순히 부하가 너무 무거워서 발생한 것일 수도 있다.

코칭의 핵심

리프팅을 하는 내내 최대한 타이트한 상태를 유지하도록 한다. 바닥을 움켜쥐고 뿌리박는 법을 다시 살펴본다. 바닥에서부터 그 위의 모든 것을 잠그는 것으로 당신의 자세를 단단히 하는 것이 핵심이다. 발가락에서부터 시작하고, 커다란 차이를 느낄 수 있어야 한다. 반드시 광배근은 리프터의 웨지로 당겨서 잠근다. 손의 관절들이 새하얗게 변하는 것은 필수이다!

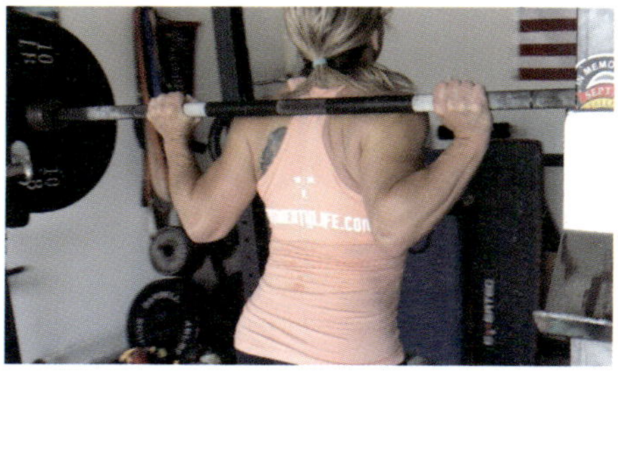

손의 너클이 하얗게 변하는 것을 보라.

당신의 부상 이력을 고려하여 적절한 경우에만 정지 스쿼트, 와이드 스탠스 정지 스쿼트, 와이드 스탠스 박스 스쿼트, 낮은 박스 스쿼트, 와이드 스탠스 스모 데드리프트, 그리고 와이드 스탠스 케틀벨 스윙을 한다. 또한 다양한 자세와 스피드도 적용해 본다.

박스 스쿼트에 대한 의견

최고의 선수들 중 일부는 과도한 (척추) 굴곡/벗윙크, 외반슬(무릎이 안쪽으로 모임) 그리고 많은 다른 문제들을 동반하지 않고는 충분한 깊이의 스쿼트를 하지 못하는 경우가 있다. 우리와 함께 일하는 많은 선수들, 특히 '수백만 달러의 몸값을 자랑하는' 선수들은 분명 파워리프팅에 종사하는 사람들은 아니다(다른 종목의 선수들). 그러니 이러한 점들은 특별히 다른 관점에서 접근해야 한다! 이러한 점을 신중하게 생각하여 특별히 다르게 다뤄야 한다! 이런 선수들은 많은 경우에, 그들의 고관절 깊이에 따라, 평행보다 높게 설정된 박스 스쿼트를 하는 것이 더 나을 수도 있다. 이 경우에 3~5인치 정도의 높이 차이를 적용할 수 있다. 이는 ROM을 줄이고 부상 위험을 줄이기 위해 수행되며, 파워리프팅이 아닌 스포츠들의 특성에 맞춰 적용된다. '가용성availability이 능력ability보다 우선'이란 점을 기억하라. 어떤 선수(다른 스포츠)들은 전혀 백 스쿼트를 하지 않고 프런트 스쿼트나 다른 종류의 스쿼트를 하는 것이 더 나을 것이다. 다리의 스트렝스를 위한 스쿼트 훈련은 프런트 스쿼트 쪽으로 치우치고, 엉덩이와 등의 스트렝스를 위한 스

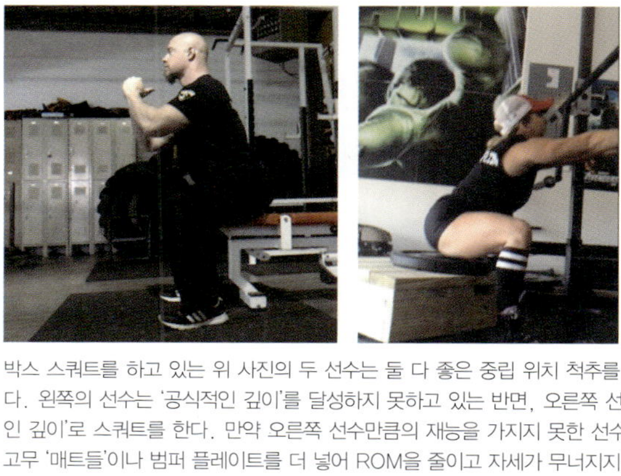

박스 스쿼트를 하고 있는 위 사진의 두 선수는 둘 다 좋은 중립 위치 척추를 유지하고 있다. 왼쪽의 선수는 '공식적인 깊이'를 달성하지 못하고 있는 반면, 오른쪽 선수는 '공식적인 깊이'로 스쿼트를 한다. 만약 오른쪽 선수만큼의 재능을 가지지 못한 선수라면 박스에 고무 '매트들'이나 범퍼 플레이트를 더 넣어 ROM을 줄이고 자세가 무너지지 않는 선에서만 스쿼트를 하라. 파워리프터가 아니라면 공식적인 깊이의 스쿼트까지 필요하진 않을 수도 있다. 최근 데이터들에 따르면 풀 스쿼트보다 하프 스쿼트에서 하체 파워를 더 많이 생성한다고 한다.

쿼트는 백 스쿼트 쪽으로 치우친다. 목표와 부상 회복탄력에 가장 적합한 형태를 선택한다.

몸통

몸통에서 발생하는 문제는 바벨의 위치와 역학 지렛대를 포함한 몇 가지 메커니즘이 있기 때문에 약간 복잡하다.

코칭 핵심

바벨의 위치를 확인하라. 적절한 광배근 위치를 고정하기 위해 팔꿈치를 아래로 당겨 놓았는가? 리프팅을 완료하기 위한 유리한 위치에서 웨지가 걸려 있는가?

리프팅 전반에 걸쳐, 대퇴근에 파워/구동력power/drive이 부족하진 않는가? 이상적으론 움직임의 중간에서 스쿼트는 레그 프레스와 유사해야 한다. 뒤꿈치로 바닥을 밀어내는 것이다. 코어가 약하거나, 혹은 제어력이 떨어져 작은 원심성 근육들이 늘어나고 있진 않은가? 작은 움직임 오류로 인해 통제 불능 상태는 아닌가? 나뭇잎처럼 떨고 있진 않은가? 약점을 제거한다고 해서 나쁜 역학, 형편없는 안정성과 조절력, 또는 잘못된 위치/자세가 저절로 고쳐지는 것은 아니다.

리프팅 벨트에 대하여

재활 단계에서는 적절한 코어 안정성이 확보되고 통증이 완전히 없어지기 전까지는 리프팅 벨트를 사용하지 않아야 한다. 일단 통증이 없고 궁극적인 퍼포먼스를 얻기 위해 노력한다면, 리프팅 벨트를 착용하는 것이 더 많은 복압을 만들도록 도와줌으로써 더 높은 초강성을 만들어 더 많은 중량을 리프팅하는 데 도움을 줄 것이다. 몸통이 매우 길고, 다리가 짧은 나의 경우, 스쿼트나 데드리프트를 할 때 배꼽을 가로지르게 벨트를 차는 것(가슴과 고관절의 정중앙)을 선호한다. 몸통의 길이, 리프팅 스타일 그리고 당신의 리프팅 잠재력을 극대화하기 위한 운동의 종류를 포함한 많은 변수가 이상적인 벨트 위치를 결정한다. 벨트를 조이는 정도 역시 리프터마다 다르다. 어떤 리프터들은 구멍에 있는 동안(바텀 위치) 고관절에 찝힐 정도의 '낮은' 벨트 위치를 선호하는 반면, 다른 선수들은 가슴 바로 아래 있는 것처럼 보이는 훨씬 '높은' 위치에 벨트를 착용하는 것을 선호한다. 벨트 위치와 타이트한 정도를 '중간 정도'에서부터 시작해 보고 가벼운 세트들을 하면서 어떤 것이 당신에게 적합한지 실험해 보라. 하지만 기억해야 하는 점은, 벨트가 허리 부상의 위험을 없애지 않을 것이기 때문에 벨트 착용이 적절하지 못한 접근법과 부족한 리프팅 자세 문제를 해결할 수 있다고 생각해서는 안 된다는 것이다.

도움이 되는 움직임

부상의 성격상 적합한 경우에만 하이 박스 스쿼트, 피스톤 스쿼트(하프 스쿼트), 랙 데드리프트, 글루트-햄 레이즈, 슬래드 드레그, 하프 레그 프레스, 프런트 스쿼트를 한다. 그리고 코어를 강화하는 훈련을 충분히 한다.

너무 천천히 내려가면 복압이 빠지고, 에너지가 너무 많이 소모되고, 모멘텀(추진력)이 없거나, 신장 반사가 떨어질 수 있다. 반면, 너무 빨리 하강하면 느슨해질 위험이 있고, 좋은 자세를 지키지 못하며, 에너지를 새지 않게 하면서 폭발적인 반동으로 일어날 수 있는 충분한 바닥 자세의 파워stopping power를 만들지 못할 수도 있다.

타이트함과 단단히 조임을 대신할 방법은 없다. 고중량을 다루는 그 누구에게라도 물어 보라. 느슨함은 파워와 스피드의 적이고, 에너지 누출은 당신의 파워를 약화시킬 것이다. 심지어 정말 미묘한 정도의 느슨함일지라도 당신의 스트렝스를 떨어뜨리거나, 더 나쁘게는 신체 조직에 스트레스를 가할 것이다.

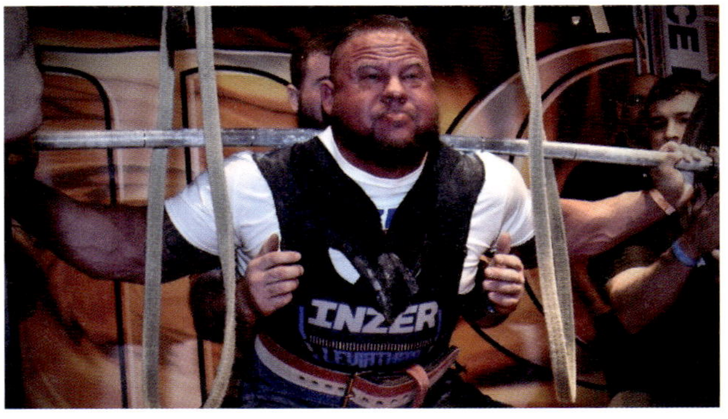

락아웃

순간적인 오만함, 즉 이제 괜찮다는 무의식에서 나온 결정 때문에 탑 자세에서 무너지는 경우가 많다. 맥길 박사는 리프팅 중간에 '내면의 미소'를 허용했던 위대한 리프터인 예지 그레고렉에 대해 이야기하며 쉽게 느껴지는 리프팅에서 놓칠 수 있는 것이 무엇인지에 대해 논했다. 이 단계(탑 자세)에서 단순한 정렬의 무너짐은 전체 리프팅을 망가뜨릴 수 있다. 스쿼트의 마지막 단계의 탑 자세로 이어지기까지, 구멍을 지나 중간 단계를 거치는 동안 많은 일이 일어날 수 있다. 일반적으로 마지막 자세와 시작 자세는 동일하므로, 셋업은 언제나 중요하다. 셋업 자세에서 코어를 굳히고 기반을 단단히 해야 한다.

락아웃 실패의 또 다른 원인은 흉추 신전 가동성과 스트렝스가 불충분한 것이다. 흉추 가동성을 만들려면 '르윗' 드릴을 시작하라. 이는 매우 강한 리프터들이 락아웃을 잘하게 도와준다.

코칭 핵심

리프터의 웨지를 유지하면서, 뒤꿈치로 구동drive하고 하중이 당신을 통과해 바닥으로 바로 전해지도록 이끌어라. 여기에서도 대퇴근이 한 역할을 차지한다. 요추가 구부러지거나 위치가 바뀌지 않도록 주의하면서 고관절 신전근을 계속해서 작동시켜야 한다.

도움이 되는 움직임

부상의 성격상 적합한 경우에만 적절한 척추 굴곡과 잠금을 한 굿 모닝, 벤트 오버 로우, 스플릿 스쿼트, 런지 변형 운동, 고중량 100% 원심성 운동, 리버스 밴드 스쿼트(경량화 방법) 및 헤비 워크아웃.

요약

허리 부상을 입었던 많은 선수들이 엄청난 중량을 리프팅할 수 있는 능력을 되찾는다. 그들은 과거의 부상 이력을 존중하고 자신들의 부상 메커니즘을 이해하며, 재발 위험을 낮추기 위해 지속적으로 기술을 가다듬고 장비를 활용하는 법을 향상시켜야 한다.

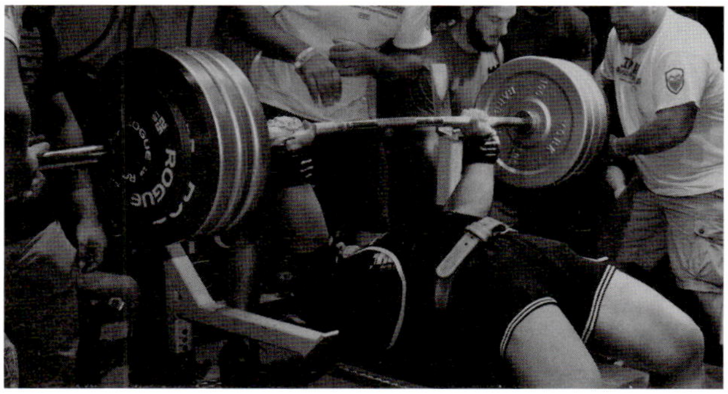

벤치

기술 및 코칭 사항

스튜어트: 한 무리의 학생들에게 벤치 프레스를 하는 법을 아는지, 혹은 더 나아가 코칭하는 법을 아는지 물어 보면 재밌는 상황이 벌어진다. 거의 모든 사람들은 벤치 프레스를 할 줄 안다고 답한다. 그러고 나서 내게 보여 준다. 그들은 벤치 프레스가 등을 대고 눕고, 바벨을 내리고, 다시 밀어내는 것으로만 생각한다. 그들은 회복탄성이 있는 스트렝스라는 개념에 대해서 전혀 알지 못한다. 그러고 나서 약 한 시간 정도 코칭 세션을 진행해 주면, 그들은 벤치 프레스를 마스터하기 위한 과학과 지식에 대해 알려준 것에 대해 감사함을 표한다!

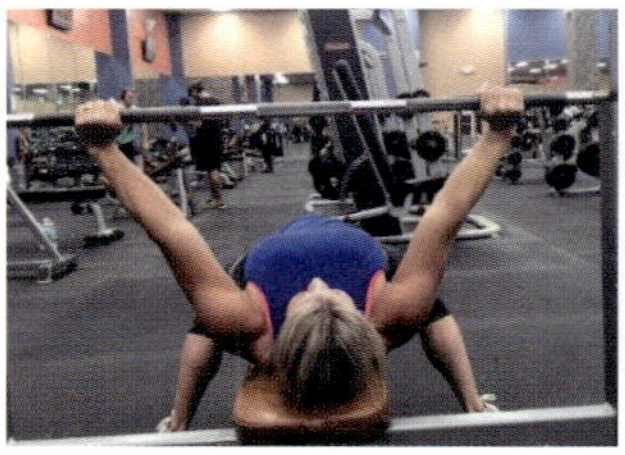

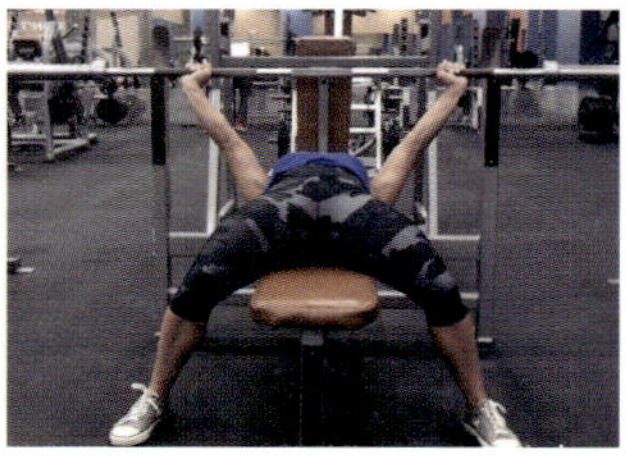

벤치 프레스 셋업을 시연하고 있다. 두 발과 단단한 등으로 뿌리 밖은 삼각대와, 바벨 아래에 위치한 눈.

셋업 및 준비

- 벤치에 앉아 이제 하려는 일에 집중한다. 각 근육 그룹을 이미지화하여 각 세트와 반복을 하기 전에 완벽한 싱크로 활성화하고 수축한다. 준비가 되면, 벤치에 다시 누워 바벨 밑으로 들어간다.
- 등 상부와 손에 초크가 제대로 칠해져 있는지 확인한다. 벤치 패드 및/또는 바닥 표면이 약간 매끄러운 경우, 등과 신

발에 좋은 접촉을 유지하고 만들기 위해 접착성 물질이 필요할 수도 있다.
- 그립을 셋업한 뒤 발을 셋업한다. 매번 동일한 프로세스를 사용한다.
- 벤치에 누우면, 두 눈은 랙에 걸린 바벨 바로 아래 위치시켜 벤치에서 너무 뒤나 앞으로 움직이지 않게 한다.
- 신체 연결들의 모든 부분들을 잠근다. 발로 바닥을 움켜쥔다. 등 상부를 단단히 만들고 벤치에 고정하고 동시에 요추에 약간의 아치를 만든다. 아치는 사람마다 조금씩 다르다. 아치가 크면 밀어내는 힘이 커지지만, 요통의 민감도가 높아지는 쪽으로 이어질 수 있다. 그러므로 그 중간 지대를 찾아야 한다. 매번 작은 조정만 하고 척추 곡선은 약간 과장한다.
- 등 상부를 벤치에 파묻고 삼각대를 뿌리박는다. 두 발은 가능한 바닥에 고르게 뿌리박고 기반을 형성한다. 등/허리를 단단하게 하여 두 번째 '벤치'를 만든다고 이미지화하라. 그렇게 만든 벤치를 실제 벤치 위에 놓는다.
- 바벨을 언랙하고 팔을 바르게 뻗은 상태에서 유지한다. 이때 광배근(능형근을 쥐어짠다)을 동원하고 발은 바닥을 누른다. 스쿼트를 했을 때와 같이 광배근 활성화로 바벨을 '구부리는' 감각을 느껴야 한다. (리프터의 웨지)
- 벤치는 분명 흉근이 지배적인 리프팅이지만, 전신이 동원되어야 하고 선 자세 리프팅과 같은 초강성이 필요한 리프팅임을 항상 기억하라. 조각상이 된 것과 같이 단단해야 한다. 뒤꿈치를 바닥으로 밀어내고drive, 몸통은 평평하게 무너지지 말고 세워져야 한다.

그립

- 광배근을 적절하게 동원하여 바벨 밴딩을 하기 위한 이상적인 그립 위치를 설정한다. 이는 사람마다 다를 것이다. 처음에는 중간 그립(대략적으로 푸시업을 하는 위치)에서 시작한 후 실험한다.
- 바벨을 움켜쥐기 위해 각 손가락들에 연결된 전완의 근육들을 사용하고 상체를 타이트하게 조이는 데 집중한다. 하얀 손가락 관절을 생각하라. 흔들림이나 미세한 움직임 없이 벤치에 고정되어야 한다.
- 엄지손가락은 항상 바벨을 완전히 감는다. 썸리스 그립(혹은 펄스 그립false grip)은 안 된다.

테이크어웨이

- 아치가 큰 사람은 대개 약간 아래로(발쪽으로) 터치되고, 아치가 작은 사람은 얼굴 쪽으로 조금 높은 쪽에 터치된다.

레버리지

- 당신의 지렛대를 파악하라. 만약 팔이 짧다면, 보통 조금 더 좁은 그립으로 시작한다.
- 팔이 길고 몸통이 넓다면, 대부분의 경우 더 넓은 그립을 사용할 수 있다.
- 와이드 그립 벤치는 내로우 그립보다 흉근, 삼각근, 그리고 광배근이 조금 더 동원된다.
- 만약 가슴이 매우 강하다면, 와이드 그립 벤치는 이를 이용하는 데 도움이 되고 유리하게 작용할 것이다.
- 대부분의 리프터들은 내로우 그립과 와이드 그립 양 극단 사이에 있다(미디엄 그립).

벤치 프레스 셋업에 대하여

신체와 부상 이력에 맞게 셋업을 조정하려면 여러 사항들을 고려해야 한다. 브라이언은 "벤치 프레스의 전설인 좋은 친구이자, 동료인 폴 키의 도움으로, 현재 예시 A에 나온 것처럼 넓은 베이스(다리를 벌린)를 가르치고 있습니다"라고 말한다. 이 방법은 유효성이 검증되었기에 많은 사람들은 이 방법을 선호한다. 이 방법은 매우 사용하기 쉽고 가장 인기 있는 두 가지 셋업 중에서 더 나은 것 같다. B 예시는 잘못된 것이 없지만, 내 생각에는 벤치 프레스를 전신 운동의 일환으로 접근한다면 조금 떨어지는 방법인 것 같다. 내 교육과정이나 강연에 참석한 사람들에게는 다음과 같이 이야기한다. 벤치 프레스는 전신 움직임이며 스쿼트나 데드리프트보다 내 몸에 더 많은 영향을 끼쳤다. 경험상 예시 B와 같은 벤치 프레스 방식은 요통을 발생시켰는데, 심지어 맥길 박사와 재활 과정을 시작한 후에도 이렇게 하면 허리가 아팠다. 이상하게도, 예시 A와 같이 넓은 베이스 형태로 벤치를 바꾸자, 통증에 관련된 문제들과 전반적인 회복 과정이 좋아졌다. 게다가 고관절도 더 좋아진 것 같았고, 기능적으로도 잘 준비가 되었으며, 데드리프트와 스쿼트에도 좋은 환경을 만들어 주었다. 이러한 자세가 고관절을 잘 준비시켜 준 것 같았다.

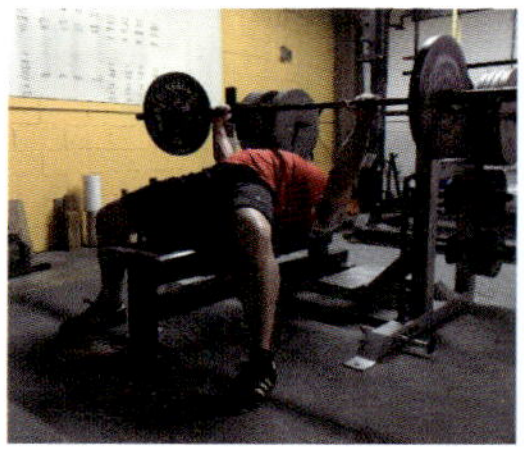
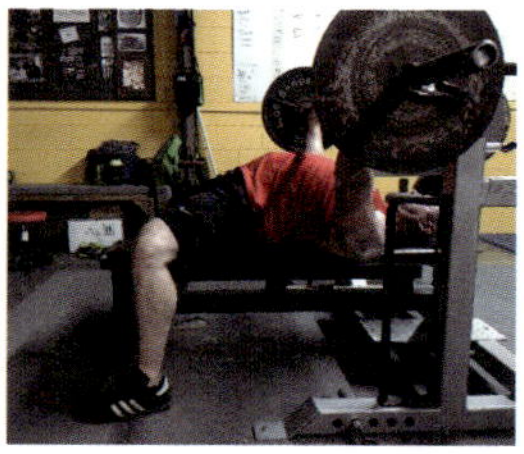

예시 A: 와이드 베이스 셋업. 최근에는 이렇게 벤치 셋업을 가르치는 것을 더 선호한다. 전신을 동원시키기가 더 수월하다.

예시 A. 와이드 베이스 셋업의 장점	예시 A. 와이드 베이스 셋업의 단점
균형잡기 좋다(넓은 베이스).	아치가 작다.
레그 드라이브를 하기 더 좋다/더 많다.	어떤 이들에게는 고관절의 위치/가동성 때문에 적절한 발의 넓이를 정하는 게 좀 더 어렵다/난이도가 높다.
바벨의 궤적이 더 효율적이다.	일반적으로 고관절에 더 많은 스트레스를 가한다.
프레스를 위한 전신 사용.	
척추 전반에 더 편하다(과도한 신전이 없다).	

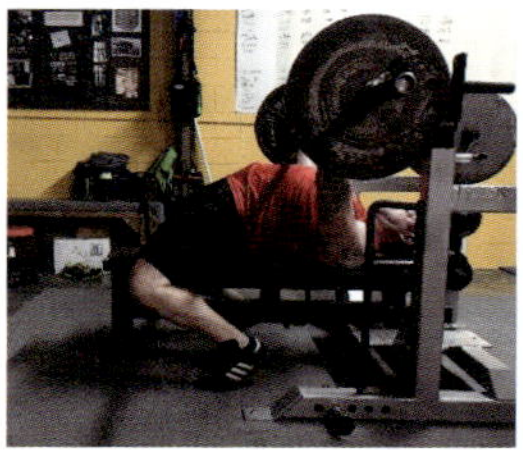
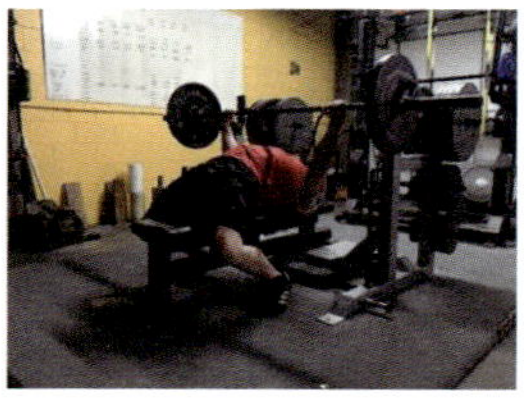

예시 B: 턱드 셋업(Tucked set-up). 가장 일반적으로 사용되는 벤치 프레스 셋업이다. 보다시피, 척추의 '아치'가 예시 A에 비해 상당히 크다.

예시 B. 턱드 베이스 셋업의 장점	예시 B. 턱드 베이스 셋업의 장점
척추의 아치가 커서 가동범위를 최소화할 수 있다.	극단적인 신전 때문에 척추에 스트레스가 많다.
배우기 쉽다. 가장 일반적인 벤치 프레스 자세이다.	다리를 뒤로 가져와야 하기 때문에 레그 드라이브를 사용하기 상당히 힘들다.
고관절 가동성 또는 부상 이력이 있어도 고관절에 무리가 적다.	전신을 동원하기 힘들다.
	균형을 잡기 힘들어 미세한 움직임들이 나타날 수 있다. 몸이 흔들린다면 파워가 떨어진다.

발과 머리 위치

- 발 위치는 일반적으로 본인이 선호하는 방식을 선택한다. 일부 선수는 A와 B의 중간을 선택하지만 퍼포먼스 또는 부상 회복탄력을 잃는다. 셋업은 항상 일관되게 유지하는 것이 중요하다.
- 당신의 해부학적 특성과 유연성에 따라 예시 A와 같이 넓은 베이스를 셋업하는 데 문제가 있을 수도 있다. 워밍업에 약간의 준비 작업이 필요할 지도 모른다.
- 리프팅의 바텀 위치에서 뒤꿈치로 드라이브를 걸기 위한 최선의 발 위치를 실험하라. 발가락은 살짝 바깥으로, 뒤꿈치는 안쪽으로 향한다.
- 머리는 벤치에 고정시키고 들지 마라. 천장에 시선을 고정한 곳을 찾고 그곳에 시선을 고정한다.

움직임

프레스:

- 바벨을 내릴 때(초강성을 100% 유지하면서), 통제력 있게 흉골까지 바벨을 내리고 프레스 명령을 기다린다. 이 과정은 빠르게 이루어지지만, 다시 한 번 말하지만 통제되어야 한다.
- 가상의 경사로를 따라 바벨을 내린다. 어깨 관절 위에서 시작하여 흉골 쪽으로 내린다.
- 바벨이 흉골에 닿으면, 광배근을 활성화시키기 위해 '바벨을 구부린다.'
- 바벨이 내려갈 때, 스프링이 압축되는 것처럼, 혹은 앞으로 튕겨져 나가기 전의 뱀이 또아리를 트는 이미지를 가져라.
- 프레스 신호를 받으면, 먼전 뒤꿈치로 드라이브를 건 다음, 광배와 가슴 근육으로 드라이브를 이어서 건다. 락아웃될 때까지 바벨을 밀어낸다. 락아웃에 가까워질수록 팔꿈치 신전근(삼두근)에 더 많이 집중한다.
- 락아웃에 가까워질 때, 아무리 가벼운 무게라도 근육 연결들이 느슨해지면 안 된다. 근육 동원이 조금이라도 떨어지면 바벨이 가라앉을 수도 있으므로, 락아웃하기 위해 몇 인치 정도 더 밀어내야 한다.

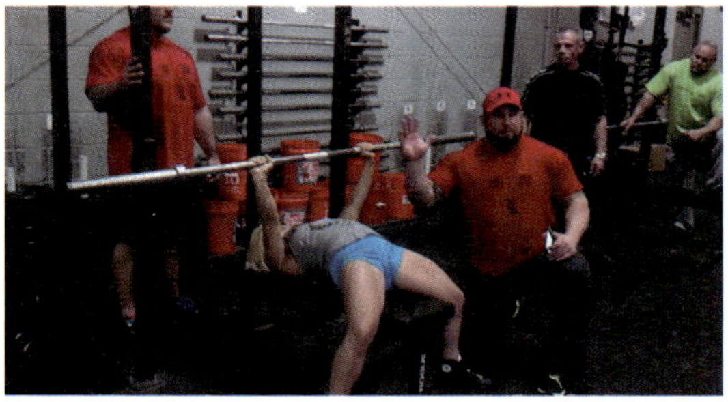

프레스는 락아웃이 유지되어야 종료된다. 견갑골을 풀지 마라. 견갑골로 밀어내지 마라!

많은 사람들이 견갑골의 파워를 과소평가한다. 벤치 프레스 전체 움직임 동안 견갑골은 후인 상태를 유지한다. 락아웃과 유지를 '고정'하라. 견갑골을 느슨하게 하면(전인되면) 파워를 잃고, 조절력을 상실하고, 바벨의 경로가 길어진다. 견갑골을 제대로 사용하는 것만으로도 바벨 경로가 3인치 짧아지는 경우도 있다. 반대로 바벨 이동거리가 늘어날수록 파워가 떨어지고 프레스가 나빠질 수 있으며, 이로 인해 프레스에 불균형이 발생하고 락아웃이 제대로 되지 못해 하중이 갑작스럽게 신체 한쪽으로 떨어질 수도 있다.

- 그립이 좁아지면 가슴에서 더 빨리 빠져나올 수 있지만, 바벨의 이동 경로가 더 길어진다.
- 바벨을 빠르게 내리는 것은 상승하는 동안 사용할 수 있는 탄성력을 저장하여 일부 선수들에게는 도움이 될 수도 있다. 하지만 스피드를 위해 통제력을 희생해서는 안 된다.
- 바벨을 내리기 전에, 준비 호흡을 한다(짧게 들이마신다).
- 바텀 위치에서 계속 숨을 멈추고 복근을 바깥으로 밀어내면서 프레스 명령을 기다린다.
- 호흡을 완전히 풀지는 말고, 밀어낼 때 '기합grunt'을 사용한다.

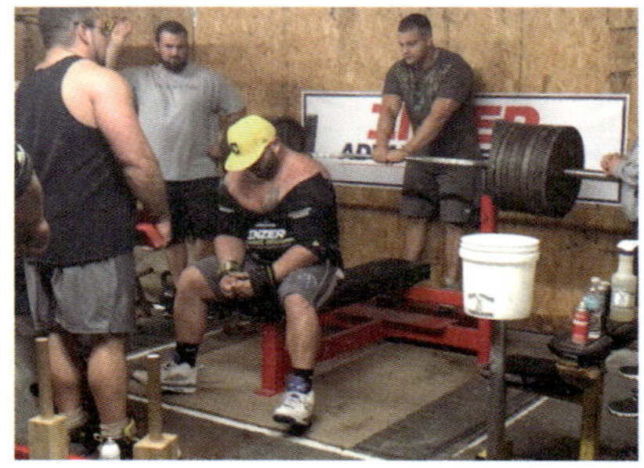

약점 교정

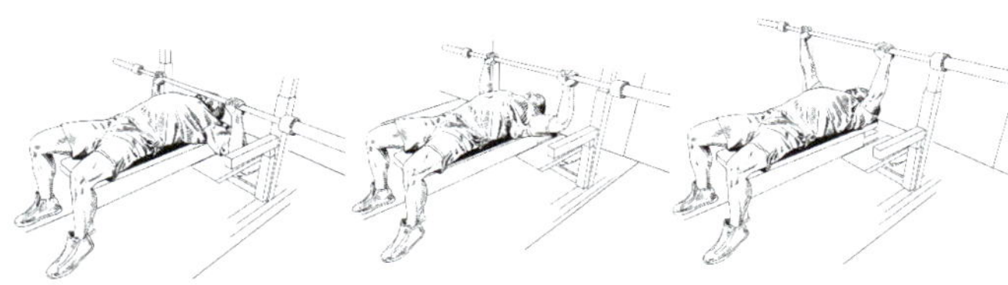

우리의 친구 지리 흘라바첵(Jirí Hlavácek)이 묘사한 서투른 기술

잘못된 프레스 기술의 예시. 썸리스 그립은 보디빌딩식 접근에서 종종 사용된다(엄지가 바벨을 감싸지 않음). 고중량을 다루는 스트렝스 훈련과 근비대성 훈련을 혼동하지 말라. 추가적인 오류: 발 위치는 흐트러지고, 다리는 일하지 않으며, 바벨의 궤적이 쇄골 쪽으로 높고, 팔꿈치는 벌어진다. 이 모든 요인들은 파워를 강탈하고 흉근에 상처를 내고 어깨 문제를 일으킨다.

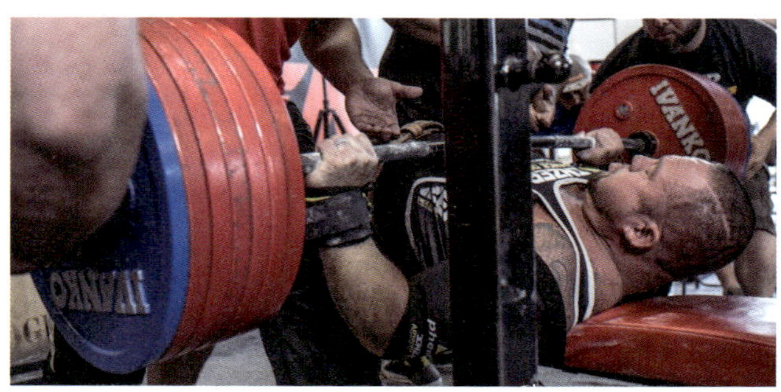

가슴에서 밀어내기

이제, 대흉근과 소흉근에 대해서 이야기할 수 있는 시간이다. 달리 말하자면, 가슴 근육 약화 자체가 제한 요인이 될 수도 있고 그 해결책은 단순히 해당 부위를 강하게 만드는 것으

로 귀결된다. 가벼운 부하에서 발생하는 가장 단순하고 분명한 문제를 해결하는 것부터 시작하여 자세와 퍼포먼스의 더 복잡한 측면을 확인하는 단계로 넘어간다.

코칭 핵심

벤치 프레스를 전신 운동으로 다루고, 최적의 접근 방식을 찾을 수 있도록 조정하면서 기술을 수정한다. 좋은 자세는 완벽한 운동 패턴을 심어 주는 신중한 훈련과 함께 폭발적인 리프팅을 위한 길을 열어 준다. 밴드 및 체인을 사용하여 드라이브 오류 및 회복 기술을 '교육'할 수도 있다. 손의 관절을 하얗게 만드는 것과 바벨을 구부리는 것을 잊지 말라.

도움이 되는 움직임

부상 이력에 적합한 경우에만 와이드 그립 프레스 운동들, 웨이티드 딥스, 그리고 직접적인 가슴운동(예: 덤벨 프레스, 정지 프레스, 플로어 프레스, 그리고 가슴에서 밀어내기 위한 힘을 만드는 밴드/체인을 이용한 스피드 훈련).

보드에서 밀어내는 훈련(보드 프레스), 플로어 프레스, 또는 자신감과 제어력을 더하기 위해 파워랙에 바벨을 세팅하여 프레스하는 것을 고려한다.

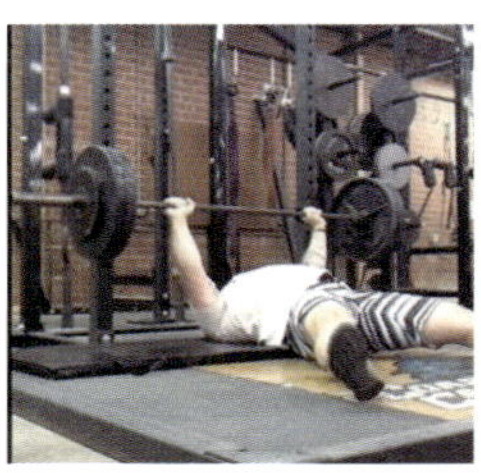

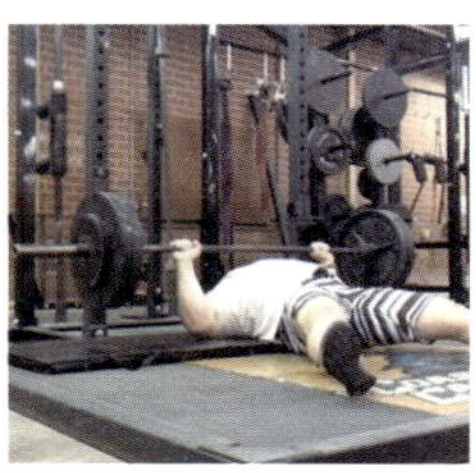

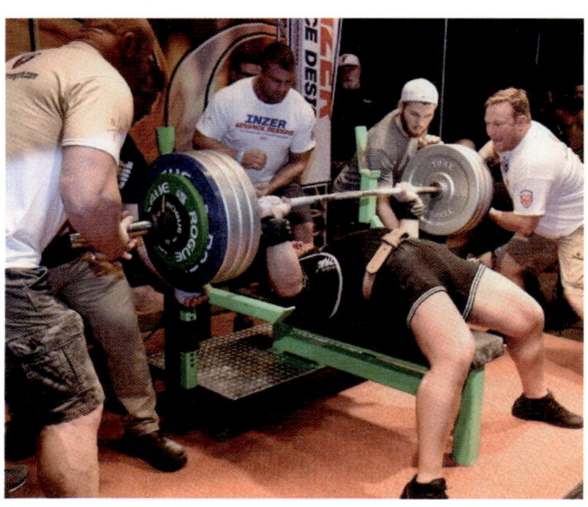

리프팅 중단 단계

이 부분은 일반적으로 스티킹 포인트를 제거하는 전략을 통해 교정되는 약점이다. 주로 전환점에서 발생하여, 대흉근에서 삼두근으로 전략이 바뀌는 시점에서 일어난다. 이 전환 지점에 작동되는 부분 리프팅을 이용한 트레이닝은 매우 유익할 수 있다.

코칭 핵심

스티킹 포인트의 전략에서 정신적(머릿속)으로 전환하는 연습을 하라. 추가적으로 견갑골들을 쥐어짜고 광배근으로 드라이브를 건 뒤, 팔꿈치 신전을 통해 락아웃까지 이어 가는 것이다.

도움이 되는 움직임

부상 이력에 적합한 경우에만 2~3개의 보드를 사용한 보드 프레스와 리버스 밴드 프레스를 한다. 리프팅 능력에 따라 적용되는 부하량은 달라지는데, 미니밴드에서 가벼운 밴드, 또는 중간 강도의 밴드 등 다양한 형태의 밴드를 사용한다.

'그라인딩' 훈련 역시 신경 효율성을 더욱 높일 수 있다. 스티킹 포인트에서 바벨을 구부리고 양옆으로 벌리겠다는 생각은 신경 구동력 밀도를 높인다. 이를 통해 벤치 프레스의 밀어내기를 할 때 흉근 지배에서 삼두근 지배로 전환을 용이하게 한다.

클로즈 그립 훈련도 리프팅 중간 동작에 문제가 있을 때 효과적으로 사용할 수 있는 접근이다. 평소 사용하는 그립의 넓이에 따라 슈퍼 클로즈 그립에서 중간 정도의 그립을 적용해 볼 수 있다. 보드 프레스나 리버스 밴드 프레스도 사용할 수 있다. 이러한 동작은 고급화된 보조 훈련으로, 클로즈 그립 벤치 및 중간 그립 벤치 등 위에 나열된 기본 방법을 모두 사용할 때까지 사용하지 않는 것이 좋다. 실험을 할 때에는 한 번에 하나의 구성 요소를 사용하고 시간을 들인다. 한 번에 가능한 적은 수의 변수와 움직이는 부위를 적용하길 원할 것이다.

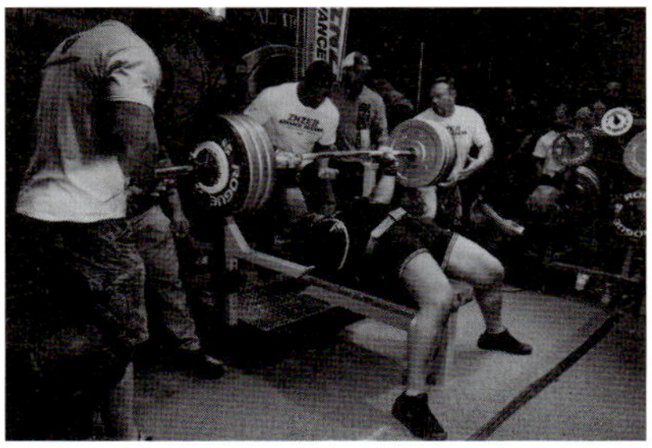

락아웃 문제

락아웃에서 문제가 생기는 것은 삼두근이 원인일 수도 있다. 삼두근이 충분히 리프팅에 동원되고 조절력을 발휘되기 위해서는 단단한 플랫폼에 의해 지지될 때만 가능하다. 등/허리는 제 위치에 견고하게 잘 잠겨 있어야 한다.

코칭 핵심

벤치 프레스에서 등/허리의 파워를 과소평가해서는 안 된다. 가슴 근육만이 벤치 프레스를 이끄는 부위가 아니다. 프레스를 돕기 위한 광배근으로부터 나오는 파워를 리프팅에 연결시키는 것이 중요하다. 우리가 지속적으로 이야기하고 있는 바벨을 구부리거나 견갑골을 쥐어짜기는 이 중요한 근육군들을 활성화시키는 데 중요하게 작용한다.

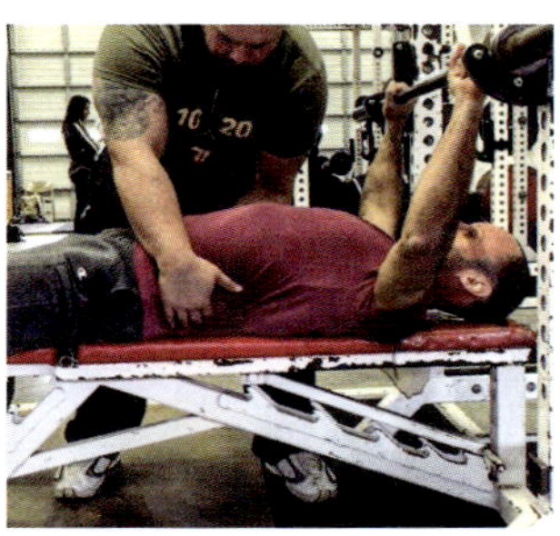

도움이 되는 움직임

부상 이력에 적합한 경우에만 핀 프레스pin press, 높은 보드 프레스(팔 길이에 따라 4~5개의 보드 사용), 벤치 딥스, 밀리터리 프레스, 스컬 크러셔, 프레스 다운이나 트라이셉스 익스텐션과 같은 삼두근 운동. 로우나 풀업과 같은 운동들은 등/허리 발달에 중요한 운동이다.

안정성 문제

몸통의 안정성 작업은 모든 운동에 응용되며, 워밍업을 시한다.

코칭 핵심

훈련 세션 동안 지속되는 코어 안정성과 강성을 만드는 데 초점을 맞춘다. 체간의 근육들은 물론이고 고관절과 어깨를 가로지는 근육들도 이러한 작업에 포함된다. 광배근, 둔근 등/허리 근육(기립근, 요방형근), 그리고 복사근.

흉추에 후만이 있는 일부 리프터의 경우에는 벤치에 뒤통수를 붙이기 어려워한다. 섹션 2에 소개된 흉부 신전 PNF 스트레칭은 이러한 스트레스를 줄이고 벤치 프레스를 하는 동안 더 나은 지지점과 구동선을 만들 수 있다.

도움이 되는 움직임

흉추 PNF 신전

섹션 2를 참조하라.

버드 독

좌우 각각 5회씩 10초 홀드, 3세트로 시작.

슈트 케이스 캐리

원암 덤벨, 또는 케틀벨을 사용한다. 몸통을 완벽하게 바로 세운 자세를 유지한다. 몸통 브레이싱에 초점을 맞춘다.

원암 케틀벨 스윙

이 운동은 스쿼트가 아님을 명심하라. 이름 그대로 스윙이다. 코어를 잘 사용해야 한다. 허리를 보호하기 위해 고관절 힌지 움직임을 사용한다.

스터 더 팟

맥길 박사가 강조하는 코어 안정성을 발달시키는 데 탁월한 또 다른 운동이다. 스위스 볼 위에 전완을 올리고 플랭크 자세를 유지하면서 전완을 '휘저어' 원을 그리는 동작이다. 두 발의 스탠스는 넓게 하고 몸통을 잠근다. 모든 움직임은 어깨 관절에서 나온다.

맥길의 원암 덤벨 프레스

좌우의 균형을 만드는 데 탁월한 맥길 박사의 또 다른 운동이다. 한 손으로 덤벨(또는 케틀벨)을 프레스하는 동시에 코어의 안정성과 균형을 위해 반대편은 브레이싱과 몸통을 단단히 하는 데 집중한다.

요약

당신이 가진 통증의 메커니즘을 알고 이를 피하기 위한 셋업과 움직임을 조정한다. 척추의 아치를 제어하는 능력은 발의 위치와 전신의 강성을 만드는 것만큼 중요한 사항이다. 전략적 안정성과 가동성을 만들고 촉진한다는 것은 최상의 자세를 가능케 하는 핵심이다. 이를 먼저 만들고 난 뒤, 최고의 자세를 실행하라!

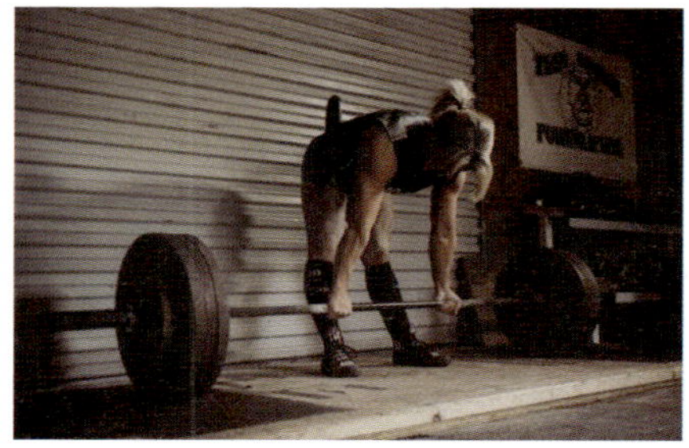

데드리프트

기술 및 코칭 단서

셋업 및 준비

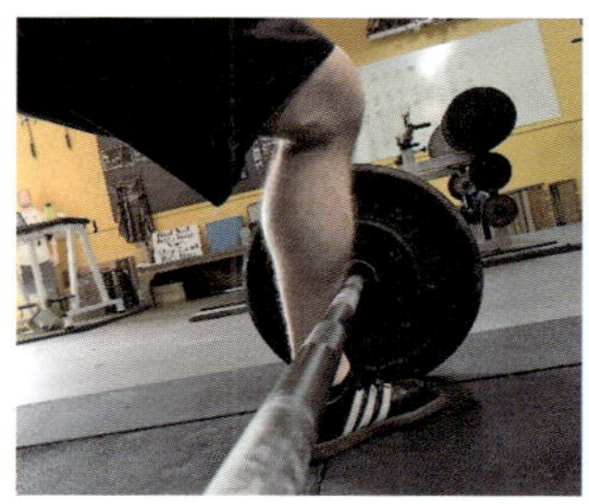

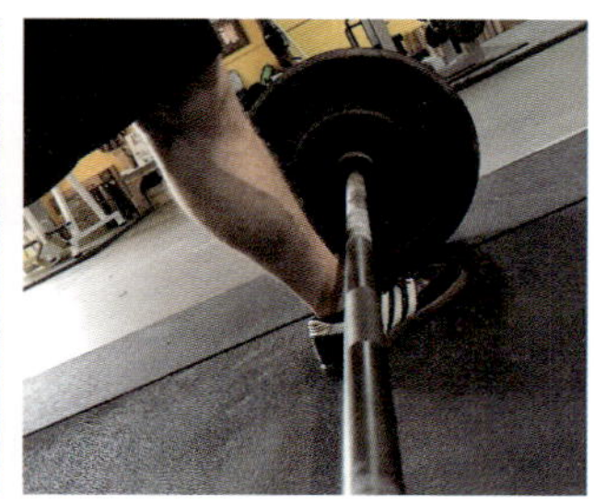

예제 1(왼쪽)은 바벨에 너무 가깝다. 예제 2(오른쪽)는 올바른 시작 위치이다.

정렬하기

여기서는 '평균적인' 신체 비율을 가정하고 설명한다.

- 정강이와 바벨 사이의 거리는 사람마다 매우 다를 수 있다. 그러므로 처음에는 바벨과 붙지 않을 정도로 조금 떨어뜨리는 것으로 시작한다. 무릎을 바벨 위에 위치하게 하면 정강이가 닿을 수 있는 정도의 거리이다.
- 마치 파워 스쿼트 머신에 있는 것처럼, 엉덩이는 낮은 위치를 유지한다.
- 발의 정렬이 제대로 되어 있는지 확인하기 위해서는 아래를 내려다보아야 할 것이다.
- 양발의 넓이는 처음에는 어깨너비보다 약간 크게 시작한다. 그리고 발끝은 정면을 향한 것에서 바깥으로 약 2인치 정도 벌린다.

그립

- 두 손은 두 다리의 약간 바깥에 위치시킨다. 혹은 바벨 널링의 바깥 0.5인치 정도에 그립을 위치시킨다.
- 요통 과거력이 있는 리프터라면 양손 모두 오버핸드 그립을 사용하는 것으로 시작하는 것이 현명하다. 이를 통해 몸통의 강성이 향상될 것이다. 다루는 중량이 높아짐에 따라 그립 스트렝스와 운동 능력 향상을 통해 악력이 중량을 버틸 수 있도록 한다(섹션 2의 악력 훈련을 떠올려라). 중량이 대회 경쟁 수준에 도달함에 따라, 오버 언더 그립(얼터네이팅 그립) 사용이 능숙해질 필요가 있을 수도 있다. (등/허리 근육들의 문제가 생기는 것을 피하기 위해 좌우 손을 번갈아 가면서 바꿔야 할 것이다.) '오버'핸드 그립으로 잠근 다음, 오토바이 엔진의 회전력을 높이는 것처럼 '언더'핸드로 비틀어 잡는다.
- 당기기 시작할 때 삼두근에 힘을 준다. 삼두근은 여기에서는 길항근이 되는데, 락아웃에서 바벨을 컬하려는 움직임을 막아 줄 것이다. 데드리프트에서 컬 움직임은 에너지를 유출시키고 조직에 손상을 야기하는 실수이다.
- 광배근을 동원하여 웨지 자세에서 이 근육들을 잠근다. 이를 통해 가슴을 위로 올리고 등/허리를 적절한 위치로 유지할 것이다.
- 손이 땀에 젖어 미끄러지지 않게 한다. 마른 수건을 근처에 둬서 세트 사이에 손을 닦고, 초크를 자주 다시 바른다.

발과 머리 위치

- 경골과 비골, 그리고 대퇴골의 길이 사이의 비율로 양다리 사이를 얼마다 벌려야 하는지가 정해진다. 대부분의 경우 어깨너비 정도이다. 여기서부터 시작해 보는 것이 좋다.
- 당신이 어떤 방식으로 데드리프트를 하든, 머리의 위치는 스쿼트와 동일하다. 즉 벽과 천장이 만나는 지점에 시선을 고정시킨다.

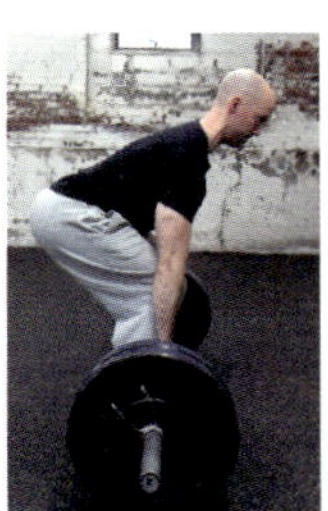

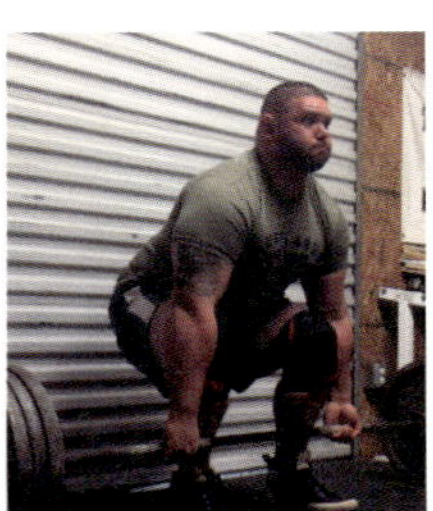

목이 긴 리프터는 충격파를 만들어 목을 신전시킴에서 나오는 단단한 파동으로 리프팅을 시작할 수 있다. 짧은 목을 가진 경우에는 목을 패킹하고 잠그는 것이 더 낫다.

목 세팅: 여기서 우리는 해부학적 변이(다양성)와 이점들에 대해 다시 생각해 볼 수 있다. 당기는 움직임에 관여하는 근육들을 위한 기중기를 형성하기 위해서는 단단하게 강화된 목이 필수적이다. 목이 짧은 선수들은 움직임이 일어나는 내내 목을 패킹하고 머리와 목의 위치를 잠그는 것이 최선이다. 목이 긴 선수들은, 목이 단단히 잠긴 상태에서 경추 신전에 의한 작은 '파동'이 충격파를 만들어 그 힘을 아래로 전달하여 리프팅 시작에 도움을 줄 수 있다.

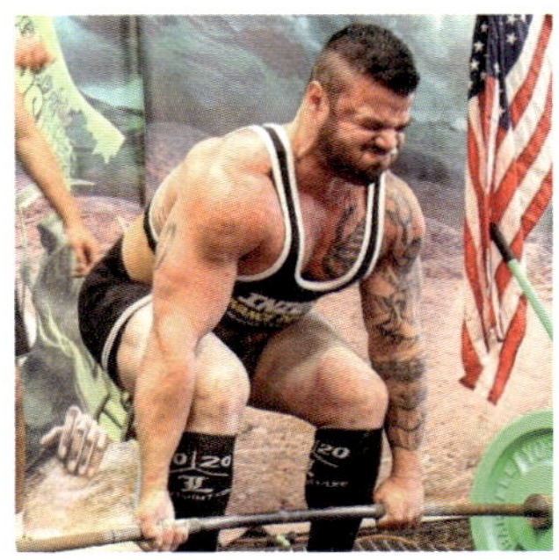

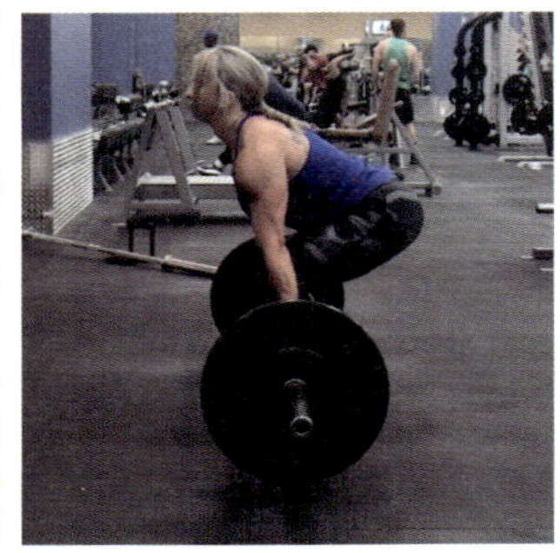

효율적인 웨지, 뒤꿈치에서 바닥으로 드라이브를 걸 준비.

역학적 지렛대

- 의식적으로 리프터의 웨지를 만든다. 바닥을 움켜쥐고, 광배근을 아래로 당겨 내리고, 바벨을 구부린다.
- 바벨을 가능한 몸과 가깝게 유지하라. 바벨이 몸에서 멀리 떨어질수록, 더 많은 역학적 지렛대가 작용하여 파워를 차단하고 몸통을 구부러지게 무너뜨릴 위험이 증가한다.

움직임

풀(당기기)

- 바벨에 다가가기 전에 바닥을 발로 쿵쾅거려 발의 힘을 확인하고 CNS(중추신경계)를 깨운다. 이때 고함소리, 으르렁거림, 또는 기타 고양감을 채울 방법들을 사용할 것을 권한다.
- 그립을 잡을 때는 양다리는 곧게 편다. 그립을 잡은 뒤, '파워 스쿼트' 위치로 엉덩이를 내린다. 바벨에 10~20%의 장력을 가하고, 당신의 몸과 바벨에서 '느슨한' 부분을 당겨낸다. 50% 이하의 가벼운 무게에서는 적절한 웨지를 걸었다면 중량이 바닥에서 뜨기 시작할 것이다.
- 실제로 리프팅을 시작하기 전에 '느낌'으로 생기는 이점을

활용해야 한다. 리프팅이 시작되기 전에 신체를 동원함으로써, 역학적인 이점을 얻고 머리에서 발끝까지 타이트함을 생성할 수 있다. 이로써 당신은 몸은 중량을 잘 지탱할 수 있게 된다.

- 웨지를 박아 넣으면, 발가락으로 바닥을 움켜쥔 다음 뒤꿈치로 바닥을 밀어내는 전략으로 전환하면서 뽑기 시작한다. 바벨을 잡아당기거나 낚아채지 말라. 쥐어짜고 밀어서 뽑는다.
- 머리와 목을 적절한 중립 위치로 유지하면 가슴은 올라가고 체중은 뒤꿈치에 실린다. 이 모든 것을 지키면 바벨의 경로는 몸 가까이 유지하게 될 것이다.
- 종종 바벨이 정강이를 긁어서 피가 날 때도 있을 것이다. 이렇게 될 정도로 바벨은 몸 가까이 와야 한다. 괜찮은 데드리프트 양말을 구비하라.

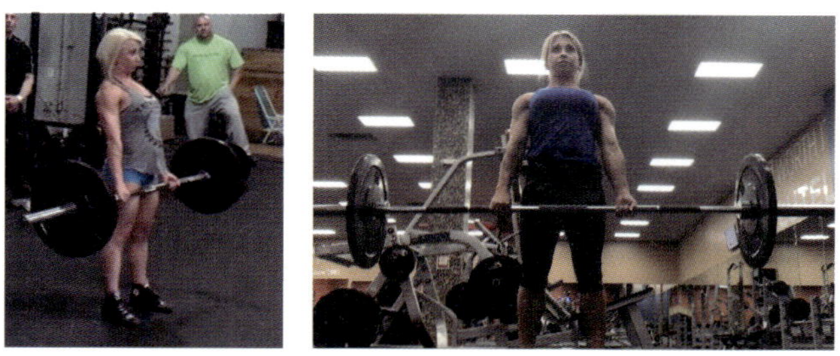

락아웃에서는 대퇴근에 힘을 주고, 뒤꿈치는 바닥을 밀어내며 둔근을 꽉 조인다. 이와 동시에 척추는 커브를 유지하면서 움직임이 나오지 않게 한다.

락아웃

- 바벨이 정강이 위로 올라오는 순간 대퇴근이 바벨을 뚫고 지나갈 듯이 대퇴근을 수축한다.
- 바벨이 무릎을 통과할 때 턱을 위로 올리고 머리를 뒤로 보내지만, 머리 위를 쳐다볼 만큼은 하지 않는다. 목의 패킹은 유지하라.
- 이 지점에서 바벨이 느려지기 시작하면, 둔근을 가능한 힘껏 쥐어짜고 바벨 쪽으로 엉덩이를 밀어 준다. 이와는 반대로 어떤 리프터들은 바벨을 엉덩이 쪽으로 '끌어당기는' 이미지를 더 선호하기도 한다. 본인에게 가장 좋은 것이 무엇인지 실험하라.
- 레그 드라이브leg drive의 이점을 살리는 최적의 위치에 엉덩이를 위치시키기 위해 둔근을 짜낸다. 이는 다리 구동력을 활용하기 위한 최적의 위치에 엉덩이를 붙이기 위해 둔근을 짜는 것이다. 실제로 바벨을 '움직이는' 동작이라고 생각하라.

테이크어웨이

- 리프터의 웨지에 중량을 싣고 바벨을 쥐어짜면서 뒤꿈치에 드라이브를 건다. 폭발적인 움직임을 내라.
- 중량에 굴복하지 말고 등을 둥글게 말지 말라. 중량을 그저 빠르게 뽑는다. 리프터의 웨지를 유지하라. 스피드보다는 자세가 우선이다.
- 인내심을 가져라. 데드리프트는 매우 기술적인 리프팅이다.
- 바벨이 무릎쯤에서 올라오지 않아서 결국에는 '튕겨 올리거나 다리를 사용해 치팅을 하는' 사람들을 본 적이 있을 것이다(이는 초강성 연결을 희생하고 에너지 누출을 허용한다는 것을 의미). 그저 잠금을 고수하고 둔근을 쥐어짜 바벨을 통과시키듯 당겨라. 강하고 타이트하게 리프팅을 마무리한다.
- 완벽하게 락아웃이 되었는지에 대해 의심이 들면 대퇴를 더욱 강하게 조인다. 리프팅의 마무리에서 이러한 '이미지'를 사용하면 리프팅 초기의 힐 드라이브heel drive에 정신적으로 재연결을 할 수 있을 것이다.

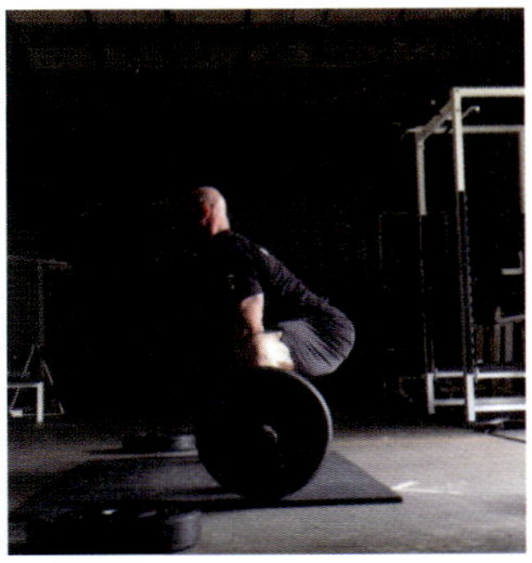

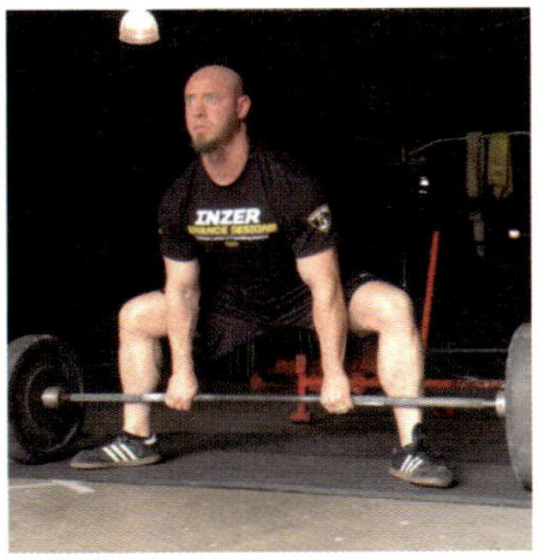

스모 데드리프트

비록 많은 면에서 스모 데드리프트는 컨벤셔널 데드리프트와 유사한 점이 있긴 하지만, 이 특별한 테크닉은 적절한 고관절 가동성이 있다면 컨벤셔널보다 역학적으로 웨지를 걸기에 약간 더 이점이 있다. 두 기법의 주요 차이점은 그립과 스탠스에 있다. 스모 데드리프트의 스탠스는 스쿼트에 좀 더 가까운 반면, 컨벤셔널 데드리프트는 발 사이의 간격이 서로 좀 더 가까워서 어깨너비 정도이다. 대부분의 경우, 제대로 위치를 잡게 되면 그립이 곧게 내려오고 스탠스가 넓어진다는 점을 제외하면 그 외 사항들은 컨벤셔널 데드리프트와 정확히 같다. 엉덩이의 위치는 조금 더 낮은데, 대부분의 경우 수평보다 2~3인치 정도 높다. 스모 스타일은 또한 등/허리의 요구도가 높은 컨벤셔널 스타일과 비교하면 엉덩이와 다리의 요구도가 높다. 스쿼트와 마찬가지로 고관절을 통해 '바닥을 벌려야' 함을 잊지 마라.

스모 데드리프트 팁

- 단순히 '용을 쓰는 것'만으로는 스모 데드리프트를 제대로 할 수 없을 것이다. 중량을 '뽑아내기' 위해서는 신체 부위들은 제 위치를 유지하고 적절한 자세와 강성을 유지해야 한다.
- 스탠스는 고관절과 대퇴골 길이를 포함한 많은 요인들에 따라 달라진다. 스쿼트 스탠스로 넓이를 조절하고 발가락의 위치를 이에 맞게 놓는다. 그런 다음 당신의 고유한 수치들과 신체적 사항에 맞게 조금씩 수정하면서 조정한다.
- 리프터의 웨지로 아치/등허리를 잠그고, 엉덩이를 어느 정도로 낮출지 움직여 보며, 무릎을 바깥으로 밀고 뒤꿈치에 드라이브를 걸어 바닥을 밀면서 바벨을 쥐어짜며 뽑는다.
- 머리와 가슴의 위치는 컨벤셔널 데드리프트와 거의 같다.
- 그립 위치는 다양하게 조절해 본다. 양다리 사이에 있어야 한다. 다만, 그립 간격이 너무 좁으면 (특히 덩치가 큰 리프터의 경우) 탑 자세에서 가슴을 제대로 펼 수 없을 것이다.

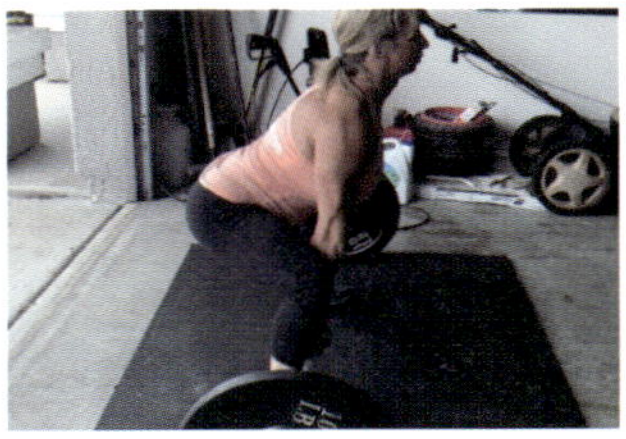

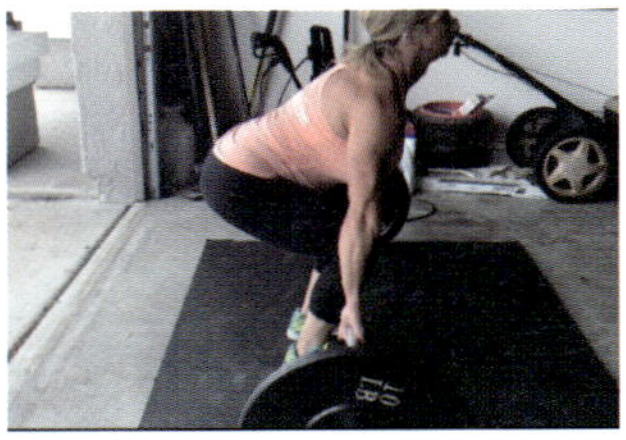

스모와 컨벤셔널 데드리프트는 옆모습이 거의 똑같아 보이고, 그래야 한다.

데드리프트

컨벤셔널 vs 스모

최적의 데드리프트 스타일, 즉 컨벤셔널이냐 스모냐 하는 데드리프트의 역학에 대한 논쟁은 언제나 있었다.

나는 '스모 데드에 꼭 맞는' 몸을 가진 것으로 생각되는 선수들이 컨벤셔널 스타일을 사용하여 매우 잘 뽑는 것을 보아 왔고, 그 반대의 경우도 마찬가지였다. 일반적으로 말하면, 몸이 두껍고 건장하면서 짧은 편인 선수가 스모로 당기는 반면, 키가 크고 마른 편인 선수는 컨벤셔널로 당기는 경향을 볼 수 있을 것이다. 하지만 신체적인 부분 외의 요소들도 있다. 부상 이력과 리프팅 나이는 당신만의 특별한 스트렝스와 약점과 함께 당기는 스타일을 선택하는 데 큰 역할을 한다. 만약 심각한 허리 부상을 경험한 적 있다면 스모 스타일을 권한다. 이와는 반대로 고관절 때문에 스쿼트를 할 때나 벤치 프레스 셋업 등에서 곤란함을 겪는다면 컨벤셔널 스타일이 맞을 가능성이 높다. 서로 다른 스탠스로 리프팅을 하는 것에는 적응하는 시간이 걸린다는 것을 명심하라. 이미 하나에 익숙하면 다른 하나는 마스터하기 어려울 수 있다. 어떤 것을 선택하든 완벽하게 하면서 인내심을 갖고 시간을 들여라.

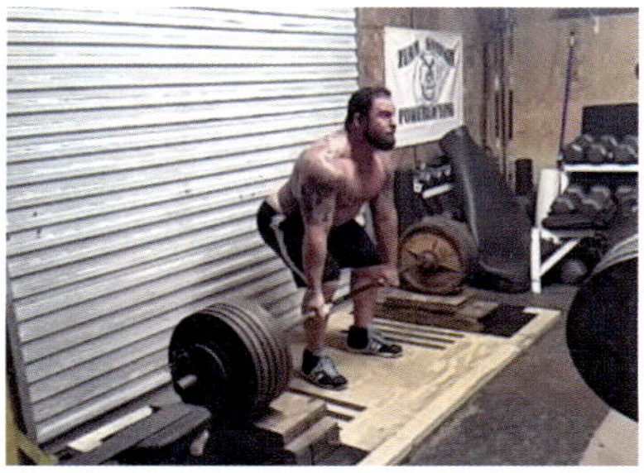

블록에서 데드리프트: 대회용 가동범위가 요구되지 않을 때.

약점 교정

바닥에서 띄울 때

여기서 문제가 발생한다면, 당신의 엉덩이와 하체가 충분히 강한지, 그리고 이 신체 부위가 역학적 이점을 최대화할 수 있는 올바른 위치에 있는지 확인해야 한다. 이 부위들이 무거운 중량에 굴복하는가? 그리고 즉시 펴지는가? 리프팅을 완성하기 위해 등허리의 파워에 전적으로 의존하고 있진 않는가? 다리 뒤쪽에서 충분한 강성(빳빳함)이 느껴지는가? 데드리프트 초기에 실패가 일어나는 데에는 여러 이유가 있다.

코칭 핵심

여기서의 문제에서는 신체 부위들의 위치를 잡는 것이 매우 중요하며, 당신의 신체 역학을 최적으로 사용하고 있는지 확인해야 한다. 아치/웨지를 100% 잠근 후 바벨을 낚아채지 말고 바닥을 짓눌러 띄워야 한다. 배를 벨트에 단단히 밀어 넣으면서 등허리를 타이트하게 조이고 잠궈야 한다.

도움이 되는 움직임

실패하게 한 메커니즘이 최선의 교정 방법을 결정한다. 예를 들어 고관절 굴곡 능력이 좋고 척추 굴곡이 과거 통증의 메커니즘이 아닌 경우에는 데피싯 데드리프트deficit deadlift(블록 위에 서서), 다른 스타일의 데드리프트(예를 들어 스모를 주로 한다면 때때로 컨벤셔널을 한다), 레그 프레스, 그리고 박스 스쿼트 등이 적합할 것이다. 폭발적인 움직임 훈련: 중량이 가볍게 들리는 듯한 움직임 선과 바닥에서 빠르게 낚아챌 수 있는 움직임 선 사이에서 가장 이상적인 선을 찾는다. 당신만의 최적의 선을 찾아라. 라운드 백을 하지 않는 스티프 레그 데드리프트는 스모와 컨벤셔널 모두에서 도움이 될 수 있다.

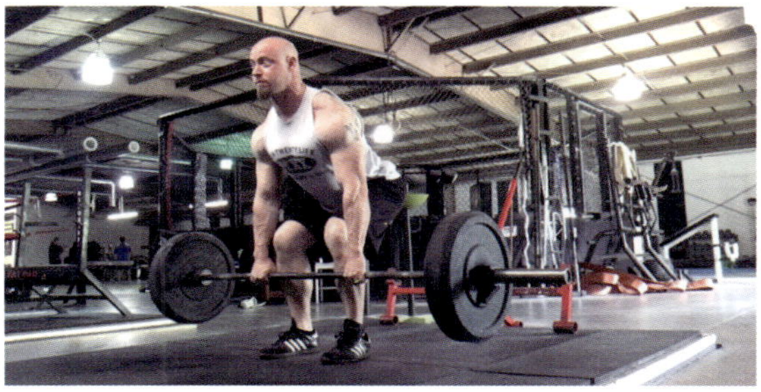

데드리프트 중간 과정

만약 이 부분이 약점이라면 등허리를 다루는 것부터 시작하라. 등허리가 전체 리프팅 과정에서 가능한 가장 강한 위치에 잠겨 있는가? 한편으로는 유동성fluidity 또한 요구된다. 리프팅을 할 때에는 모든 것이 조화롭게 연속적인 움직임을 보여야 한다.

코칭 핵심

하나의 부드러운 움직임이라는 개념이 중요하다. 이 부분이 스티킹 포인트가 된다면 고관절에서 다리로, 또는 다리에서 고관절로 전략을 변화시키는 것에 문제가 있는 것이다. 일부 사람들은 들쑥날쑥하게 전략을 선택하기 때문에 비생산적인 결과를 얻는다. 등허리는 강철봉처럼 잠겨 있어야 한다. 리프팅에서 이 과정은 무엇보다 인내심이 중요하다.

도움이 되는 움직임

부상 이력에 적합한 경우에만 4인치 블록 풀, 다양한 높이의 랙에서 풀, 글루트 햄 레이즈, 풀 쓰루, 바벨 로우, 버드 독, 그리고 풀업.

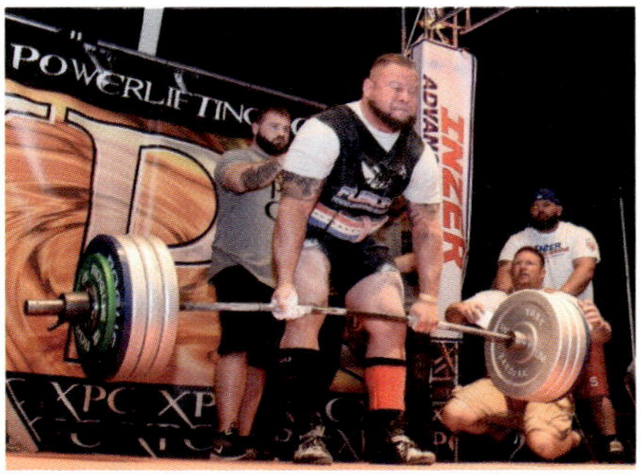

탑 자세

고중량 데드리프트를 완수하는 비결은 어떤 스타일의 데드리프트이든 탑 자세에서 엉덩이를 밀어 넣는 것이다. 이는 당신의 척추에도 좋지 않고 룰상으로도 잘못된 튕기는 동작이나 허벅지로 미는 등의 치팅을 막는 방법이기도 하다.

코칭 핵심

둔근을 쥐어짜라. 이는 부드럽게 리프팅을 완성하기 위해 필요한 위치까지 엉덩이를 끌어당기는 동작이다. 인내심을 가지고 등허리와 엉덩이가 제 역할을 하도록 한다. 이 지점에서 당신이 할 수 있는 가장 나쁜 것은 바벨을 마지막 위치까지 가져오기 위해 '바벨을 튕겨내는' 것이다. 좋지 못한 기술로 고중량 데드리프트를 마치는 것은 인내심을 잃고 패닉 상태에서 수행된 것이기 때문에 이보다 나쁜 것은 없다.

도움이 되는 움직임

부상 이력에 적절한 경우에만 높은 위치에서 랙풀, 6인치 블록 풀, 굿 모닝, 로우, 슈럭, 캐리, 버드 독, 그리고 글루트 햄 레이즈.

데드리프트에 대한 마지막 조언

훅 그립. 이는 그립 방법 중 하나로 먼저 엄지손가락을 바벨에 걸고 나머지 손가락들로 엄지와 바벨을 함께 감싸 쥐는 그립이다. 훅 그립을 숙달하면 데드리프트 성공에 치명적인 무기가 될 수 있다. 뿐만 아니라, 바벨을 바닥에서 띄울 때 오버 언더 그립(언더 그립 쪽이 좀 더 길다)에 비해 역학적인 이점도 더 나오며, 이로 인해 이두근을 더 잘 보호할 수도 있다. 훅 그립을 애용하는 사람들은 그립으로 인해 바벨을 떨어뜨리거나 데드리프트를 실패하지 않는다고 흔히 자랑한다. 처음 시도할 때의 통증과 불편함, 그리고 변화를 극복하면 당신에게 크나큰 무기가 될 것이다. 맥길 박사는 역학적인 이점뿐만 아니라 척추에도 좋기 때문에 훅 그립을 추천한다. 섹션 2의 그립 코칭을 따라 코어를 단단하게 만들기 위해 "바벨을 구부리려고" 하라. 이는 단단한 강철 돛대로 엉덩이가 리프팅을 주도하게 함으로써 척추를 보호하게 한다는 것을 의미한다. 어떤 경우에도 스트랩을 사용하지 않는 것이 좋다. 섹션 2에 설명된 운동들로 악력을 높이는 것이 좋다. 재활 기간 동안, 나는 엄지손가락에 걸리는 압력에 의해 중량이 제한될 때까지 모든 리프팅을 훅 그립으로 당겼다. 고백하자면, 육체적인 통증과 훅 그립을 마스터해야 한다는 압박감을 견뎌낼 만큼 정신적으로 충분히 강하지 않았다. 파워리프터들뿐만 아니라, 일부 스트롱맨 선수들, 역도 선수들은 훅 그립 역량을 키우기 위해 오랜 시간을 들여 리프팅을 수없이 반복하였고 심지어 어떤 선수들은 엄지의 통증에 대한 내성을 쌓기 위해 둔탁한 물체(망치 등)로 엄지손가락을 반복적으로 때리는 방법까지 사용했다고 보고한다. 훅 그립으로 당기는 것은 고통스럽지만, 일단 정신적으로 '장착하기'만 하면, 최상의 장비를 손에 넣게 된 것이다.

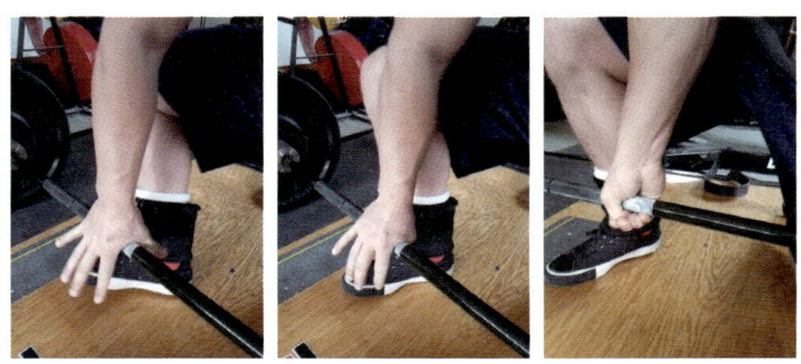

요약

데드리프트는 매우 기술적인 리프팅이다. 최고 수준의 리프터들은 수년간 완벽한 자세를 갖추려 노력해 왔고 여전히 완벽한 리프팅를 찾고 있다고 말할 것이다. 이는 시사하는 바가 많은 이야기이다. 데드리프트는 너무나도 많은 허리 환자를 만든 운동으로 보고된다. 하지만 거의 항상 형편없는 자세 때문이다. 당신만은 이런 부류에 속하지 않길 바란다!

CHAPTER 12

주요 리프팅을 위한 보조 훈련 프로그래밍

적절한 보조 작업은 퍼포먼스와 부상 회복력 모두를 향상시킨다. 그리고 적절한 프로그래밍은 훈련할 수 있는 역량을 만든다. 모든 사람들에게는 각자의 약점이 있다. 초심자는 전반적으로 약할 뿐이지만, 스트렝스 선수의 경우 약점을 목표로 한 보조 훈련이 좋은 해결책이 된다. 어떤 이들은 주요 리프팅에 더 집중하는 것이 전부라고 믿는다. 하지만 이런 잘못된 생각은 시간이 지남에 따라 문제를 일으키고 마는 조직에 스트레스를 누적시킬 뿐이다. 좋은 소식은 초보자일지라도 아주 작은 수정을 가하면 큰 차이를 만들 수 있다는 것이다.

약한 고리들을 해결하고, 가동성 전략을 조정하고, 강성과 안정성을 만들고, 스트렝스 스킬을 향상시키기 위해 섹션 2의 다양한 운동 드릴 훈련을 고려한다. 물론 먼저 최소한의 스트렝스를 구축한 다음. 이러한 필수 구성 요소들과 균형을 이루면서 퍼포먼스를 향상시켜야 한다.

부상 회복탄력을 높이기 위한 보조 훈련에 대한 맥길 박사의 의견

부상당한 스트렝스 선수들은 '주요' 리프팅, 즉 스쿼트/벤치/데드리프트를 위해 고반복과 고중량으로 구성된 훈련을 했었다고 종종 보고한다. 여기에 문제가 있을 수 있다. 몇몇 매우 강한 선수들의 훈련 프로그램을 비교하는 것은 흥미로운 일이다. 많은 사람들은 이러한 주요 리프팅에서 볼륨이 줄어들면 훈련이 되지 않는다고 생각한다! 그러나 실제로 매우 강한 선수들의 훈련을 보면 주요 리프팅의 반복 수가 낮은 편이며 적절한 보조 훈련들을 한다. 어떻게 된 일일까?

(보조 훈련이 아닌) 큰 움직임을 많은 반복수로 훈련하는 경우 보통 자세의 손상으로 이어지는 경우가 많다. 잘못된 자세는 손상된 패턴으로 '근육 기억'을 오염시킨다. 그러면 당신의 뇌는 최상의 스트렝스를 도출할 수 없게 될 것이다. 만약 당신이 전문 선수라면, 훈련에서 경기에 사용되는 리프팅을 제한해야 한다. 대신 비교적 가벼운 중량의 리프팅 변형 동작들을 하는 것이 좋을 것이다.

요통을 호소하며 찾아온 선수 한 명이 있었다. 그런데 테스트를 해도 통증 원인을 찾기가 어려웠다. 그래서 어떤 경우 허리가 아프냐고 물었더니 그는 자신의 스포츠에서 주로 사용되는 움직임을 보여주었다. 나는 이와 관련한 훈련을 몇 번이나 반복하느냐고 물었고, 그는 하루에 100회는 반복한다고 말했다. 이런 사람들의 실수는 자신의 종목의 주요 움직임들을 더 많이 반복할수록 더 뛰어나질 것이라고 믿는 것이다. 하지만 실제로 그러한 행동은 그들을 약하게 만들고 다치게 한다. 그들은 보조 훈련(작업)을 통해 통증이 없는 회복탄력을 되찾았다.

스쿼트, 벤치 및 데드리프트 보조 작업 지표 및 가이드라인

스쿼트

보조 훈련 A. 메인 리프팅 이후 가장 중요한 첫 번째 보조 움직임.

다음 중 하나를 선택(2~6회 반복 2~4세트)

- 정지 스쿼트
- 박스 스쿼트
- 슈퍼 와이드 박스 스쿼트
- 클로즈-스탠스 스쿼트
- 프론트 스쿼트
- 피스톤 스쿼트
- 스피드 스쿼트
- 폼 스쿼트
- 프론트 정지 스쿼트
- 스모 데드리프트(데드 스톱 또는 터치 앤 고/여러 차례 반복)

보조 훈련 B. 두 번째로 중요한 다음의 보조 작업 중 두 개를 선택(8~15회 반복 2~4세트)

- 글루트-햄 레이즈
- 아치-백 굿 모닝
- 레그 프레스(대퇴의 압력을 유지하기 위한 부분적인 동작 범위로 피스톤 스쿼트. 빠르지만 제어된 방식으로 수행)
- 고블릿 스쿼트
- 싱글 레그 굿 모닝
- 피스톤 스쿼트(하프 스쿼트)
- 트랩 바 데드리프트
- 불가리아 스쿼트
- 스테이셔너리 런지(맨몸 혹은 케틀벨)

보조 훈련 C. 중요도에서는 낮은 위치에 있다. 컨디셔닝 및 마무리를 위해 필요에 따라 1~2개를 선택(각각 2~4세트)

- 코어 작업에 사용되는 수치들은 '맥길 빅 3'의 워밍업과 동일
- 레그 익스텐션(밴드로도 가능) 100회 반복
- 시티드 레그 컬(밴드 사용 가능) 100회 반복
- 롤링 플랭크
- 주전자벨 바텀 업 캐리
- 맥길 컬업
- 스터 더 팟
- 쿨 다운으로 버드 독
- 슬래드 드레그(100야드 1~3회 빠른 걸음으로)
- 프로울러 스프린트
- 리버스 슬래드 드레그(100야드 1~3회 빠른 걸음으로)

벤치 프레스

보조 훈련 A. 메인 리프팅 이후 가장 중요한 첫 번째 보조 움직임

다음 중 하나를 선택(2~6회 반복 시 2~4세트)

- 플로어 프레스
- 보드 프레스
- 클로즈- 그립 프레스
- 리버스 밴드 보드 프레스
- 스탠딩 바벨 또는 덤벨 오버헤드 프레스
- 인클라인 바벨 프레스
- 터치-고 벤치 프레스
- 정지 프레스(2초 이상)
- 스피드 벤치
- 폼 벤치

보조 훈련 B. 두 번째로 중요한 보조 작업

다음 중 두 개를 선택(8~15회 반복 시 2~4세트)

- 전통적인 딥스(중량 혹은 맨몸)
- 벤치 딥스
- 인클라인 덤벨 프레스
- 플랫 덤벨 프레스
- JM 프레스
- 스컬 크러셔(덤벨 또는 바벨)

보조 훈련 C. 중요도에서는 낮은 위치에 있다. 컨디셔닝 및 마무리를 위해 필요에 따라 1~2세트(각각 2~4세트)

- 코어 작업은 이전 섹션에서 설명한 워밍업과 동일한 수치로 수행한다. 이러한 움직임들 중 어떤 것이라도 가슴과 삼두근을 위한 컨디셔닝 마무리로 거의 실패 지점에 가깝게 수행할 수 있다. 싱글 암 움직임인 경우 반복수는 좌우 각각 수행한다.
- 밴드 플라이(가슴이 펌핑되게) 100회 반복
- 버드 독
- 맥길 컬업
- 밴드 푸시다운 100회 반복
- 해머 컬(이두근의 힘줄이 신선하고 건강하게 유지하기 위해)
- 리버스 바벨 컬(해머 컬과 동일한 근거로)
- 피스톤 푸시업
- 맥길 원암 덤벨 벤치 프레스(코어를 타이트하게 안정화시킴)

데드리프트

보조 훈련 A. 메인 리프팅 이후 가장 중요한 첫 번째 보조 움직임

다음 중 하나를 선택(2~6회 반복 시 2~4세트)

- 블록 풀(블록 위에 중량을 놓고, 4인치 및 6인치 블록)
- 랙 풀(정강이 중간부터, 그리고 무릎 위에서 모두)
- 데피싯 풀(2인치 블록 위 또는 그 이하에 올라가서)
- 다른 스타일의 데드리프트
- 데드리프트 여러 차례 반복
- 정지 데드리프트(정강이 높이) 아치드 백 굿 모닝
- 라운드 백을 하지 않은 스티프 레그 데드리프트(스모, 컨벤셔널)
- 스피드 데드리프트
- 폼 데드리프트

보조 훈련 B. 두 번째로 중요한 보조 작업

다음 중 두 개를 선택(8~15회 반복 시 2~4세트)

- 바벨 로우(바닥까지)
- 정지 상태의 랙 바벨 로우(매우 엄격한 자세로)
- 풀업
- 맥길 풀업(싱글로 여러 세트, 최대 수축과 노력으로)
- 크록 로우(원암 덤벨 로우)
- 바벨 또는 덤벨 슈럭
- 가슴을 지지한 로우
- 와이드 스탠스 박스 스쿼트
- 클로즈 스쿼트
- 중지 스쿼트
- 글루트 햄 레이즈
- 레그 프레스(부분적인 동작 범위의 피스톤 스타일)
- 중지 프런트 스쿼트
- 트랩 바 데드리프트

보조 훈련 C. 중요도에서는 낮은 위치에 있음. 컨디셔닝 및 마무리를 위해 필요에 따라 1~2세트(각각 2~4세트)

- 코어 작업은 지정된 워밍업과 동일한 방식으로 한다.
- 컨디셔닝은 거리를 기준으로 하고 100~300야드 단위로 증가시킨다.

- 레그 익스텐션(밴드 사용 가능) 100회 반복하여 마무리
- 시티드 레그 컬(밴드 사용 가능) 100회 반복
- 롤링 플랭크
- 파머스 워크
- 슈트 케이스 캐리
- 케틀벨 바텀 업 캐리
- 맥길 컬업
- 스터 더 팟 버드 독을 쿨다운으로
- 슬레드 드래그(100야드 1~3회 빠른 걸음으로)
- 프로울러 스프린트
- 리버스 슬래드 드레그(100야드 1~3회 빠른 걸음으로)

보조 훈련으로 연료 탱크에 연료를 조금 남겨 둬라.

보조 훈련을 할 때 모든 세트에서 2~3회 정도는 더 할 수 있을 정도의 여유가 있어야 한다. (특히 좀 더 복잡한 A, B 움직임의 경우) 실패 지점까지 훈련해서는 안 된다. 스트렝스 선수의 경우 완전히 지칠 때까지 하거나 실패 지점까지 훈련하는 것은 별 이득이 없다. 정신적으로나 육체적으로 긍정적인 요소는 하나도 없다. 보조 작업의 볼륨과 강도는 일반적으로 훈련 주기의 중간에서 최고조에 달한 이후 마지막에 이르러 감소하므로, 이에 따라 프로그래밍한다. 약점/보조 훈련 프로그래밍 및 적용에 대한 자세한 내용은 『10/20/Life – The Professional's Guide to Building Strength』를 참고하라.

종합하기

다음은 락아웃 근처에 스티킹 포인트가 있는 리프터의 3주까지 데드리프트 미니 사이클의 예이다. 주요 리프팅에 대한 강도와 볼륨은 훈련 단계와 최종 목표에 따라 결정된다. 보조 작업은 '운동 지수'에서 신중하게 선택한다. 본 섹션의 '약점 교정' 부분에 제공된 코칭 제안에 따라 A, B 및 C 보조 작업을 선택한다.

1주차:

메인 훈련. *70%: 컨벤셔널 데드리프트 5×5
매 세트마다 중량을 늘려 5세트에서 탑을 찍음
A. 6인치 블록 풀: 매 세트마다 중량을 늘려 3세트에서 탑을 찍음
B. 맥길 풀업: 싱글 세트 10회
B. 바벨 슈럭: 3×12
C. 슬래드 드래그: 100야드×2
C. 파머스 워크: 100야드×2

2주차:

메인 훈련. *75%: 기존 데드리프트 4×4.
매 세트마다 중량을 늘려 4세트에서 탑을 찍음
A. 6인치 블록 풀: 매 세트마다 중량을 늘려 3세트에서 탑을 찍음
B. 맥길 풀업: 싱글 세트 12회
B. 바벨 슈럭: 3×15
C. 슬래드 드래그: 100야드×3
C. 파머스 워크: 100야드×3

3 주차: 디로딩. 이번 주는 가벼운 주이다.

자세를 유지하고 교정한다.
다른 모든 것은 적당한 강도로.
메인 훈련. 50%: 스모 * 데드리프트: 싱글 5세트,
짧은 휴식과 함께 타이트함과 자세에 초점을 맞춘다.
A. 6인치 블록 풀: 매 세트마다 중량을 늘려 3세트에서 탑을 찍음
B. 맥길 풀업: 싱글 세트 8회
B. 바벨 슈럭: 3×10
C. 슬래드 드래그: 100야드×2
C. 파머스 워크: 100야드×2

CHAPTER 13
힘들게 얻은 훈련의 지혜

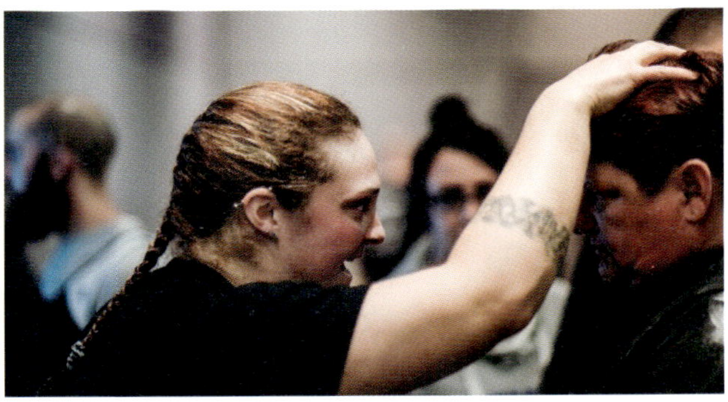

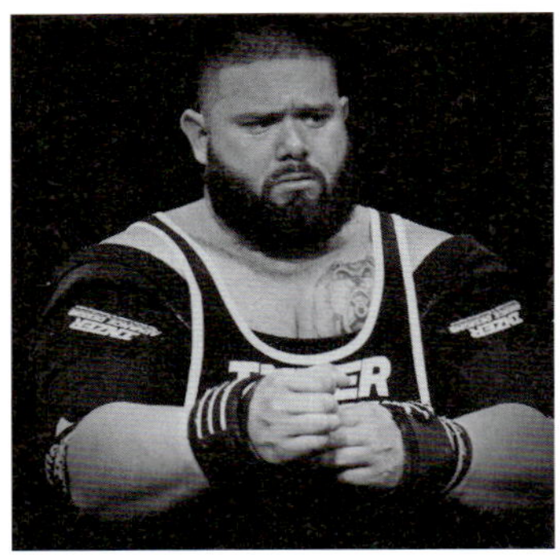

편안한 일상과 궁극적인 퍼포먼스는 공존할 수 없다.

훈련에 임하는 사고방식과 접근 방식

2013년 5월 맥길의 연구실에 갔을 때, 초기 평가 후 우리가 처음 한 것 중 하나는 블록에서 데드리프트를 하여 그가 나의 자세를 평가하는 것이었다. 그는 내가 빈 바벨을 얼마나 무성의하게 다루는지 바로 알아차렸다. 단지 자세뿐만 아니라, 사고방식과 접근 방식에서도 말이다. 이러한 느슨한 마음가짐은 그가 나의 재활 과정에서 가장 처음 다룬 것이다. 당신도 훈련에 임하는 사고방식과 접근 방식에서 철저한 태도를 갖추기를 권한다. 아무리 가벼운 중량이라도 (훈련에서 사용하는 중량은) 당신의 체중보다 '높은 무게'이며, 그 무게를 존중하지 않으면 대가를 치르게 될 것이다. 세계 챔피언 스트렝스 선수라도 적절한 접근법과 기술을 사용하지 않는다면, 강아지들을 차 뒷좌석에 실어 올리는 쉬운 일에도 디스크가 터지고 근육 경련이 일어날 수 있다. 어떤 때이든, 상황이든, 어떤 중량이든 상관없이 진지하게 다루지 않으면 문제가 생길 것이다. 24/7 선수의 마음가짐을 가져야 한다.

고중량에는 그에 걸맞은 태도가 필요하다

다루는 중량이 무거워질수록 정신적, 육체적 오류의 여지가 없어야 한다. 예전에 나는 훈련에서 다루는 중량이 세트가 이어지면서 중간 수준에서 고중량으로 가게 되면 여기에 맞춰 내적 용광로(정신적인 부분)도 조절해 왔다. 미지근한 온도에서 조금 뜨거운 정도, 그리고 쇠를 녹일 것같이 뜨겁게. 하지만 이처럼 천천히 온도를 높이는 것은 큰 실수로 밝혀졌다. 스스로를 의식하거나 체육관의 다른 사람들이 당신을 어떻게 보는지에 대해 걱정할 여유 따위는 없다. 부상을 딛고 사고방식을 조정한 이후, 나는 훈련을 할 때 내적 용광로를 처음부터 최대로 가동하고, 고중량을 다룰 때쯤이면 이미 활활 타오르고 있는 상태가 되게끔 한다. 이렇게 시작하면 세트를 진행하면서 자연스럽게 몸에 불이 붙고 중량도 올라간다. 훈련을 하는 날에는 시작부터 마지막까지 죽을 힘을 다해 싸울 준비를 한 상태로 바벨로 간다. 완벽한 자세를 통해 쌓아 온 토대를 믿고, 테크닉을 손상시키지 않고, 부상을 입지 않으면서 이 전쟁터를 버텨 낼 수 있는 컨디션을 갖췄다고 믿어라.

시각화

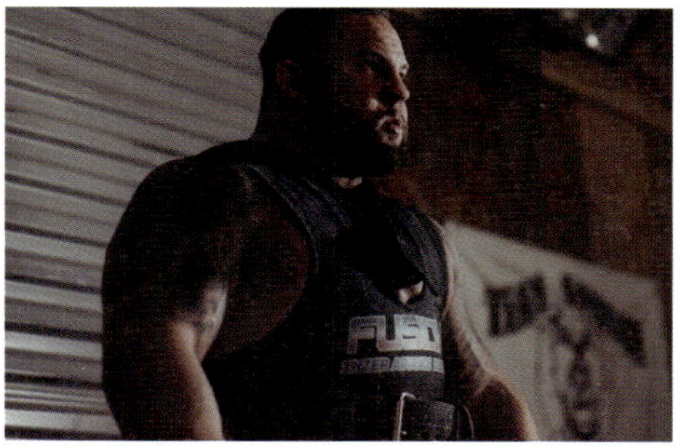

리프팅을 하기 전 모든 순간, 나는 내가 하고자 하는 것에 대해 시각화를 한다. 외부에서 어떻게 보일지, 어떤 느낌이 들지, 모든 요소들이 얼마나 흠잡을 데 없이 매끄럽고 쉬운 리프팅으로 귀결될지에 대해 확신을 가지려고 한다. 친구, 동료 또는 고객과 함께 리프팅을 한다는 것은 좋은 본보기를 보여야 한다는 압박감을 더하고, 더 세밀하고 올바른 이미지를 가지기 위해 더 열심히 집중해야 한다. 매 세트마다, 나는 가능한 모든 신체 조임, 강렬하고 강력한 이미지를 사용하여 내가 가진 역량의 최대치를 내보이기 위한 연습을 마음속으로 가진다. 나는 의도적으로 마음속에서 투쟁 또는 도피 반응을 촉발시키는 극단적인 시나리오를 만들곤 한다.

때때로 나는 동기 부여를 하기 위해 스스로와 일종의 심리 게임을 한다. 내가 제대로 셋업을 하지 못하고 이 중량을 정복하지 못하면 스스로를 겁쟁이라고 부를 것이다. 나를 무시하고 저평가하며, 혹은 내가 다시 실패의 나락으로 떨어지길 바라는 사람들이 있고, 그들에 대한 분노를 되새기는 생각도 해본다. 리프팅을 하는 동안에는 행복을 위한 공간은 없다. 절대로. 이것은 재미로 하는 일이 아니고 게임도 아니다. 이것은 삶이나 죽음이 달린 일이며 누군가는 이러한 점을 명심해야 한다. 어떤 때는 내가 다칠까 봐 두려운 것이 아니라, 결코 실패해서는 안 되는 중량을 달성하지 못할까 봐 두렵다. 나는 분노에 도달하기 위한 작업을 한다. 내가 난처해지거나 당황하게 되는 상황에 대해 분노하는 것이다. 이와 같은 사소한 작업들이 중량이 가득 실린 바벨로 다가갈 때 나를 더 날카롭게 벼려 준다.

단지 아주 조금만 더 나아진다면, 이전보다 더 예리해지고, 향상되며, 또는 더 준비가 잘된 것으로 여겨지는 매우 작은 요소들이 있다. 어떤 사람들에게는 이렇게 사소한 것들을 중요시 여기는 것이 어리석게 보일 수도 있다. 하지만 삶과 관련한 일들은 이처럼 사소한 것을 중요시 여겨야 한다는 공통점을 보인다. 우리는 연설, 건배 제안, 강연, 심지어 싸움에 대비해 미리 연습하지 않는가? 매일 하는 리프팅도 그래야 한다. 성공하기 위해서, 당신은 목표를 달성할 수 있다고 믿어야 하고, 실제로 그것을 하는 것을 상상하는 것보다 이런 자신감을 쌓을 수 있는 더 좋은 방법은 무엇일까? 성공을 상상하는 것은 성공하기 위한 수련의 또 다른 방법이다.

이와 같은 자신과의 대화는 극소수의 사람들만이 실제로 이해할 수 있다. 하지만 항상 성공하지는 못할 것이고, 그래도 괜찮다. 하지만 당신이 0.5톤이 넘어가는 중량을 다룬다고 할 때, 당신은 대부분의 사람들이 결코 갈 이유가 없는 곳에 가봤을 것이다. 만약 천연 흥분제과 호르몬의 증가로 육체에 놀라울 만한 힘을 발휘하는 정신의 힘을 의심한다면, 좋아하는 음식을 생각만 해도 입에서 침이 쏟아질 때마다 일어나는 강력한 화학 반응을 생각해 보라. 당신은 시각화visualization를 통해 '게임의 속도를 높일 수 있는' 힘을 가지고 있다. 이는 정신적이고 영적이면서도 과학적인 수행이다.

대회를 준비하면서 시각화와 자기 대화가 나의 정신 게임에 어떤 영향을 미쳤는지 알려 주려 한다.

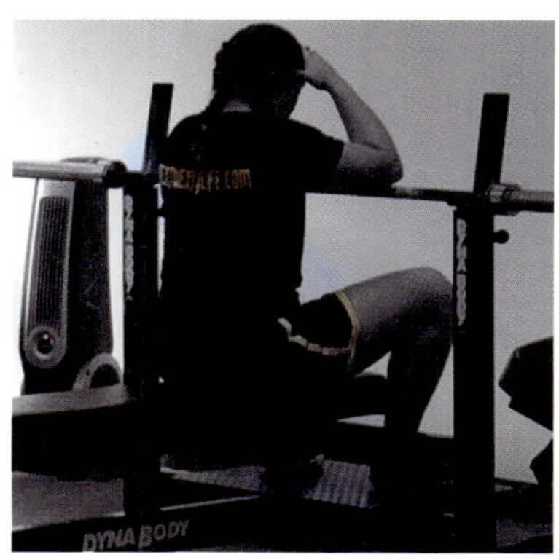

전날 밤

스쿼트나 데드리프트 고중량을 훈련하기 전날 밤, 나는 사전 시각화를 시작한다. 다음 날 아침에 할 모든 것을 머릿속으로 해 본다. 무엇을 입을지, 어떻게 헬스클럽에 갈지, 중량을 얼마나 칠지. 체육관으로 운전하는 동안 들을 음악에 대해서 선택하고, 워밍업은 어떻게 구성할 것이며, 바벨을 들기 전 땀을 얼마나 뺄지를 생각한다. 훈련을 진행하면서 플레이트가 하나씩 쌓여 가지만, 세트가 진행되면서 더 가볍고 쉬운 느낌이 든다. 나의 팀은 내가 완벽한 자세로 리프팅을 해치우는 것을 보고, 격려를 위해 내 등을 내려치고 내 귀에 고함을 치는 것을 상상한다. 나의 정신적인 리허설은 이렇게 끝난다. 그러고 나서 다음 날 실제로 상상한 바를 하러 간다. 나는 이미 한 번 시행착오를 겪었다. 이제 다시 한 번 더 해 볼 시간이다!

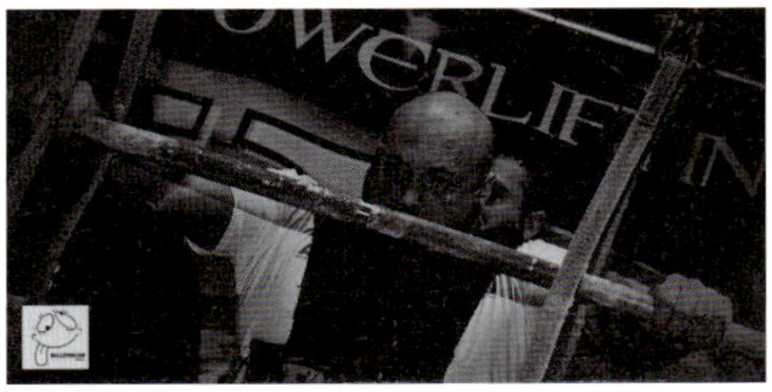

게임 데이

실제 시합 전날 밤에도, 나의 정신적인 루틴은 매우 유사하다. 나는 푹 쉬기 위해 조금 일찍 잠자리에 든다(비록 올빼미족인 나의 일상과는 조금 다르지만). 잠들기 전에 침대에 누워서 다음 날 어떤 일들이 벌어질지 생각해 본다. 매 시합 때마다 마지막이 될 수도 있겠다고 생각하지만, 부상 후 다시 경쟁의 무대에 설 수 있는 것조차 고마운 마음이 든다. 재활과 훈련에 전념한 모든 시간이 끝난 후, 이 모든 노력을 한 내 몸과 마음에 빚을 졌다고 생각한다. 이런 기대감, 불안감, 절대적인 준비감은 중독성이 있다. 나의 정신은 이내 투쟁이나 도주를 자극하는 회로에 연결되기 시작한다. 나는 나의 몸이 13~14시간 안에 리프팅에서 중요한 순간이 닥쳤을 때 무엇을 해야 할지 알 것이라는 확신감이 들었다. 이 고양감을 인정하고, 흥분을 가라앉히고, 흘러가게 내버려 두면서 나의 마음을 좀 더 중립적인 평화로운 상태로 되돌린다. 아드레날린을 태울 필요가 없다.

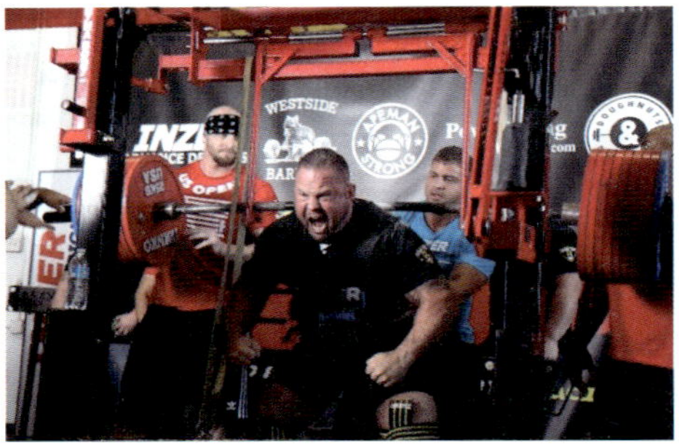

대회를 준비하는 기간 동안, 체중을 줄여야 하는 것이 아니라면, 훈련 전 매 주말마다 평소 먹던 것을 챙겨 먹어 새로운 변수를 만들지 않고 일상적인 느낌이 유지되도록 한다. 경기 당일, 대회장에 매우 일찍 도착한다. 그리고 그날 무엇이 필요한지, 관중들은 어떨지, 내가 리프팅을 하는 동안 그들이 무엇을 보고 생각할지, 그리고 경기를 수월하게 치를 수 있는 나의 모습에 대한 시각화를 다시 연결한다. 그러고 난 뒤 나는 항상 밖으로 산책을 나가 기도를 한다.

부상 없이 대회를 잘 치를 수 있기를. 내가 할 수 있는 최선을 다하고 리프팅을 성공할 수 있기를. 그리고 전문가로서 내 자신을 잘 다루기를 기도한다.

기도를 마친 후에는 조금 더 걸으면서, 부상으로부터 건강을 되찾기 위해 올바른 조치를 취하지 않았다면 얼마나 멀리 돌아갔고 지금은 어디에 있을지를 생각해 보고 감사한 마음을 가진다. 나는 그 순간에 만족한다. 그리고 언제든 지금 가진 것들이 사라질 수 있다는 점과 그렇지 않게 방심하지 않아야 한다는 것을 깨닫는다.

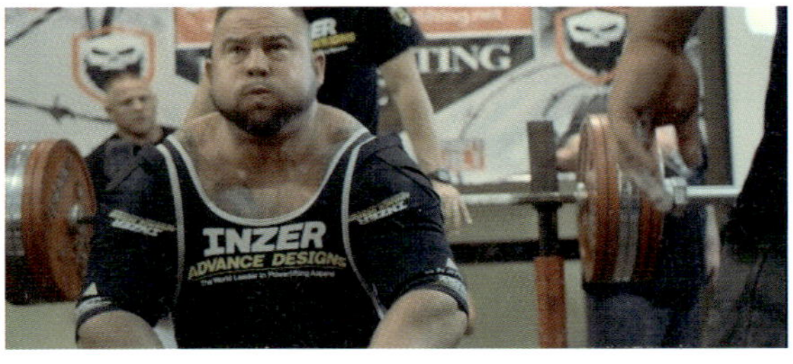

마지막 카운트다운

경기장으로 돌아오고 나서도, 나는 페이스를 조절하면서 꾸준히 스스로와의 대화를 유지한다. 내 몸에 대한 목록들을 가지고 몸의 상태를 점검한다. 이 순간에는 아드레날린의 너머를 보고 다시 한 번 스스로에게 솔직해지는 것이 중요하다. 기분 나쁜 요소는 없는가? 아픈 곳은 없는가? 평상시와 다른 것은 없는가? 어떤 조정을 해야 하는가? 여기서 무언가 해야 할 일이 생긴다면 바로 조치를 취한다. 카페인을 더 많이 섭취해야 할 수도, 고관절을 워밍업시켜야 할 수도, 집중력을 다시 가다듬어야 할 수도 있다. 경기가 시작될 때까지 시간이 얼마나 남았는지에 따라 워밍업을 시작하거나, 밥을 먹거나, 드링크제를 마시거나, 핸들러/코치에게 가서 경기 계획을 다시 점검한 다음, 잠시 앉아서 집중력을 유지해 본다. 워밍업으로 첫 번째 스쿼트 세트를 하기 전까지는 앞에서 논의했던 내면의 불을 제대로 피우기 시작하지는 않는다. 첫 워밍업 세트에 이르러서야 모든 대화를 멈추고 내면의 용광로를 작동시키면서 투쟁의 본능을 불러일으킬 준비를 한다. 그리고 어느덧, 경기장으로 나갈 순간이 다가오고, 바벨로 걸어간다. 이제 시작의 순간이다.

육체적인 신호

맥길 교수는 어떤 중량을 다루는지와는 관계없이, '몸과 마음을 깨우기'(CNS 자극) 위해선 바벨에 다가가기 전에 으르렁거리고/기합을 넣으며 바닥을 쿵쾅거리라는 조언을 하였다. 날카로운 고함을 지르는 것도 좋다. 나는 이러한 방법이 부엌이나 책상에서 무언가를 들 때에도 마치 중량이 가득 실린 바벨로 다가갈 때처럼, 나의 근육을 잘 조이고, 매우 단단한 물건을 제대로 움켜쥐게 해 주며, 기합을 넣게 한다는 사실을 깨닫게 되었다. 이러한 습관과 신호가 나의 정신 속에 새겨진 것이다. 좀 이상하게 들릴지 모르지만, 이 희한한 소리는 나의 '24/7 운동선수' 정신 상태의 부산물 중 하나였다. 사람들은 연습이 완벽을 만든다고 말한다. 그리고 나는 이 패턴을 제 뇌에 더 많이 연결시킬수록 체육관에서 필요할 때 더 쉽게 접근할 수 있다는 것을 발견했다.

트랩 슬랩 및 아드레날린

당면한 과제에 대해 정신적으로 각성할 때, 어떤 선수들은 소리를 지를 것에 반응하거나, 어떤 선수들은 격려의 한마디(혹은 다른 종류의 한마디)에 반응한다. 혹은 혼자만의 시간을 좋아하는 선수도 있다. 반면, 나는 많은 스트롱맨과 파워리프터가 그러는 것처럼 뺨을 때리는 것에 잘 반응한다. 이런 일을 하는 것은 도피 또는 투쟁(교감신경활성)에 수반되는 아드레날린 충전을 위해서이다. 개인적인 생각에는 이러한 액션은 지나치게 생각이 깊어지는 일을 없애고 싸울 시간이란 것을 일깨워 주는 작업이라고 생각한다. 일부 선수들의 경우 '각성'에 너무 오랜 시간을 들이기 때문에, 극단적인 자극을 통해 지나친 생각을 접고 무대로 바로 나갈 수 있는 계기가 필요하다. 주의: 이런 방법을 사용했을 때에 벌어질 수 있는 두 가지의 잠재적인 부작용이 있다. 1. 너무 강하게 머리 근처를 맞으면 순간적인 뇌진탕이 일어날 수 있고(실제로 봤다) 이로 인해 리프팅도 망치고 그날 하루를 망칠 수 있다. 2. 어떤 이들에게는 지나치게 흥분하고 아드레날린이 가득 차게 되면 바벨 아래에서 자동적으로 나오는 운동 패턴을 발휘할 수 없게 하고 뇌의 작용을 멈추게 할 수도 있다(이런 일이 더 흔히 일어난다).

일단 체육관에서 자신에게 맞는 각성법들을 연습해 보라. 나는 이런 각성법을 연습해 보는 것을 중요시 여겼다. 다시 한 번 강조하자면, 승모근 근처의 살을 찰싹 때려야지 목이나 등에 펀치를 날려서는 안 된다는 것이다(특히 머리 근처). 바보 같아 보이는 방법 같겠지만, 당신만의 동기 부여 방법을 찾고 기준을 세워라. 중심점을 잡고 필요한 경우에만 각성 스위치를 켜라. 필요한 순간이 아니라면 당신, 혹은 파트너의 부신과 몸을 혹사시키지 않도록 한다.

모든 사람들의 신경망은 다르게 연결되어 있다는 점을 기억하라. '게임 데이'에 대한 정신적 준비의 좋은 예를 하나 더 보자. UFC 선수들이 라커룸에서 나와 옥타곤으로 들어가는 모습을 떠올려라. 어떤 선수들은 DMX와 같은 강렬한 음악이 경기장 내에 울려 퍼지는 동안 완전히 흥분한 모습으로 이리저리 뛰어다니며 점프를 한다. 자신의 얼굴을 툭툭 치고 주먹을 움켜쥔다. 내적인 강렬함이 겉으로 드러나 보인다.

반대로, 다른 선수들은 천천히 걸어 나오며 차갑고 침착한 상태로 마치 수도승처럼(전통적인 무술가처럼) 태연히 걸어 나온다. 부드럽고 안정된 음악을 배경으로 걸어 나가 자신의 시간을 태연하게 기다린다. 이런 부류의 사람들은 외부적으로 보이는 쇼 없이 스위치를 켜는 자신만의 방법이 있다.

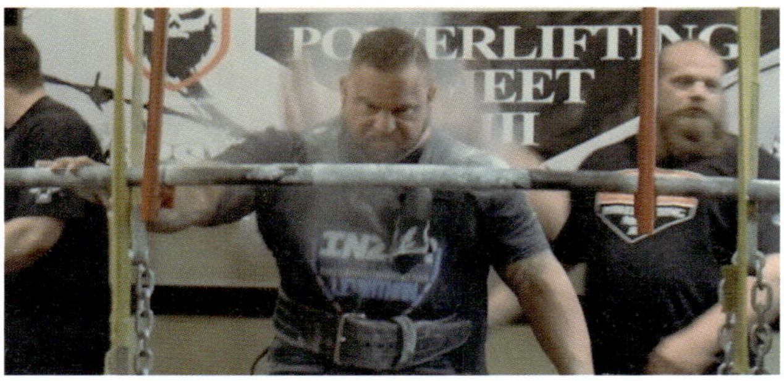

브라이언의 멋진 트랩 슬랩!

일관성과 자동적인 느낌

체중이 늘거나 대회 준비를 하는 동안 접근 방식과 신체에 큰 변화가 일어나서는 안 된다. 이것이 바로 우리가 훈련에서 적절한 접근법과 자세, 그리고 강도를 연습하는 이유이다. 이를 통해 적절한 기술이 당신의 제2의 천성이 되도록 하는 것이다. 신체는 자연스럽게 더 높은 부하 수준에 대응하는 몇 가지 조정을 할 것이다. 이러한 조정들이 최소한으로 일어나고 자세 또는 강성을 크게 뒤바꾸지 않는 것이 좋다. 예를 들어, 나의 고관절은 다른 리프터들과 마찬가지로 매우 타이트하고 이 부위는 과가동성이 나타나지 않는다. 매우 가벼운 중량으로도 엉덩이를 낮게 내려오는 것이 힘들지만, 고중량으로 규정된 깊이의 스쿼트를 하는 것에는 문제없다. 내가 말하고자 하는 핵심은 다음과 같다. 비록 고관절 가동성과 건강에 주의를 기울이고 있긴 하지만, 나는 의식적으로 타고난 가동성 범위 이상을 만들려고 하지 않는다는 것이다. 그저 필요할 때에만 가동성을 미세하게 조정할 뿐이다. 비록 저중량으로도 깊은 스쿼트를 하긴 힘들지만, 절대로 스쿼트 깊이를 위해 자세를 희생하지는 않을 것이다. 정규 자세에 도달하는 정도로만 깊이 앉고 그곳에 머무를 뿐이다. 어떤 중량을 사용하든 타협은 없다.

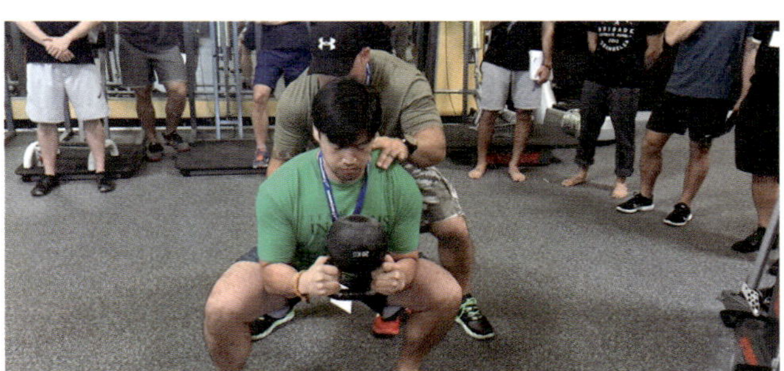

지표

나는 항상 코치와 훈련 파트너에게 훈련하는 날마다, 그리고 대회에서의 리프팅 사이에는 반드시 어떻게 보이고 있는지에 대한 피드백을 달라고 한다. 리프팅 모습을 영상으로 기록하고 반복해서 보고 난 뒤, 함께 보면서 그들의 의견을 다시 묻는다. 나는 '예스맨'의 의견이 아닌 잔인할 정도로 정직한 피드백을 받길 원한다. 다른 사람의 시각은 종종 나의 문제를 파악하는 데 도움을 준다. 내 자세는 잘 잠겨 있고 정상적인 모습을 보이는가? 스쿼트를 하는 동안 이러한 자세를 보이는 이유는 무엇인가? 다음 세트에서는 어떻게 하면 더 잘 조정할 수 있을까? 코치들에게 나의 흠을 듣는 것은 불편하고, 내 스스로가 그러한 흠을 찾게 되는 것은 이보다 더 짜증나는 일이긴 하지만, 그 말을 들어야 한다는 것을 알고 그에 맞게 조절한다. 약간의 분노는 문제되지 않는다. 아무 것도 모르고 항상 행복에 젖어 있고 만족감에 사로잡혀 있는 것보다 낫다. 만족은 평범함을 낳고 탁월함의 적이다. 이러한 대화 및 영상 피드백은 내 몸에서 어떤 느낌이 나는지에 대한 스스로의 판단과 결합되어, 즉시 또는 이후의 훈련 기간에 다룰 수 있는 영역의 지표를 제공한다.

지표의 예: 부상에서 돌아왔을 때, 나의 고관절은 종종 매우 뻣뻣하고 너무 타이트해지곤 했다. 이제는 고관절이 너무 뻣뻣하다고 느껴지면, 먼저 워밍업을 제대로 했는지 확인하고, 만약 그렇다면, 그 주의 훈련에는 약간의 가동성 훈련을

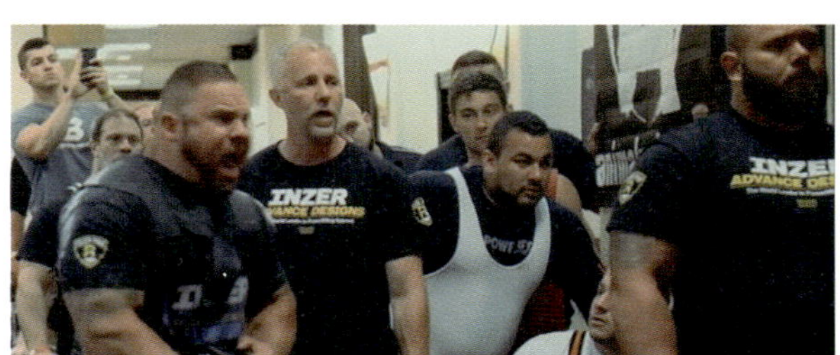

포함시켜 제대로 작동할 수 있게 한다. 확인된 약점을 적절하게 강화시킬 수 있는 운동을 알고 있는 것이 매우 중요하다. 맥길 박사는 나의 고관절을 위해 케틀벨 고블릿 스쿼트를 알려 주고, 바텀 위치에서 좌우로 움직이면서 고관절을 여는 방법을 가르쳐 주었다.

음악

음악에 대해선 맥길 박사와 나는 서로 다른 의견을 가지고 있는데, 이는 나의 백그라운드 때문이다. 파워리프팅 대회와 파워리프팅 체육관에는 언제나 하드 뮤직으로 가득 차 있고, 온갖 종류의 집중을 방해하는 요소들로 가득 차 있기에, 나는 필요할 때마다 이러한 것들을 조정하는 데 익숙하다. 이와는 대조적으로 맥길 박사는 선수들을 만날 때, 그리고 그들을 위해 세심하게 일할 때 산만함 없이 집중하기 위해 조용한 환경에서 일하고자 한다. 그는 껌을 씹는 것을 허락치 않는다. 그리고 선수들의 눈을 보기 위해 모자도 허용하지 않는다. 나는 아드레날린을 증가시키고 집중력과 최대의 추진력을 북돋아 주는 몇몇 음악들이 있다는 사실을 알았다. 나는 나만의 '공간'에 들어가면 대부분의 경우, 주변의 소음들을 의식하지도 않는다. 훈련을 할 때, 음악은 내면의 대화를 조절하는 데 방해가 되는 통제할 수 없는 변수로 볼 수도 있다. 반면, 우리는 모두 자신만의 '각성용' 음악 리스트가 있을 것이다. 이러한 음악들은 리프팅을 할 때 집중력과 고양감을 높일 수도 있다. 이런 종류의 음악은 도움이 될 수 있고 에너지 부스터로서 당신에게 유리하게 사용될 수 있다. 나의 의견으로는, 바벨 아래에 있을 때 당신을 방해하지 않고, 리프팅을 하기 전에 무슨 음악이 나와야 집중이 잘 될지 걱정하지 않는다면 음악은 큰 문제가 아니다. 만약 꼭 선택해야 한다면, 나는 Pantera 앨범 혹은 대회에서 울리는 음악과 비슷하면서도 당면한 과제에 집중할 수 있는 음악을 선택할 것이다. 나는 음악을 '감상용'이 아니라, 바벨에 집중할 수 있는 환경을 조성해 주는 배경 소음으로 생각한다. 내게 있어 음악은 집중력을 강화시켜 주는 용도이지만, 만약 그 이상으로 음악에 집중하게 되어 리프팅에 방해가 된다면, 즉시 음악을 꺼 버린다.

하지만 어떤 이들은 훈련 중 음악을 듣는 것에 대해 다르게 생각하는 것 같다. 소위 운동선수라고 불리는 사람들이 이어폰에 들리는 음악 소리에 맞춰 춤추고 노래를 따라 부르면서 바벨로 다가가는 모습을 보면 울화통이 터진다.

그들은 리프팅을 시작하면 바로 게임 페이스(진지한 상태)로 돌입할 수 있다는 헛된 믿음을 가지고 있다. 파워리프팅에 대해 집중하지 못하는 이러한 태도는 매우 실망스러울 뿐인데, 특히 어린 리프터들이 이러한 잘못된 예를 따르면서 괜찮다고 생각하게 만든다는 점에서 더욱 화가 날 뿐이다.

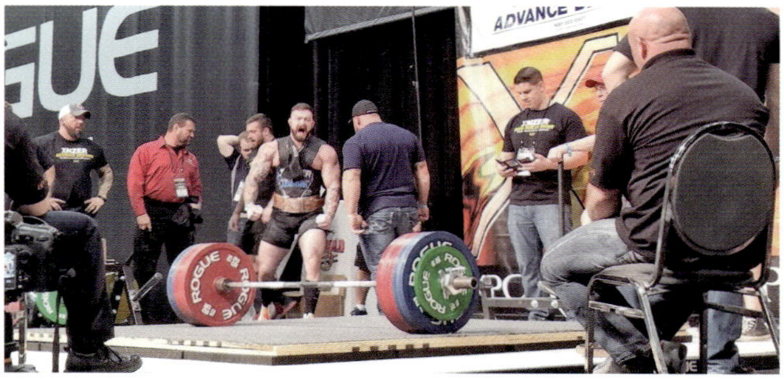

중량이 실린 바벨로 접근할 때에는 단 한순간이라도 신경을 분산시킬 만한 것을 허용해서는 안 된다. 리프팅에 대한 당신의 초점을 흩뜨리는 것이라면 그 어떤 것이라도 제거하라. 어떤 경우에는 당신이 바벨 아래에 있을 때 입을 다물지 않고 시끄럽게 하는 훈련 파트너일 수도 있다. 만약 당신의 파트너가 리프팅에 대해 심각하게 받아들이지 않고, 당신처럼 한계를 극복하기 위해 노력하지 않고, 건강을 유지한다는 목표를 가지고 있지 않다면, 당신은 어떤 방법을 강구하고서라도 그를 쫓아낼 필요가 있다. 이러한 사람들은 당신의 용광로를 뜨겁게 하지 않고 에너지를 흩뜨리는 불필요한 방해꾼의 여러 요소 중 하나일 뿐이다. 플로리다 잭슨빌에 있는 작은 개인 파워리프팅 체육관인 Team Samson에서 15년간 훈련하면서, 우리는 모든 방해꾼들의 유형을 경험해 보았고, 그들을 그만두게 하거나 그들 스스로가 노력하는 과정을 따라오지 못해 도망가기도 했었다. 준비도 안 된 채 사자의 굴로 헤매는 사람들에게는 감당하지 못하는 일들이 벌어진다.

SECTION FOUR

CHAPTER 14
은퇴: 물러나야 할 때를 알기

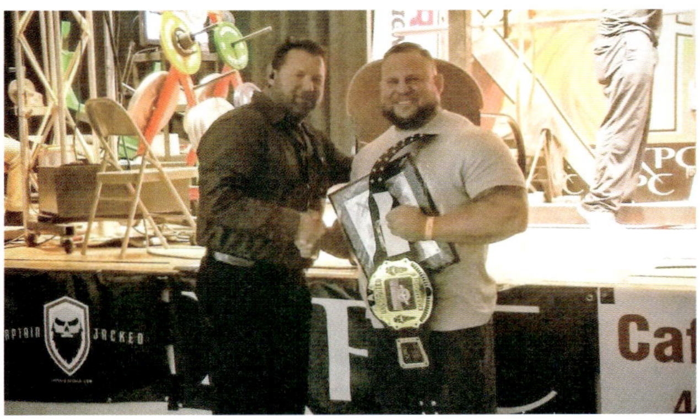

2017 아놀드 클래식 종합 우승. 나의 마지막 대회

어떤 일이든 때가 있다. 지혜는 나이가 들어감에 따라 차곡차곡 쌓이게 되는데, 나 역시 경력이 쌓이면서 챔피언이자 한 분야의 리더가 되기 위한 훈련에 대한 귀중한 통찰력을 가지게 되었다. 그리고 엘리트 선수로서의 삶을 유지한다는 것이 건강한 삶을 유지하는 것과는 거리가 있다는 사실도 받아들이게 되었다. 통계는 냉정한 현실을 보여 준다. NFL에서 매년 경력을 쌓고 있는 프로 풋볼 선수들을 보면, 평균 수명이 3년 정도 줄어들고 있는 것으로 보인다. 파워리프터의 수명에 대해서는 아직 공식적으로 연구된 바는 없지만, 그와 비슷한 통계를 볼 수 있을 것이라는 것은 예상 밖의 일이 아닐 것이다.

많은 스트렝스 선수들이 판막에 가해지는 높은 혈압으로 인해 심부전으로 일찍 사망한다. 근비대에 초점을 둔 훈련 프로그램도 심장을 비대하게 만든다. 뻣뻣하고 강력한 심장은 종종 펌프 기관인 심장의 효율성을 낮춘다.

거대한 근육량을 가지고 있고, 이 정도의 근육 부피를 유지하기 위해 필요한 식사의 요구 조건은 건강한 신체에서 보통 요구되는 조건의 한계를 돌파하는 혈액 상태를 만들어 낸다.

매년 242파운드의 체급으로 1위의 자리를 유지하고 있고, 부상으로부터 복귀한 뒤에도 세계 신기록을 갱신하는 등의 좋은 성적을 이어 갔지만, 나의 몸은 육체적인 스트레스와 동반된 노화와 함께 필연적인 손상과 마모의 조짐을 보이고 있었다. 나는 이제 대가를 치러야 하는 날이 결국 오게 될 것이라는 것을 알고 있었다. 모든 위대한 선수들은 자신의 수명이 정해져 있고 영원한 것은 없다는 현실을 직시해야 할 것이다.

시간이 흐르고 해가 거듭될수록, 나의 사업과 리프팅에서 요구되는 바들이 내 리프팅 성장을 막기 시작했다. 한때 '취미'로 생각했던 리프팅이라는 것이 이제 내 삶의 중심이 되는 거대한 세계로 발전하게 되었지만, 이제는 경쟁적으로 리프팅을 할 수는 없는 상황들이 도래한 것이다. 이제 다음 단계로 나아가야 할 때이다.

문제의 조짐들이 보이기 시작했고, 구체적인 지표들이 나타났다. 육체적인 것보다는 정신적인 측면들이 나를 가라앉히고 있었다. 물론 나의 몸은 아마도 몇 년간은 더 견뎌 줄 것이고 기록들도 더 세울 수 있을 것이다. 하지만 무엇 때문에 계속해야 하는가? 내가 증명해야 할 것이 더 남아 있는가? 이것이 스스로 답을 내려야 하는 것들이었고, 당신 스스로도 자신에게 물어야 할 것이다. 남은 과즙을 쥐어짜내야 할 가치가 있는가? 이제는 은퇴하고, 체중을 줄이고, 리아와 남은 삶을 헌신적으로 보내야 할 때이다.

나는 2013년 5월 맥길 박사의 연구실에 있던 그날을 자주 떠올리곤 한다. 나는 그에게 나의 스포츠에서 단지 몇 년만 더 머무르고 싶다고 하였고, 내가 쫓던 몇 개의 숫자들을 맞추는

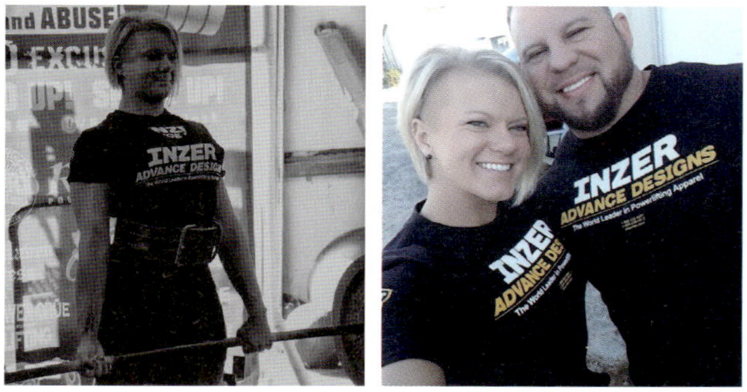

리아가 리프팅을 막 끝내고 있다. 나는 심지어 아내와 함께 대회에 참가하기도 했다!

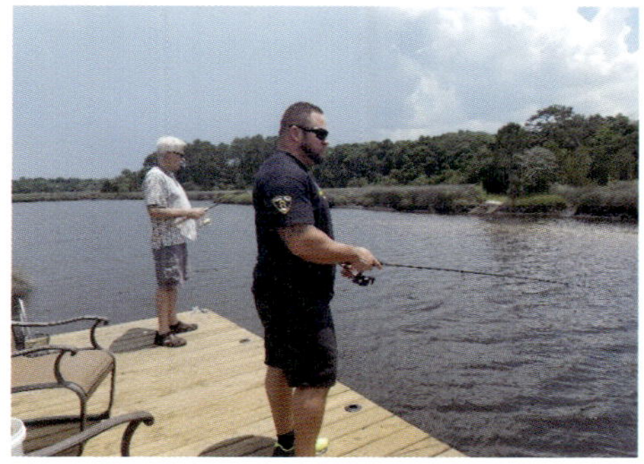

한 교수와 한 선수. 여행을 하며 멋진 한때를 보냈다!

데 남은 시간을 쓰고 싶다고 말했다. 이것을 완수한 후에는 나는 내 리프팅 경력에 만족하고 끝낼 것이다. 맥길 박사는 이때 내게 주의를 주었다. 맥길 박사는 우리가 나의 통증을 없앨 수 있다고 생각했지만, 솔직히 내가 다시 바벨 아래로 들어가도 된다고 격려하는 것에는 망설임을 보였다. 그는 내가 심각한 부상을 입었을 뿐만 아니라, 내 나이가 많은 스트렝스 선수들이 은퇴하는 시점에 가까워지고 있다는 점을 분명히 알고 있었다. 4년여 전의 일이지만, 이때의 깨달음은 아직도 어제 일처럼 생생하다. 나는 가장 열정적이었던 그 어느 때보다 더 강한 열망으로 역경을 이겨 낸 것에 대해 매우 자랑스럽고 감사하게 생각한다. 이 '두 번째 기회'가 머지않아 '시간의 사신'이라고 불리는 불패의 투사를 다시 맞이해야 한다는 사실을 바꾸지는 않는다. 나의 시간은 한동안 멈추어 있었고 이제 물러날 때가 되었다는 것은 자명한 사실이었다.

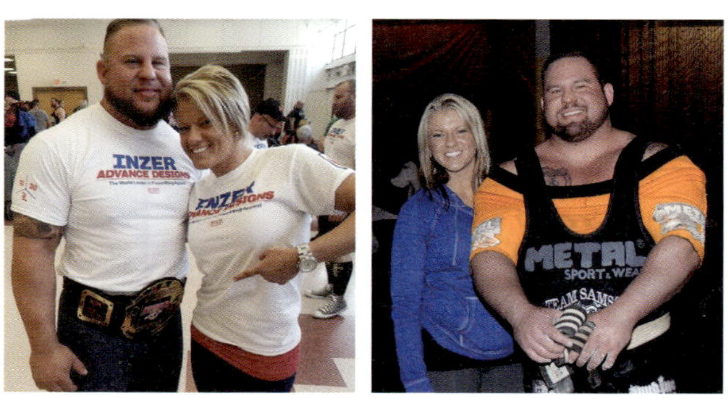

242파운드 vs 275파운드. 그리고 지금은 훨씬 더 건강한 상태이다! 2017년, 아놀드 242파운드 클래스에서 총 2,615파운드로 우승하였다. 오른쪽의 2012년 아놀드 대회 우승자는 275파운드 체급에서 총 2,600파운드를 기록했지만 통증에 사로잡혀 있었다. 나는 부상 이후, 컴백을 위한 모든 것 그 이상을 하였다. 이제 누구에게도 증명할 것이 남아 있지 않았다.

내가 하고 싶었던 두세 가지 일을 이루지 못한다는 것에 대한 잠재적인 후회는 자포자기하는 심정으로 무리하게 밀어 붙여 망가진 몸으로 남은 세월을 살아가면서 수십 년간 후회하는 것과 비교하면 아무것도 아니다. 나는 멍청한 사람이 아니다. 비록 나의 움직임과 훈련이 일상적인 통증은 없애줬지만, 수년간 근육, 힘줄, 인대에 누적된 외상들은 앞으로 다른 성격의 불편함과 통증을 주기 시작할 가능성이 컸다. 은퇴한 선수들에게 들은 바에 따르면, 이런 것들은 그만두기로 결심했을 때 슬그머니 다가와 자신의 본모습을 드러내는 경향이 있다고 한다.

나는 은퇴를 한 뒤에도 리프팅, 걷기, 그리고 잘 먹기에 대한 계획을 멈추지 않을 것이다. 이전과의 차이는 다가오는 경쟁 시즌에 대한 압박감이 없는 것뿐이다. 여전히 다양한 종류의 스쿼트, 벤치, 그리고 데드리프트뿐만 아니라 맥길의 빅 3를 할 것이다. 잭슨빌에서 팀원들과 함께 훈련도 계속할 것이다. 하지만 물론 이전보다는 훨씬 가볍게. 아마도 나는 파워빌더가 될 것 같다! 동료인 대니 베가, 터커 로켄과 함께 파워 빌딩에 관한 책을 쓸 것이다. 몸무게를 220파운드까지 줄인 다음, 결국에는 200파운드 가까이 가는 것을 목표로 삼을 계획이다. 리프팅 시즌을 대비하지 않는다면 265파운드로 돌아다닐 필요가 없다. 다시 건강한 체중으로 돌아가기 위한 과정은, 전반적인 건강과 장수하는 삶을 위해 해야 할 일이다.

이제 리프팅 경력의 마지막에 이르러 긴장을 풀고 나 자신에 대해 찾기 시작하면서, 인생의 2단계에 접어들기에 기대하는 많은 부분이 생겼다. 대회를 치르는 압박에 벗어나 대중과 대화를 하는 것, 글을 쓰는 것, 그리고 코칭하는 것에 천천히 노력을 집중하고 있다.

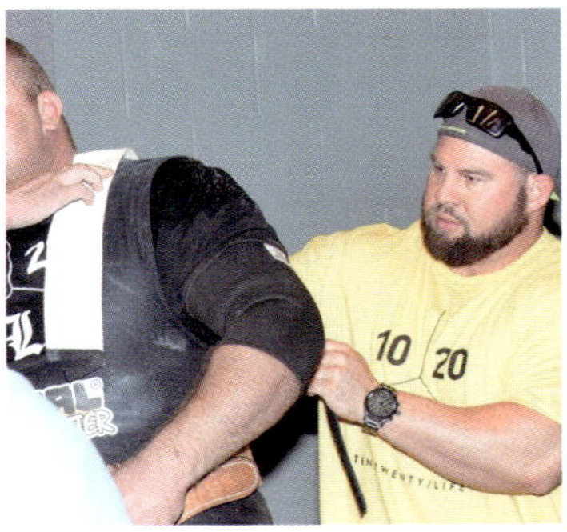

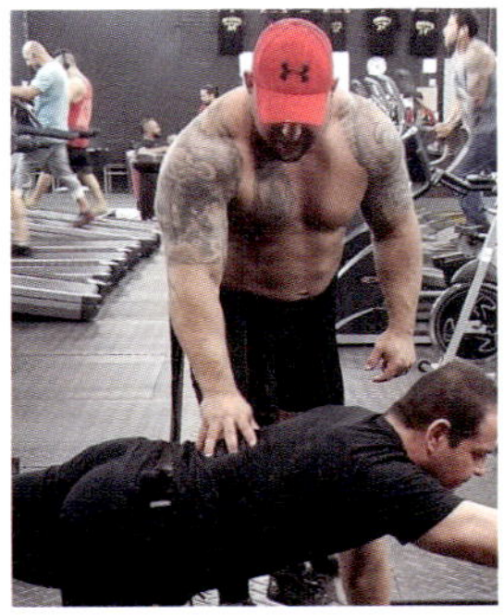

코칭은 나를 젊게 해 주는 일이다!

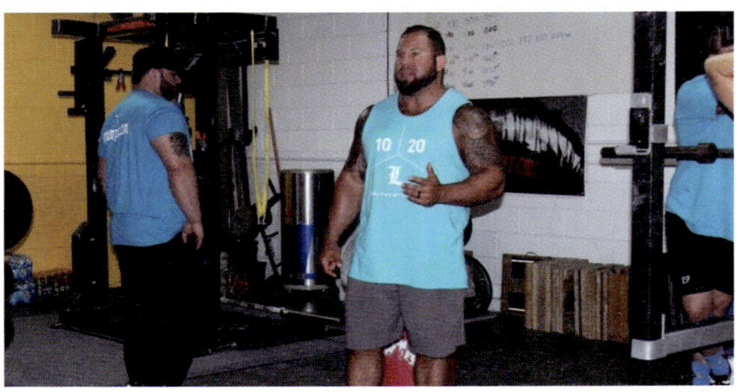

나는 5년 전보다 훨씬 많은 지식을 가지게 되어 내 몸이 조금만 더 젊었더라면 이 지식들을 적용해 보고 싶었을 것이다. 이제는 가능할 때마다 다른 이들을 돕고, 지나치게 공격적인 테스토스테론이 가득했던 남자가 저지른 뼈아픈 실수를 피하도록 그들을 안내하는 것이 나의 의무라고 생각한다. 모든 사람들이 나의 조언을 잘 받아들이지 않을 수 있다는 것을 잘 안다. 그저 내가 배운 교훈을 받아들일 성장과 발전에 개방적인 사람들과 나누고 싶을 뿐이다. 이 책에 담긴 과학적 사실들과 수년간 연구실 안팎에서 쌓인 경험과 지식들은 폐쇄적이고 완고한 사람들에게 비웃음을 사고 무시될 수도 있다. 그러한 사람들은 자기만의 답을 이미 정해 놓고 모든 것을 안다고 말하는 사람들이다. 이러한 유형의 사람들은 항상 '더 나은' 방법(잘 알려져 있지 않은)이 있다고 말하며, 당신과 인터넷에서 논쟁을 벌이고, 진실과 사실에 근거한 글들에 조목조목 반박하는 것에 행복감을 느끼는 이들이다.

나는 스트렝스 훈련에는 일률적으로 적용되는 왕도가 없다는 것을 체득하였다. 이 책과 그 안에 담긴 정보는 성공을 향한 위대한 출발이다. 그 메시지가 분명하고 큰 울림으로 전달되길 바란다. 나의 여정은 실패와 성공이 이어졌지만, 만약 스트렝스 선수들이 자신의 몸에 귀를 기울이고, 이 책에 설명된 방법들을 사용한다면, 회복에 대한 접근법과 궁극적인 퍼포먼스에 대한 자신만의 방식을 구축할 수 있을 것이라는 점을 배웠다.

나의 여정이 끝나려면 아직 멀었다. 나는 훌륭한 선수를 위대하게 만드는 것에 대한 연구를 지속할 것이고, 새로운 발견이 이루어지기를 고대하고 있다. 모두가 겸손하고, 추진력을 가지고, 호기심을 놓치지 않는다면, 우리는 모두 위대해질 수 있을 것이다.

CHAPTER 14

CHAPTER 15
결론

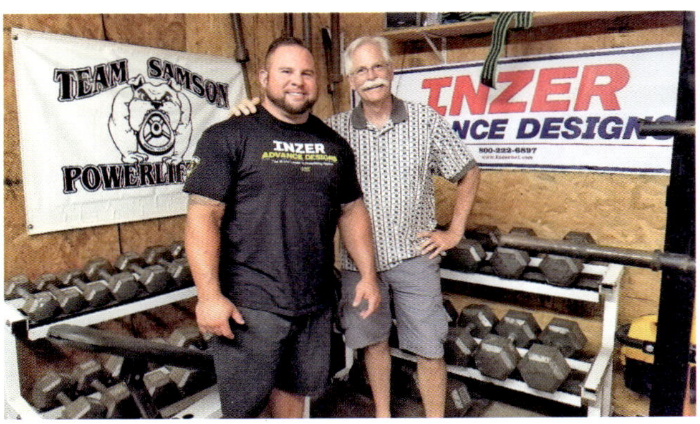

흰동가리와 아네모네, 얼룩말과 소등쪼기새, 선수와 교수 등 모든 상호 이익이 되는 관계에서는, 각자가 번성하기 위해 주고받기 관계가 형성된다. 브라이언의 부상을 회복시키기 위해 함께하고, 그를 리프팅의 영광스러운 자리로 복귀시키고, 그 뒤 이 책을 쓰게 된 것은 우리 두 사람에게는 놀라운 배움의 경험을 선사하였다. 처음에는 맥길 박사가 선생님이었고 브라이언이 전통적인 의미에서의 학생이었지만, 그 역할이 뒤바뀌는 경우도 있었고, 브라이언은 맥길 박사로 하여금, 스트렝스 선수가 경쟁을 위한 훈련에 필요한 다양한 요소들에 대한 이해를 깊게 만들어 주었다. 그 결과 두 분야의 전문성이 융합되어, 힘든 시기에 실패했다고 포기하지 않은 부상당한 스트렝스 선수들에게 도움을 줄 수 있는 길이 열렸다. 뿐만 아니라 이 길은 애초에 부상을 피하고 계속해서 '게임을 향상'시키고 싶어 하는 사람들에게도 도움을 줄 것이다.

대학 연구실에서, 보기 드물게 시작된 이 만남은 멋진 우정의 모습과 궁극적으로는 성공적인 이야기로 이어지게 되었다. 이 관계의 마지막 주역은 독자인 바로 당신이다. 우리는 이제 당신이 요통의 늪에서 회복하고 최선을 다해 리프팅으로 돌아가기 위해 필요한 기본적인 지식을 갖추게 되었다고 확신한다.

체육관의 안팎에서 어떻게 움직이고, 자세를 취하며, 중량을 다루는지에 집중하는 것이 변치 않은 핵심이다. 바닥에 있는 물건을 아무 생각 없이 허리 굽혀 들려고 하는 시간은 끝났다. 이제는 훈련을 하거나 일상적인 생활에서 물건을 들 때 스트레스를 줄이는 자세를 유지하지 않아도 될 핑곗거리는 없을 것이다. 경쟁적인 리프팅을 위해 자세와 기술을 연마한 결과는 평범한 활동들에도 전이되어야 한다. 당신의 몸을 소중히 여겨라. 당신은 24/7 전념하는 선수이며 만약 대회에 출전하여 최선의 결과를 내고 싶은 사람이라면 이러한 사고방식을 엄격히 지켜야 함을 기억하라.

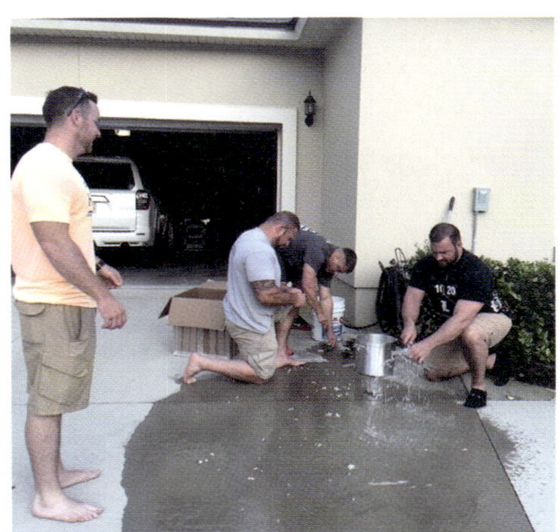

무슨 일이 있어도, 항상 잘 움직여야 한다.

CHAPTER 15

문제가 되는 움직임들을 제거하는 것만큼이나 중요한 것은, 그 움직임을 대체하는 것에도 신경을 쓰는 것이다. 맥길의 빅 3를 매일의 훈련에 포함시키는 것은 코어 통제력을 강화하고 부상으로부터 당신을 보호할 신체 내 '보호대'를 만드는 차원에서도 필수적이다. 당신이 선택하는 모든 추가적인 재활 운동들은 개개인의 약점을 다루어야 하고 당신이 종사하는 스포츠의 독특한 요건들을 충족시키는 데 도움을 주어야 한다.

이 여정에 함께해 준 당신에게 감사를 표한다. 그리고 우리가 수년 동안 공유한 방대한 이야기에 마음을 열어 주어 감사를 표한다. 이 책에 요약된 사항들에 대한 추가 자료와 정보들을 찾고 싶다면, 우리 두 사람 각각이 만든 세부적인 다른 콘텐츠들을 참고하길 바란다. 그러나 당신이 이용할 수 있는 가장 중요한 정보원은 통증을 유발하고, 구조를 만들고 연료를 공급하는 당신의 몸이라는 점을 잊지 마라. 항상 몸의 소리를 먼저 듣고, 그 소리에 응답하라.

우리의 친구이자 스트렝스 코치인 파벨 차졸린은 "스트렝스는 데이터 수치가 아니다. 숫자가 아니다. 그것은 태도이다"라고 말했다. 그의 말에 전적으로 동의한다. 당신이 스트렝스를 추구하는 길을 선택했고 당신이 이러한 책과 같은 정보를 찾는 것으로부터 그 진지함을 엿볼 수 있다. 이는 이미 당신이 야망과 집념을 가진 사람이라는 것을 반증한다. 이 산업에서는 좌절과 실패를 피할 수는 없지만, 현장에서의 수명을 결정하는 것은 그런 것들을 어떻게 다루느냐에 달려 있다. 브라이언이 스트렝스 선수로서 훈련과 경쟁에 대한 부인할 수 없는 열정을 다시 확인할 수 있었던 때는 그의 인생에서 가장 어두운 순간이었다. 맥길 박사의 통찰력과 지도를 통해 그는 자신이 사랑하는 일에 대한 요소들을 재평가하였고, 성공하려는 그의 의지와 새로운 정보에 대한 열린 마음은 다시 정상으로 돌아와 이전 기록을 깨뜨릴 수 있었다. 당신도 이제 올바른 지식으로 무장하여 당신의 스트렝스와 삶의 회복탄력을 향상시킬 수 있을 것이다.

우리와의 여정이 즐거웠기를 바란다.

SECTION FIVE

기록과 노트

훈련 노트

기록과 노트

자세 관련한 지시 사항 요약

스쿼트 단서

- 어프로치: 언랙에서는 머리에서 발끝까지 단단함을 만들고, 두 손은 '관절이 하얗게' 되도록 바벨을 꽉 쥐면서 바벨을 구부린다.
- 가능한 한 적은 걸음으로 뒤로 걸어 나온다(2~3 걸음이 최적). 시선은 벽과 천장이 만나는 곳에 집중시킨다.
- 숨을 깊게 마시고, 힙 힌지로 스쿼트를 시작하되 원숭이처럼 발로 바닥을 움켜쥔다.
- 내려가는 동안 리프터의 웨지(광배근을 내리고, 가슴과 머리를 위로 든다)를 유지하고 양 무릎은 바깥으로 벌린다(바닥을 벌린다).
- 올라오기 위해 광배근을 아래로 당기고 가슴을 위로 올리면서 뒤꿈치로 바닥에 드라이브를 건다.

벤치 단서

- 바벨이 랙이 있을 때에는 바벨 아래에 눈이 오도록 눕는다.
- 삼각대 셋업: 두 발을 바닥을 움켜쥐고 등상부는 벤치에 파고든다.
- 광배근으로 바벨을 구부리고, 바벨을 흉골까지 내리는 동안 견갑골들을 후인한다(팔꿈치는 단단히 고정한다).
- 프레스를 시작하기 위해, 뒤꿈치는 바닥으로 드라이브를 걸고 바벨을 랙 쪽으로 다시 밀어낸다.
- 등이 풀리고 견갑골의 위치가 바뀔 정도로 멀리 밀어내지 않는다.

데드리프트 단서

- 정강이뼈가 바벨에서 1~2인치 정도 오게 셋업하고, 손은 어깨너비로 벌리고 다리 바로 바깥으로 내린다(다리와 몸통의 비율, 종아리와 대퇴부 길이의 비율, 유연성 및 경험에 따라 약간씩 달라진다).
- 웨지(리프터의 웨지)를 제 위치로 만들어 허리가 바로 펴지고, 체중이 뒤꿈치 위에 올라가며, 광배근은 아래로 당겨지고, 몸은 단단하게 만든다.
- 바벨에서 '느슨함'을 당겨 없애고 견고함과 역학적 지렛대를 만든다(바벨을 구부린다).
- 당기기 시작하려면 바벨을 몸과 가까이 두고, 뒤꿈치로 바닥에 드라이브를 걸기만 하면 된다.
- 바벨이 무릎을 지날 때 머리를 뒤로 보내고, 락아웃 위치에서 둔근을 조인다.

유용한 도구

평가

성공을 거두기 위해 해당 스포츠에서 요구되는 요소들을 열거한다. 그다음으로 특정 요구에 대한 현재의 역량들을 평가한다. 그런 다음, 최상의 운동, 또는 훈련 도구들을 선택하고 부족한 부분들을 해결하여 퍼포먼스를 높인다.

해당 스포츠의 필수적 요소	개인의 역량	훈련 도구
정규 스쿼트 깊이	충분	해당 사항 없음
힙 힌지 파워	둔근이 하체에 비해 부족	스피드를 낸 백 스쿼트
그립 스트렝스(악력)	불충분	2~10kg 플레이트를 잡고 슈트케이스 캐리

훈련 기록

2주짜리 훈련 주기들을 만들고 다시 평가한다.

항상 목표, 우선순위, 유지 관리 항목, 도구의 효율성, 볼륨, 휴식과 회복 역량을 메모하라.

체육관 가방의 필수품 및 스트렝스 퍼포먼스 보조 도구

아래에는 목표에 따라 쉽게 이용하기 좋아야 하는 물품들에 대한 나의 권장 사항과 지침이 소개되어 있다. 기본 및 필수 물품들은 다음과 같다.

밴드: 다양한 목적을 충족시키기 위해 밴드는 풀세트로 갖추는 것이 좋지만, 가벼운 저항과 중간 저항의 밴드는 필수적이다. 밴드는 경량화 방법뿐만 아니라 바벨에 텐션을 더하는 데도 좋지만, 워밍업과 보조 운동을 향상시키는 데도 이상적인 도구이다.

초크: 초크는 분명 리프팅에서 필수품이긴 하지만, 어떤 체육관에서는 초크 사용을 허락하지 않는 경우도 있다. 초크 사용에 제한이 있는 체육관에서 훈련한다면, 락앤락 용기에 넣고 물수건과 함께 가지고 다닌다. 초크를 용기에 보관하면 지저분함을 최소한으로 유지할 수 있고, 또한 숨길 수도 있다. 젖은 수건을 가져오는 것은 체육관 예절이다. 언제나 훈련의 흔적을 잘 닦아라. 만약 당신이 자신의 뒷정리를 잘하고 어지럽히지 않는 모습을 체육관 관계자에게 보여 준다면, 그들은 초크 사용을 허락해 줄지도 모른다.

액상 초크: 만약 당신이 다니는 체육관에서 초크 사용이 완전히 금지되었다면, 이 물건을 시도해 볼 가치가 있다. 잔여물을 남기지 않고 제대로 마찰력을 만들며 많은 리프터들이 유용하게 사용하고 있는 물건이다.

접착제stickum: 어떤 체육관은 바닥이 매우 미끄러울 수도 있다. 이런 환경에서는 어떤 운동을 하든, 특히 벤치 프레스를 할 때 이리저리 미끄러질 것이다. 이 도구를 사용하면 어떤 종류의 신발을 사용해도 무방하다. 바닥에 잘 미끄러진다면, 벤치에 앉아 신발 한쪽을 들고 신발 바닥에 접착 코팅제를 뿌려라. 그건 다음 바닥에 발을 올려놓기 전에 신발이 바닥에 '착' 붙는지 확인하고 다른 신발에 뿌린다. 이것은 큰 차이를 만들 것이고, 더 이상 미끄러지지 않을 것이다. 벤치 프레스를 할 때 벤치에서 등이 미끄러진다면 등 윗부분을 고정할 수도 있다. 일부 숙련된 리프터들의 경우 니 랩이 더 잘 밀착되도록 하기 위해 이 제품을 사용하기도 한다.

삼각대: 당신의 움직임 영상을 찍어라. 스마트폰으로 영상을 기록하여 코치이자 엄격한 비평가로 삼아라. 다른 사람에게 영상을 찍어 달라고 부탁하지 말라. 대부분의 사람들은 체육관에서 성가시게 구는 것을 싫어한다.

좋은 연료: 만약의 일을 대비하여 운동 가방에 좋은 음료, 지방, 단백질 그리고 탄수화물을 공급할 수 있는 식품을 가지고 다녀야 한다. 체육관에 급하게 와야 할 때, 급하게 나가야 할 때, 식사를 거를 수밖에 없었을 때, 훈련 중 갑작스럽게 저혈당 증세가 나타날 때, 아니면 단순히 대회에 참석하기 위해 서둘러 체육관을 떠나야 할 때, 즉, 몸에 연료를 채울 시간적 여유가 없을 때를 대비해야 한다. '식사 대용 바', 단백질 파우더로 만든 쉐이크, 게토레이 등은 가장 필요로 할 때 언제나 좋은 연료가 될 것이다.

벨트: 고중량을 다룰 때는 두꺼운 벨트가 필요하며, 이러한 벨트는 내구성이 매우 뛰어나야 한다. Inzer forever 벨트는 좋은 선택이 될 수 있으며, 레버 버클뿐만 아니라 싱글 프롱, 또는 더블 프롱(구멍 하나짜리, 두 개짜리) 제품으로 나온다. 여성용은 10mm, 남성용은 13mm 모델을 추천한다.

기억해야 하는 점: 벨트는 마법과 같이 부상을 방지하지 못한다. 벨트를 사용하는 주된 목적은 코어를 보강하고 더 큰 중량을 들어 올리도록 돕는 것이다. 만약 정말 자신을 보호하고 싶다면, 최선의 선택은 맥길 박사의 빅 3와 같이 움직임을 안정화시키는 훈련으로 '신체 내의 벨트'를 강화하는 것이다.

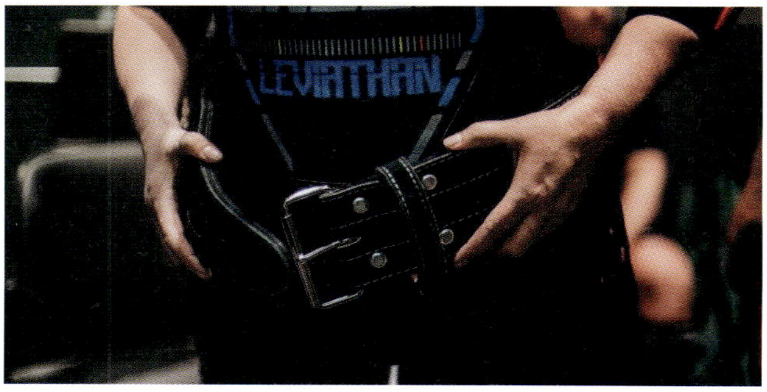

신발: 만약 단순하게 가고 싶고 돈을 절약하고 싶다면, 척 테일러로도 세 가지 리프팅 모두를 할 수 있다. 나의 경우, 예전에는 아디다스의 슈퍼스타만 신곤 했지만, 최근에는 척 테일러에 정착하였다. 이 신발이 당신이 구할 수 있는 가장 편한 신발은 아닐 수 있지만, 일단 익숙해지기만 하면 그 어떤 비싼 신발보다 좋은 내구성에 만족하게 될 것이다. 척 테일러는 현재 내가 세 가지 리프팅에 사용하고 있는 신발일 뿐만 아니라, 나의 고객들과 친구들에게 추천하는 신발이기도 하다. 뒤꿈치를 높여야 할 것 같다고 생각이 든다면 섹션 2에서 좀 더 자세한 정보를 찾아보도록 하라.

니 랩과 리스트 랩: 무릎과 손목의 랩을 선택함에 있어 고민이 있다면 '길의 중간' 개념을 적용해 보라. 당신은 너무 꽉 조이고 너무 두꺼운 랩을 원하지도 너무 얇고 지나치게 늘어나는 제품도 원하지 않을 것이다. Inzer grippers는 적절한 탄성과 함께 단단한 고정력도 제공한다. 천의 조직들이 서로 잘 결합되어 흔들림 없는 고정력을 제공하기 때문에 틀림없이 가장 사용하기 쉬운 랩일 것이다. 제품의 사양은 www.inzernet.com에서 확인해 보라.

엘보우 슬리브와 니 슬리브: 팔꿈치와 무릎이 보호되기를 원하는 사람들은 이 간단한 장비를 고려해 보는 것도 좋을 것이다. Inzer는 검은색과 붉은색의 엘보우 슬리브와 니 슬리브를 만드는데, 이 슬리브는 착용하기 좋고 리프팅 동안 관절을 따뜻하게 하고 지지력을 제공한다.

벤치 프레스, 데드리프트, 그리고 심지어 스쿼트를 할 때에도, 팔꿈치 관절의 스트레스를 줄이고 따뜻하게 하기 위해 엘보우 슬리브를 착용할 것을 고려해 보라.

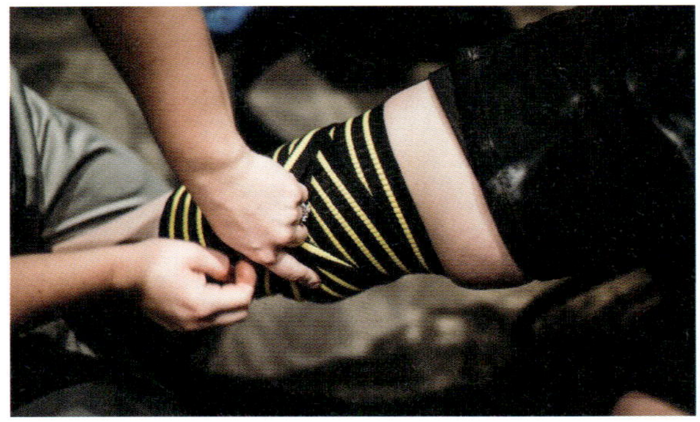

니 랩 사용 방법

랩을 감을 때는 바깥쪽으로 감으면서 랩의 천 조직이 무릎에 최대한 밀착할 수 있도록 감을 때마다 힘을 더해 감는다. 무릎에 X자형, 혹은 가위 형태의 감김이 생기면 랩의 남은 부분으로 무릎 위쪽 살이 있는 부분부터 내려 X자형 랩을 완성한다.

랩이 얼마나 남았는지 계산을 하고 마무리 지을 준비를 한다. 랩 감기를 마무리하기 위해 랩 아래에 손가락을 넣고 감아서 공간을 만든다. 그러고 난 뒤 마지막 바퀴를 감고 남은 랩을 그 공간에 밀어 넣고 잡아당겨서 고정시킨다.

랩을 제대로 감았다면 아프고 깁스를 한 것처럼 움직이기 불편할 것이다. 바벨로 갈 때까지 꾸물거리면 안 된다. 니 랩을 감으면서 미리 리프팅에 대한 정신적인 준비를 해야 한다. 벨트를 찾고, 체크리스트를 검토하고, 몸을 타이트하게 조이고, 깔끔한 자세로 스쿼트를 시작한다.

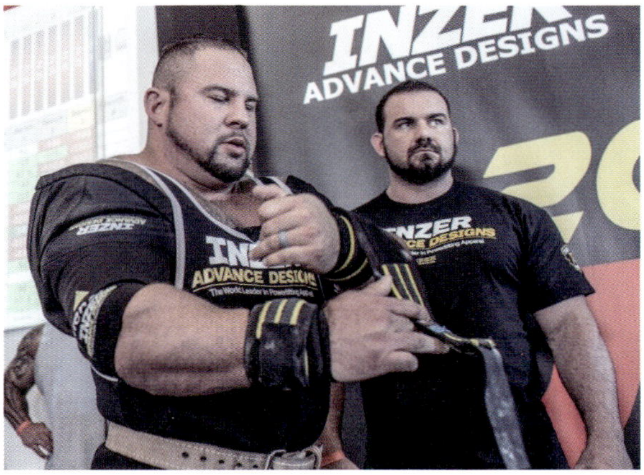

손목 감는 방법

걸이는 엄지 끝에 오게 해야지 엄지에 깊숙이 걸진 않는다. 깊숙이 걸면 손목을 다 감고 나서 빼내기 힘들 것이다. 엄지손가락 걸이는 리스트 랩을 감을 때 제대로 감기 위한 고정용일 뿐이다.

고정을 위해 느슨함이 없게 강하게 한 바퀴 돌린다(손등에서 시작). 그다음으로 손목 바깥의 뼈를 감싸게 위로 돌리고 다시 아래로 감아 교차한다. 이런 식으로 계속해서 X자 패턴을 랩이 다 떨어질 때까지 계속 만든다.

끝에 다다를 때쯤 엄지손가락 걸이를 느슨하게 할 준비를 하고, 마지막 감기를 하기 전에 엄지손가락에서 뺄 준비를 하라. 엄지손가락 걸이를 건 상태에서 리프팅을 하는 것은 규정에 위배되므로 엄지 걸이를 뺀 상태에 익숙해져야 한다. 손목 감기가 완성되면 통증이 있거나 크게 불편한 느낌이 없지만 단단히 고정된 느낌이 있어야 한다. 즉 손목에 압력이 가해지면 손목이 뒤로 꺾이지 않아야 한다는 뜻이다.

GIFT OF INJURY:
THE STRENGTH ATHLETE'S GUIDE TO RECOVERING FROM BACK INJURY AND WINNING AGAIN

부상이 가져다준 선물

GIFT OF INJURY

1판 1쇄 펴냄: 2021년 9월 7일

지은이: 스튜어트 맥길 박사, 브라이언 캐롤
감　수: 김재걸
옮긴이: 이대길, 차민기
펴낸이: 권오현
펴낸곳: 대성의학사

출판등록 2009년 6월 22일(제301-2013-095호)
서울특별시 중구 을지로 126-1 (을지로3가, 3층)
전화 02)2279-3444 / 팩스 02)2285-0108
Homepage www.medibook.co.kr

값 30,000원

ISBN 979-11-90868-15-0(13690)